新冠肺炎

中西医结合
康复诊疗指导

夏文广　黄晓琳　主编

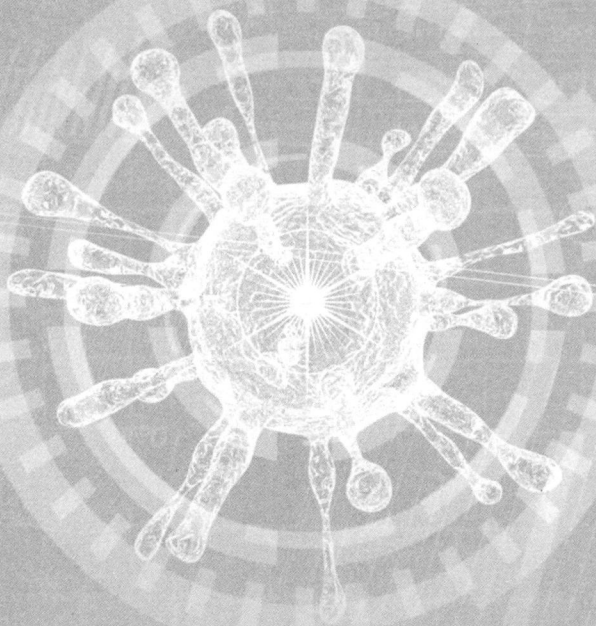

中国中医药出版社

· 北 京 ·

图书在版编目（CIP）数据

新冠肺炎中西医结合康复诊疗指导 / 夏文广，黄晓琳主编 . —北京：中国中医药出版社，2020.5

ISBN 978-7-5132-6164-7

Ⅰ. ①新… Ⅱ. ①夏… ②黄… Ⅲ. ①日冕形病毒-病毒病-肺炎-中西医结合-康复医学 Ⅳ. ①R563.109

中国版本图书馆 CIP 数据核字（2020）第 042126 号

中国中医药出版社出版

北京经济技术开发区科创十三街 31 号院二区 8 号楼

邮政编码　100176

传真　010-64405750

保定市西城胶印有限公司印刷

各地新华书店经销

开本 787×1092　1/16　印张 15.5　字数 325 千字

2020 年 5 月第 1 版　2020 年 5 月第 1 次印刷

书号　ISBN 978-7-5132-6164-7

定价　60.00 元

网址　www.cptcm.com

社 长 热 线　010-64405720

购 书 热 线　010-89535836

维 权 打 假　010-64405753

微信服务号　zgzyycbs

微商城网址　https：//kdt.im/LIdUGr

官 方 微 博　http：//e.weibo.com/cptcm

天猫旗舰店网址　https：//zgzyycbs.tmall.com

《新冠肺炎中西医结合康复诊疗指导》编委会

顾　问　刘清泉　安长青

主　编　夏文广（湖北省中西医结合医院）
　　　　黄晓琳（华中科技大学附属同济医院）

编　者　（按姓氏笔画排序）
　　　　王　刚（华中科技大学附属协和医院）
　　　　王　娟（湖北省中西医结合康复临床研究中心）
　　　　田　伟（首都医科大学附属北京中医医院）
　　　　田　峻（武汉大学中南医院）
　　　　朱珊珊（武汉大学人民医院）
　　　　华　强（湖北中医药大学附属新华医院）
　　　　刘付星（湖北省中西医结合医院）
　　　　李　婧（湖北省中西医结合康复临床医学研究中心）
　　　　吴　晶（湖北省中西医结合医院）
　　　　张　伟（湖北中医药大学附属新华医院）
　　　　张　璇（湖北省中西医结合康复临床医学研究中心）
　　　　张凤霞（武汉大学人民医院）
　　　　张阳普（湖北中医药大学附属新华医院）
　　　　陈　莉（湖北省中西医结合医院）
　　　　陈　琴（湖北中医药大学附属新华医院）
　　　　郑婵娟（湖北省中西医结合医院）
　　　　赵　焰（湖北省中医院）
　　　　种玉飞（湖北省中西医结合康复临床医学研究中心）
　　　　郭铁成（华中科技大学附属同济医院）
　　　　鲁银山（武汉大学人民医院）

学术秘书　李冰冰　许　菁　李思成　刘　丽

作者简介

夏文广，医学博士，主任医师，硕士研究生导师，湖北省中西医结合医院副院长，康复医学中心学术带头人，湖北省中西医结合康复临床医学研究中心主任，湖北省中西医结合学会康复医学专业主任委员，湖北省康复医学会康复医学教育专业主任委员，湖北省医学会物理医学与康复专业副主任委员，湖北省康复医学会常务理事兼副秘书长，湖北省中西医结合学会常务理事兼副秘书长，中华医学会物理医学与康复疗养康复学组副组长，中国中西医结合学会康复医学分会常务委员，中国医师协会康复医师分会委员，中华医学会物理医学与康复青委会委员等；香港大学和美国 SUNY Upstate Medical University 访问学者；湖北省第二批医学领军人才，武汉市第一批中青年医学骨干人才；近五年，发表论文五十余篇，其中 SCI 论文八篇，主编医学专著三部；《中华物理医学与康复杂志》通讯编委，《中国康复》特聘审稿专家；主持国家留学基金、国家卫健委及省自然基金课题等十余项，获湖北省科技进步奖一项。主要研究方向为神经康复、重症康复，擅长运用中西医结合方法评估、诊断和治疗脑卒中后功能障碍。

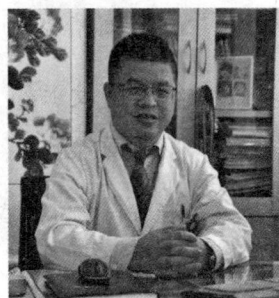

黄晓琳，教授，主任医师，博士研究生导师，华中科技大学同济医学院附属同济医院康复医学教研室（科）主任，世界卫生组织康复培训与研究合作中心主任。担任中国康复医学会副会长、中华医学会物理医学与康复学会副主委、中国医疗保健国际交流促进会康复医学分会副主委、湖北省康复医学会会长、湖北省康复医疗质控中心主任等。同时担任《中华物理医学与康复杂志》总编、《中国康复》杂志主编、《神经损伤与功能重建》和《康复学报》副主编、《中国康复医学杂志》杂志编委等。擅长领域：临床医疗、教学和科研。专长神经康复、脊柱及骨关节伤病的康复。近年来主持了国家 863 计划、国家自然科学基金课题、国家支撑计划项目、教育部留学博士基金课题、国际合作科研项目、湖北省科技攻关项目等。参与主研卫生部医疗机构临床学科重点项目、科技部"十五"攻关项目、国家自然科学基金资助重大研究计划等。

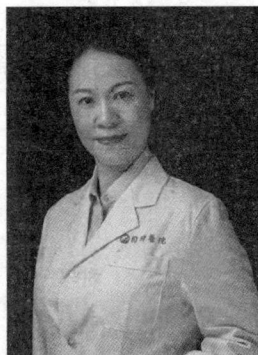

序

新型冠状病毒肺炎（COVID-19）自 2019 年 12 月在武汉首次确诊以来，因其广泛的传染性和较强的致病性对大众健康造成了严重的威胁，由于尚无确认有效的针对性药物及疫苗，给 COVID-19 的防控与治疗带来了巨大的困难，但在党中央的正确领导下，广大医务工作者严格按照习近平总书记"遵循中医发展规律，传承精华，守正创新""中西并重""加强中西医结合，建立中西医联合会诊制度"的指示精神积极开展抗疫工作，并取得了举世瞩目的成绩。实践证明，中医药在这场重大疫情攻坚战中彰显了独特优势，发挥了不可替代的作用，与西医优势互补、协同发力，取得了良好的临床效果。中华民族几千年的历史中，屡经疫病侵害。《黄帝内经》提出"五疫之至，皆相染易，无问大小，病状相似"，回顾中医抗击疫病的相关历史，特别是 2003 年严重急性呼吸窘迫综合征（SARS）和 2009 年甲型 H1N1 流感等病毒引起的呼吸系统公共卫生事件中均发挥了重要作用。COVID-19 属中医"瘟疫"范畴，根据发病特点及证候要素的流行病学调查，命名为"湿毒疫"。总结这场抗击新冠肺炎的临床经验和防治规律，充分发挥中西医结合优势，完善和优化具有中国特色的治疗方案，有助于为全球抗击疫情提供中国经验。

本书主要牵头编写单位湖北省中西医结合医院是本次新冠肺炎武汉疫情第一个上报的医疗机构，也是国家科技部第一个新冠肺炎应急战时攻关立项承担单位，在抗击疫情期间，也是第一个发表新冠肺炎中西医结合治疗论文的医院，同时他们也是全国第一个成立运行新冠肺炎康复病区的医院，为湖北省指挥部提供了湖北省新冠肺炎中西医结合康复诊疗方案，编写了新冠肺炎的科普手册和工作手册，积累了很多中西医结合康复临床经验。本书主要参与者由奋战在抗疫一线的华中科技大学附属同济医院、华中科技大学附属协和医院、武汉大学人民医院、武汉大学中南医院及驰援武汉的首都医科大学附属北京中医医院的相关专家共同参加编写，从中医和西医的基础理论、发病特点、流行病学、临床治疗、中西结合康复等方面进行了详细的阐述和讲解，特别是对心理干预、居家及社区康复指导均进行了描述，为广大从事新型冠状病毒肺炎诊治的三级医院、县市级医院及社区卫生服务中心等的医务工作者提供指导和帮助。本书内容涵盖了门诊、住院及出院的全程康复工作指导。该著作以临床实践为基础，详细介绍了西医康复手段及中医传统康复技术，是一本集中西医康复之精华的新冠肺炎康复的开山之作，特别是对恢复期患者的康复指导将发挥示范作用。综上，该著作具有较强的科学性和实用性。

    在以习近平总书记为核心党中央的正确领导、统一部署下，在中西医百万雄狮的大医精诚、普救含灵精神感召下，在亿万军民团结一心、英勇奋斗下，武汉这座英雄的城市，即将迎来这场阻击战的全面胜利。"山河春满尽涤殇，家国欢聚已无恙"。春天已经如期而至，疫情终将过去，但是，这场战"疫"将载入史册，被永远记忆。"两月敢忘江城苦，十万白甲鏖战芒"。而我们的广大医务工作者还有很长一段路要走！

中国工程院　　院　　士

中国中医科学院　名誉院长

天津中医药大学　校　　长

2020 年 3 月于武汉东湖

前　言

随着我国新型冠状病毒肺炎（以下简称新冠肺炎）临床救治的不断推进，截至目前，包括武汉在内全国多个省市确诊病例已经清零，预示抗击新冠肺炎疫情的战役取得了阶段性胜利。为了更好地实现新冠肺炎患者的分层精细化管理，构建预防-治疗-康复一体化诊疗模式，新冠肺炎的康复介入已刻不容缓。为此，湖北省中西医结合医院作为全国首个开展新冠肺炎康复病房的单位牵头进行《新冠肺炎中西医结合康复规范》的编写，以期为存在呼吸功能、躯体功能、其他脏器功能、心理功能等障碍的新冠肺炎患者提供及时和个体化的中西医结合康复治疗，有助于新冠肺炎患者尽可能地恢复其肺功能、运动功能及日常生活能力等，缩短病程，减少后遗症，促进社会和谐和进步，并为全球抗击新冠肺炎疫情及今后应对各种重大疫情提供借鉴。

在新冠肺炎的康复方面，本书对轻型、普通型、重型及危重型患者在急性期、恢复期不同阶段的中西医结合康复治疗进行阐述，从康复目标、康复评定、康复治疗及居家康复指导等方面做了全面的描述，内容翔实，特别是针对早期新冠肺炎康复单元的探索，以理论联系实际的方法，通过清晰的康复流程图为我国传染性疾病的康复治疗提供了参考。在新冠肺炎的康复评定方面，按照生物-心理-社会的医学模式观念和康复医学的需求，详细介绍了新冠肺炎的康复评定方法；对门诊、住院及居家、社区康复指导等方面详述了不同康复方案的制定，以及相关康复治疗技术的适应证及禁忌证等，并对新冠肺炎伴发的各种并发症进行了介绍。全书内容丰富，可操作性强，适宜在全国范围内进行推广应用。

因为疫情还处于特殊阶段，而本书编写时间又比较短，且是多家单位，多位作者合作编写的，所以在写作风格上可能存在不一致，但本书内容丰富，以广大医务工作者的实际需求为导向，涵盖医、技、护以及中西医康复诸方面内容，可为临床提供切实可行的康复诊疗路径。

世界卫生组织康复培训与研究合作中心　主　任
中　国　康　复　医　学　会　副会长　　　　黄晓琳
华中科技大学同济医学院附属同济医院　康复医学科主任、博士生导师

2020 年 3 月于武汉

目 录

第一章　新冠肺炎的临床基础

新冠肺炎是由 2019-nCoV（Novel Coronavirus）引起的急性传染病，主要通过呼吸道飞沫传播，亦可通过接触传播。其临床症状以发热、干咳、乏力为主，逐渐出现呼吸困难，严重者可发展为急性呼吸窘迫综合征。世界卫生组织（WHO）已将该疾病正式命名为 2019 冠状病毒病（Coronavirus Disease 2019）。本病是一种新的传染病，自 2019 年 12 月在湖北省武汉市暴发，在短时间内我国多个省份及日本、韩国、美国、意大利、英国、西班牙等国家均有流行，传染性极强。2020 年 1 月 20 日，国家卫生健康委员会（以下简称国家卫健委）2020 年 1 号公告，将新冠肺炎纳入《中华人民共和国传染病防治法》规定的乙类传染病，并采取甲类传染病的预防和控制措施。

第一节　病原学

2019-nCoV 是一种存在于人类和动物体内的 RNA 病毒，属套式病毒目冠状病毒科，属于 β 属的冠状病毒。冠状病毒属的病毒具有包膜，颗粒呈圆形或椭圆形，常为多形性，直径 60~140nm。其基因特征与 SARS-CoV 和 MERS-CoV 有明显区别。目前研究显示与中华菊头蝠的蝙蝠 SARS 样冠状病毒（bat-SL-CoVZC45）最为相似，核苷酸同源性达 85% 以上。与曾经给我国带来巨大灾难的 SARS 病毒和 MERS 病毒，核苷酸同源性约为 78% 和 50%。目前认为 2019-nCoV 的最初来源为中华菊头蝠，即为病毒的自然宿主。最新在穿山甲中发现与人类冠状病毒相似度高达 85.5%~92.4% 的冠状病毒，可被视为病毒传播的中间宿主，通过饲养或未煮熟食用将病毒传播给人类，最终的结论尚待进一步研究。

2019-nCoV 感染细胞的途径主要是经病毒表面的 S 蛋白特异性结合于宿主细胞表面受体，通过膜融合方式入胞后将其基因组释放到细胞质中，主要通过刺突 S 蛋白作用于人类细胞表面的血管紧张素转化酶 2（ACE2），S 蛋白经过结构重排使病毒膜与宿主细胞膜融合，从而感染人呼吸道上皮细胞，具有比 SARS-CoV 更高的亲和力，因此传染性更强。

体外分离培养时，2019-nCoV 96 个小时左右即可在人呼吸道上皮细胞内发现，而在 Vero E6 和 Huh-7 细胞系中分离培养需约 6 天。

1

对 2019-nCoV 理化特性的认识多来自对严重急性呼吸综合征病毒（SARS-CoV）和中东呼吸综合征冠状病毒（MERS-CoV）的研究。该病毒对紫外线和热敏感，56℃ 30 分钟、乙醚、75%乙醇、含氯消毒剂、过氧乙酸和氯仿等脂溶剂均可有效灭活病毒，氯己定不能有效灭活病毒。

第二节　流行病学

一、传染源

目前认为，传染源主要是 2019-nCoV 感染的患者，潜伏期为 1~14 天，多为 3~7 天，存在极少数病例潜伏期超过 14 天，最长者甚至可达 24 天。部分研究发现，潜伏期患者具有传染性；无症状感染者及部分患者由于免疫系统应激反应较弱或者自身体质特点，没有表现出明显的临床症状，但本身携带病毒并可传染他人。由于没有临床症状，无症状感染者不易被发现，甚至患者本身不自知，难以及时控制和隔离，极易造成大规模的传播。

二、传播途径

经呼吸道飞沫和密切接触传播是主要的传播途径。在相对封闭的环境中长时间暴露于高浓度气溶胶情况下存在经气溶胶传播的可能。由于在粪便及尿中可分离到 2019-nCoV，应注意粪便及尿对环境污染造成气溶胶或接触传播。有无其他传播途径尚需进一步研究。

（一）呼吸道飞沫传播

呼吸道飞沫传播是 2019-nCoV 传播的主要方式。病毒通过患者咳嗽、打喷嚏、谈话时产生的飞沫传播，易感者吸入后导致感染。

（二）密切接触传播

2019-nCoV 也可通过与感染者间接接触而传播。间接接触传播是指含有病毒的飞沫沉积在物品表面，接触污染手后，再接触口腔、鼻腔、眼睛等黏膜，导致感染。

（三）粪-口传播

粪-口传播是指细菌、病毒通过大便排出体外污染环境，然后又进入人体呼吸道以及消化道感染人。2019-nCoV 是否存在粪-口传播途径尚待明确。也有观点认为，粪便中的病毒可能通过含有病毒的飞沫形成气溶胶的方式再传播，需要进一步的调查研究。

（四）气溶胶传播

气溶胶传播是指飞沫在空气悬浮过程中失去水分而剩下的蛋白质和病原体组成的核，形成飞沫核，可以通过气溶胶的形式漂浮至远处，造成远距离的传播，范围可达数十米至数百米。

（五）母婴传播

目前已经报道母亲为确诊新冠肺炎患者，新生儿出生 30 小时后咽拭子病毒核酸阳性的病例，提示 2019-nCoV 可能通过母婴传播引起新生儿感染，存在母婴垂直传播。但初步证据表明妊娠晚期感染不会引起垂直传播。

另有研究发现，泌尿系统也可能是 2019-nCoV 感染的潜在途径。通过科学实验目前已经证明病毒不会通过皮肤传播。

三、易感人群

由于是新发传染病，人群普遍没有抵抗力。从年龄别来看，各年龄段人群抵抗病毒能力无差异，适宜条件下均易感，且老年人和患有基础性疾病的人群感染概率增加。儿童和孕产妇是新冠肺炎的易感人群。

四、病死率

新冠肺炎总体较 SARS 传播速度快，病死率低，但重症死亡率要高于 SARS、MERS。

第三节 发病机制

新冠肺炎是由 2019-nCoV 引起的以肺为主要靶器官的全身多器官损伤性疾病，其病理生理机制涉及炎症、发热、缺氧、水、电解质、酸碱平衡紊乱、休克等多个基本病理过程。免疫细胞过度活化、细胞因子风暴过度氧化应激、低氧血症可能是新冠肺炎引起急性呼吸窘迫综合征、脓毒症休克及多器官功能衰竭并导致死亡的共同病理生理基础。

一、过度炎症反应与细胞因子风暴

ACE2 是 2019-nCoV 的结合受体，2019-nCoV 基因组第 501 位点碱基向 T 的特异突变增强了其与人体 ACE2 的结合能力。ACE2 在人体各个组织广泛表达，最丰富的是在肺泡上皮、小肠上皮和血管内皮细胞。但此次新冠肺炎患者多以肺部表现为主，少有腹泻，提示肺脏是 2019-nCoV 的主要靶器官。

病毒进入细胞后可诱导释放单核细胞趋化蛋白1（MCP-1）、粒细胞-巨噬细胞集落刺激因子（GM-CSF）、巨噬细胞集落刺激因子（M-CSF）等细胞因子，与巨噬细胞表面的相应受体结合使之活化。活化的巨噬细胞一方面可募集大量单核吞噬细胞，一方面启动特异性免疫反应，同时产生释放大量白介素1β（IL-1β）、肿瘤坏死因子-α（TNF-α）、白介素-6（IL-6）、单核细胞趋化蛋白-1（MCP-1）等炎症因子，引起组织损伤。MCP-1还可促进血管紧张素Ⅱ（angiotensinⅡ，AngⅡ）的合成，进一步加重炎症反应。推测2019-nCoV感染后激活免疫细胞，释放TNFα、IL-1、干扰素、趋化因子等，介导大量免疫细胞向肺组织聚集浸润，同时激活细胞内信号转导通路，启动瀑布式炎症级联反应，释放大量细胞因子，并不断激活更多的炎症细胞，形成恶性循环，最终导致细胞因子风暴。冠状病毒与ACE₂结合导致ACE₂可用数量减少，AngⅡ转换为Ang（1-7）的过程受抑，而AngⅡ经ACE生成的AngⅡ不断增加，导致AngⅡ堆积，从而加重炎症反应。

二、氧化应激（过氧化损伤）

生理条件下体内活性氧（ROS）在氧化和抗氧化系统的调控下处于低水平动态平衡状态。在病毒感染等病理因素作用下，ROS产生过多或清除不足，过量的ROS可引起脂质氧化、蛋白质损伤和DNA断裂等，导致和加重组织损伤。炎症细胞和炎症介质是启动早期炎症反应与维持炎症反应的主要因素，在急性呼吸窘迫综合征的发生发展中起关键作用。炎症细胞除了释放炎性细胞因子外，大量中性粒细胞在肺内聚集、激活还可通过"呼吸暴发"释放氧自由基，导致组织、细胞损伤。病毒感染后，宿主细胞糖酵解途径显著增强，为病毒的存活和复制提供能量的同时，也介导大量ROS的产生。病毒感染导致的免疫细胞过度激活和持续炎症表型的维持有赖于免疫细胞通过代谢转换调控细胞因子和ROS的产生。

三、低氧血症

新冠肺炎患者发生低氧血症的主要机制，一是炎症损伤肺泡上皮细胞和肺毛细血管内皮细胞，肺泡-毛细血管膜通透性增加，引起肺间质和肺泡水肿，影响氧的弥散；二是肺表面活性物质减少，肺泡表面张力增高，导致肺泡萎陷，有效参加气体交换的肺泡数量减少，通气/血流比例失调。严重低氧血症既是急性呼吸窘迫综合征的病理特征，反过来也是导致和加重全身各脏器功能损伤的重要原因。缺氧不仅可直接引起广泛的组织、细胞损伤，还可引起或加重炎症反应、氧化应激等损伤性病理生理过程，可能是新冠肺炎发生发展的重要机制。缺氧可通过上调肺血管内皮细胞间黏附分子-1（ICAM-1）、血管细胞黏附分子-1（VACM-1）、E-选择素（E-selectin）等黏附分子表达，促进白细胞与肺血管内皮黏附，引起肺组织炎症细胞浸润，激活肺泡巨噬细胞分泌大量炎症因子，以及增强低剂量脂多糖（LPS）引起的Toll样受体4（TLR4）信号通路，放大炎症反应。缺氧还可引起多种组织、细胞的氧化应激损伤。

第四节　病理学

根据目前有限的尸检和穿刺组织病理观察结果，新冠肺炎的主要病理学特点总结如下：

一、肺脏

肺脏呈不同程度的实变。肺泡腔内见浆液、纤维蛋白性渗出物及透明膜形成；渗出细胞主要为单核和巨噬细胞，易见多核巨细胞。Ⅱ型肺泡上皮细胞显著增生，部分细胞脱落。Ⅱ型肺泡上皮细胞和巨噬细胞内可见包涵体。肺泡隔血管充血、水肿，可见单核和淋巴细胞浸润及血管内透明血栓形成。肺组织灶性出血、坏死，可出现出血性梗死。部分肺泡腔渗出物机化和肺间质纤维化。肺内支气管黏膜部分上皮脱落，腔内可见黏液及黏液栓形成。少数肺泡过度充气，肺泡隔断裂或囊腔形成。电镜下支气管黏膜上皮和Ⅱ型肺泡上皮细胞质内可见冠状病毒颗粒。免疫组化染色显示部分肺泡上皮和巨噬细胞呈 2019-nCoV 抗原阳性，实时定量 PCR（RT-PCR）检测 2019-nCoV 核酸阳性。

二、脾脏、肺门淋巴结和骨髓

脾脏明显缩小。淋巴细胞数量明显减少，脾脏灶性出血和坏死，巨噬细胞增生并可见吞噬现象；淋巴结淋巴细胞数量较少，可见坏死。免疫组化染色显示脾脏和淋巴结内 CD4+T 和 CD8+T 细胞均减少。骨髓三系细胞数量减少。

三、心脏和血管

心肌细胞可见变性、坏死，间质内可见少数单核细胞、淋巴细胞和（或）中性粒细胞浸润。部分血管内皮脱落、内膜炎症及血栓形成。

四、肝脏和胆囊

肝脏、胆囊体积增大，暗红色。肝细胞变性、灶性坏死伴中性粒细胞浸润；肝血窦充血，汇管区见淋巴细胞和单核细胞浸润，微血栓形成。胆囊高度充盈。

五、肾脏

肾小球球囊腔内见蛋白性渗出物，肾小管上皮变性、脱落，可见透明管型。间质充血，可见微血栓和灶性纤维化。

六、其他器官

脑组织充血、水肿，部分神经元变性。肾上腺见灶性坏死。食管、胃和肠管黏膜上皮不同程度变性、坏死、脱落。

第五节 临床表现

基于目前的临床资料，新冠肺炎的临床症状及体征主要包括：

一、流行病学特点

该病潜伏期1~4天，多为3~7天。

二、主要症状

以发热、干咳、乏力为主要表现。少数患者伴有鼻塞、流涕、咽痛、肌痛和腹泻等症状。值得注意的是，重型、危重型患者病程中可为中低热，甚至无明显发热。部分儿童及新生儿病例症状可不典型，表现为呕吐、腹泻等消化道症状或仅表现为精神弱、呼吸急促。轻型患者仅表现为低热、轻微乏力等，无肺炎表现。目前有少数报道，在2019-nCoV感染后，患者可能出现泌尿生殖系统、神经系统等损害，临床医生亦需对相关情况提高警惕。

典型患者感染后迅速进展为肺炎，呼吸道症状加重，由于病毒感染导致全身炎症反应和免疫系统功能紊乱，人体各系统均有可能出现不同程度的损伤。疾病进展过程中出现急性心肌损伤、突发心率进行性下降、心音减弱等心脏损害表现，还会出现蛋白尿、血浆肌酐和尿素氮水平升高以及肾脏异常影像学表现。少数患者病情进展迅速，发病1周后出现呼吸困难和（或）低氧血症，进而出现急性呼吸窘迫综合征、脓毒症休克、难以纠正的代谢性酸中毒和出凝血功能障碍及多器官功能衰竭，以致危及生命。

三、呼吸系统体征

一般认为新冠肺炎的肺部体征多无特异性。患者可因缺氧而出现呼吸频率增快，严重呼吸困难者甚至可表现为端坐呼吸；肺部听诊可在累及的肺段出现异常呼吸音，多数表现为呼吸音减弱或消失，湿啰音少见。

四、临床转归

新冠肺炎患者病情进展或转归各不相同。从目前收治的病例情况看，多数患者预后良好，少数患者病情危重。老年人和有慢性基础疾病者预后较差。患有新冠肺炎的孕产妇临床过程与同龄患者相近。儿童病例症状相对较轻。年龄>60 岁、中性粒细胞/淋巴细胞比值≥3.13、患有其他基础性疾病（如高血压、糖尿病、心血管疾病、呼吸道传染病、肿瘤等）是引起重症肺炎的高危因素，及时识别并进行重症监护管理有助于降低不良预后的发生率。

第六节　实验室检查与影像学检查

一、一般检查

发病早期外周血白细胞总数正常或减少，可见淋巴细胞计数减少，部分患者可出现肝酶、乳酸脱氢酶（LDH）、肌酶和肌红蛋白增高；部分危重者可见肌钙蛋白增高。多数患者 C 反应蛋白（CRP）和血沉升高，降钙素原正常。严重者 D-二聚体升高、外周血淋巴细胞进行性减少。重型、危重型患者常有炎症因子升高；中性粒细胞/淋巴细胞比值，对判断病情严重程度有一定帮助。

二、病毒学检测

常见的病毒学检测包括病毒核酸检测和血清学检测等。

（一）病毒核酸检测

1. 检测方法

采用 RT-PCR 和（或）NGS 方法在鼻咽拭子、痰和其他下呼吸道分泌物、血液、粪便等标本中可检测出 2019-nCoV 核酸。检测下呼吸道标本（痰或气道抽取物）更加准确。标本采集后尽快送检。采集上呼吸道的口、鼻咽拭子等部位标本时，推荐采集鼻咽拭子进行病毒核酸检测，为了提高检测准确率，建议采集同一患者多部位标本（口咽拭子、鼻咽拭子、鼻腔拭子等）合并检测。对于有消化道症状的疑似患者，可同时采集粪便或肛拭子进行检测。

2. 假阴性结果产生原因及对策

核酸检测的优势在于缩短了感染检出窗口期，可及早发现感染者。出现核酸检测假阴性的原因可能是标本质量差，其可能的影响因素包括：标本采集、保存、运输和处理不当，病毒变异，PCR 抑制等。另外，由于 2019-nCoV 为单股正链 RNA 病毒，分子量大，具有易变异的特性，传播过程中可能会产生核酸序列的变异，若处于核酸扩增的引物结合区，就会出现假阴性结果。建议针对多个核酸区域进行扩增，可有效避免核酸变异对检测结果的影响。当核酸检测结果为阴性时，只可报告本次检测结果阴性，不可排除 2019-nCoV 感染，需多次重复确认。

（二）血清学检查

病毒感染机体后，免疫系统对病毒进行免疫防御并产生特异性抗体。其中特异性IgM抗体是机体感染后早期产生的抗体，可提示急性感染或新近感染。IgG抗体是再次免疫应答产生的主要抗体，提示病情进入恢复期或存在既往感染。因此，免疫球蛋白IgM和IgG抗体联合检测不仅可以对感染性疾病进行早期诊断，而且有助于对机体感染阶段的评估。

2019-nCoV特异性IgM抗体和IgG抗体检测临床敏感度分别为70.24%和96.10%，临床特异度分别为96.20%和92.41%。2019-nCoV特异性抗体检测和核酸检测诊断感染的总符合率为88.03%。

血清特异性抗体检测，2019-nCoV特异性IgM抗体多在发病3~5天后开始出现阳性，IgG抗体滴度恢复期较急性期有4倍及以上增高。

2019-nCoV特异性IgM抗体和IgG抗体检测既可以弥补核酸检测的不足，提高新冠肺炎的确诊率，又可以避免采集鼻咽拭子标本过程中被感染的风险，同时，对于评估患者的免疫力状态以及选择部分高效价的个体作为抗体治疗的血浆捐献者具有重大意义。

因任何单一检测都存在一定的假阴性率和假阳性率，通过对核酸与抗体的联合检测，并进行合理解读才能够更好地判断患者目前的病情及转归（见表1-1）。

表1-1　2019-nCoV核酸检测与血清抗体联合检测结果判读

核酸检测	IgM	IgG	临床意义
+	−	−	患者可能处于2019-nCoV感染"窗口期"
+	+	−	患者可能处于2019-nCoV感染早期
+	−	+	患者可能处于2019-nCoV感染中晚期或复发感染
+	+	+	患者处于感染活跃期，但人体已经对2019-nCoV产生了一定的免疫能力
−	+	−	患者极大可能处于2019-nCoV感染急性期；核酸检测结果存疑；患者有其他影响结果疾病
−	−	+	患者可能既往感染2019-nCoV，但已恢复或体内病毒被清除
−	弱+	−	患者初次感染载量极低的2019-nCoV并处于早期；其他原因引起的IgM假阳性
−	+	+	患者近期曾感染2019-nCoV并处于恢复期；核酸检测结果假阴性，患者处于感染活跃期

三、胸部影像学检查

2019-nCoV主要经呼吸道感染肺部，故胸部影像学表现成为新冠肺炎的重要诊疗决策依据之一，影像学检查成为病例筛查、早期确诊及疗效评价等重要手段。

(一) 胸部 X 线

胸部 X 线无法显示早期胸膜下的磨玻璃影，随着病情进展，可表现为双肺下野分布的局限性斑片状密度增高影，重症患者则可出现双肺弥漫性实变影，伴或不伴少量胸腔积液。

胸部 X 线由于对早期磨玻璃影容易漏检，不建议用于本病筛查和早期诊断，可用于重症及危重症患者的床边复查。

(二) 胸部 CT 检查

1. 优势和特点

胸部 CT 检查对病变性质及范围进行评估表现具有一定特征性，是新冠肺炎的首选影像学检查方法。

新冠肺炎胸部 CT 虽然有一定的特征，但单凭影像改变确定是新冠肺炎而不是其他病毒性肺炎是不切实际的。通过 CT 检查只能让我们早期发现相对特异的病毒性肺炎。

新冠肺炎胸部 CT 的主要征象有单发或双肺多发磨玻璃密度影和实变影，呈"铺路石"征，病变以肺外周、胸膜下分布为主，也可在支气管束、血管周围，可见空气支气管征及部分区域小叶间隔增厚，极少数或少数伴胸腔积液或淋巴结肿大。

2. 胸部 CT 表现分期 (见图 1-1)

根据肺部病变范围与类型，可将新冠肺炎胸部 CT 表现分为早期、进展期、重症期和吸收期。

(1) 早期：病灶多局限于胸膜下或叶间裂下，密度不均，呈单发或多发的斑片状、局限性磨玻璃密度影，伴或不伴小叶间隔增厚，可见空气支气管征。

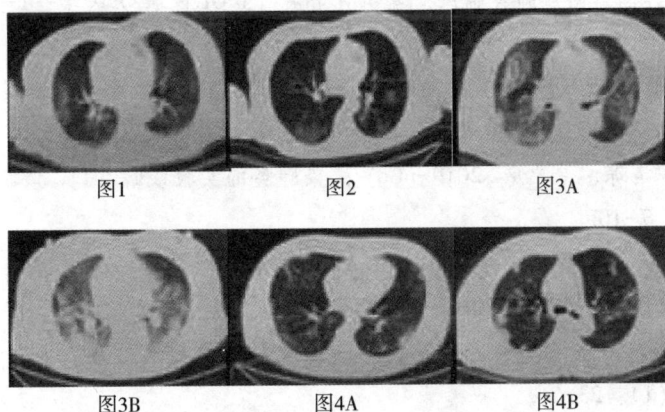

| 图1 | 图2 | 图3A |
| 图3B | 图4A | 图4B |

图 1-1 新冠肺炎 CT 影像表现

1. 早期肺部 CT 表现：右肺中叶外侧磨玻璃密度影病灶。2. 进展期肺部 CT 表现：双肺中叶见多发磨玻璃密度影病灶，部分伴有实变。3. 重症期/危重症型肺部 CT 表现：A. 双肺弥漫分布实变病灶；B. 双肺多发实变病灶，呈"白肺"。4. 转归期肺部 CT 表现：A. 两肺病变较前吸收；B. 残存少量纤维条索状，以右肺稍著。

（2）进展期：病灶分布区域增多，范围扩大至双肺多叶，常见于4~5叶，病灶密度增高，融合成大片，呈非对称性分布，可见支气管血管束增粗。

（3）重症期：双肺呈弥漫性病变，进展快，以实变为主，合并磨玻璃密度影，少数呈"白肺"表现，并出现少量胸腔积液。

（4）吸收期：肺部病变范围缩小，密度减低，实变灶逐渐消失，渗出物吸收或机化。

参 考 文 献

[1] 国家卫生健康委员会办公厅，国家中医药管理局办公室．新冠肺炎诊疗方案（试行第7版）[EB/OL]．[2020-03-03]．

[2] 李士雪，单莹．新冠肺炎研究进展述评 [J/OL]．山东大学学报（医学版）：1-7．[2020-03-26]．

[3] 苏石，李小承，蒿花，等．2019-nCoV（SARS-CoV-2）的研究进展 [J/OL]．西安交通大学学报（医学版）：1-8．[2020-03-27]．

[4] 陈凯，苏彬，杨易，等．新冠肺炎病原学及临床特点研究进展 [J/OL]．武警医学，2020（3）：1-4．[2020-03-26]．

[5] 中华预防医学会新冠肺炎防控专家组．新冠肺炎流行病学特征的最新认识[J/OL]．中国病毒病杂志：1-7．[2020-03-27]．

[6] 高钰琪．基于新冠肺炎病理生理机制的治疗策略 [J/OL]．中国病理生理杂志：1-5．[2020-03-26]．

[7] 刘茜，王荣帅，屈国强，等．新冠肺炎死亡尸体系统解剖大体观察报告 [J]．法医学杂志，2020，36（1）：19-21．

[8] 方三高，魏建国．新冠肺炎临床病理研究进展 [J/OL]．重庆医学：1-11．[2020-03-27]．

[9] 魏徵霄，李青峰．2019-nCoV 感染的临床表现及其实验室检测技术进展 [J/OL]．国际检验医学杂志：1-7．[2020-03-27]．

[10] 陈福祥，罗清琼，徐北惠．2019-nCoV 感染肺炎的实验诊断 [J]．诊断学理论与实践，2020（1）：7-10．

[11] 宁雅婷，侯欣，陆旻雅，等．2019-nCoV 血清特异性抗体检测技术应用探讨[J/OL]．协和医学杂志：1-9．[2020-03-27]．

[12] 马琼，石秀东，陆阳，等．新冠肺炎临床及影像学研究进展 [J]．中国临床医学，2020，27（1）：23-26．

[13] 史河水，韩小雨，樊艳青，等．2019-nCoV（2019-nCoV）感染的肺炎临床特征及影像学表现 [J/OL]．临床放射学杂志：1-8．[2020-03-26]．

[14] 李振昊，高小玲，杨小娟，等．2019-nCoV 核酸检测分析 [J/OL]．检验医学与临床：1-5．[2020-03-27]．

［15］中华医学会检验医学分会. 新型冠状病毒肺炎病毒核酸检测专家共识［J］. 中华医学杂志，2020，100（00）：E003-E003. DOI：10. 3760/cma. j. issn. 0376-2491. 2020. 0003.

［16］汪锴，康嗣如，田荣华，等. 新冠肺炎胸部 CT 影像学特征分析［J］. 中国临床医学，2020，27（1）：27-31.

［17］中华医学会放射学分会. 新冠肺炎的放射学诊断：中华医学会放射学分会专家推荐意见（第1版）［J/OL］. 中华放射学杂志，2020. DOI：10. 3760/cma. j. issn. 1005-1201. 2020. 0001.

［18］Bernheim adam，Mei xueyan，Huang mingqian，et al. Chest CT Findings in Coronavirus Disease - 19（新冠肺炎）：Relationship to Duration of Infection.［J］. Radiology，2020. https：//pubs. rsna. org/doi/10. 1148/radiol. 2020200463.

［19］梁琪. 新冠肺炎影像学检查、诊断及医院内感染预防与控制：湖南省放射学专家共识［J/OL］. 中南大学学报（医学版）：1-8.［2020-03-26］.

［20］李宏军，刘士远，徐海波，等. 新冠肺炎影像学辅助诊断指南［J/OL］. 中国医学影像技术：1-11.［2020-03-26］.

第二章 新冠肺炎的诊断和治疗

第一节 临床诊断标准

一、诊断标准

综合国家卫健委和国家中医药管理局新冠肺炎诊疗方案（试行第七版）和军队支援湖北医疗队新型冠状病毒感染疾病诊疗方案（试行第一版）的内容，将新冠肺炎诊断标准分为"疑似病例"和"确诊病例"两类。具体标准如下：

（一）疑似病例

结合下述流行病学史和临床表现综合分析：

1. 流行病学史

（1）发病前 14 天内有武汉市及周边地区，或其他有病例报告社区的旅行史或居住史；

（2）发病前 14 天内与 2019-nCoV 感染者（核酸检测阳性者）有接触史；

（3）发病前 14 天内曾接触过来自武汉市及周边地区，或来自有病例报告社区的发热或有呼吸道症状的患者；

（4）聚集性发病（2 周内在小范围如家庭、办公室、学校班级等场所，出现 2 例及以上发热和/或呼吸道症状的病例）。

2. 临床表现

（1）发热和/或呼吸道症状；

（2）具有上述新冠肺炎影像学特征；

（3）发病早期白细胞总数正常或降低，淋巴细胞计数正常或减少。

有流行病学史中的任何一条，且符合临床表现中任意 2 条；无明确流行病学史的，符合临床表现中的 3 条，可以确定为疑似病例。

（二）确诊病例

疑似病例同时具备以下病原学或血清学证据之一者：

（1）实时荧光 RT-PCR 检测 2019-nCoV 核酸阳性；

（2）病毒基因测序，与已知的 2019-nCoV 高度同源；

（3）血清 2019-nCoV 特异性 IgM 抗体和 IgG 抗体阳性，血清 2019-nCoV 特异性 IgG 抗体由阴性转为阳性或恢复期较急性期有 4 倍及以上升高。

说明：

①疑似病例判定分两种情形：一是有流行病学史中的任何一条，且符合临床表现中任意 2 条（发热和/或呼吸道症状；具有上述肺炎影像学特征；发病早期白细胞总数正常或降低，淋巴细胞计数减少）。二是无明确流行病学史的，且符合临床表现中的 3 条（发热和/或呼吸道症状；具有上述肺炎影像学特征；发病早期白细胞总数正常或降低，淋巴细胞计数减少）。

②确诊病例需有病原学证据阳性结果（实时荧光 RT-PCR 检测 2019-nCoV 核酸阳性；或病毒基因测序，与已知的 2019-nCoV 高度同源）。

③影像学特征：需要注意的是仅靠影像学是难以区分哪一种，2019-nCoV 感染的新冠肺炎胸部 CT 虽然有一定的特征，但单凭影像改变就可以识别出是新冠肺炎而不是其他病毒性肺炎是不切实际的。通过 CT 检查能让我们早期发现相对特异的病毒性肺炎。

④血清学抗体检查：2019-nCoV 特异性 IgM 抗体多在发病 3~5 天后开始出现阳性，IgG 抗体滴度恢复期较急性期有 4 倍及以上增高。

2019-nCoV 特异性 IgM 抗体和 IgG 抗体检测既可以弥补核酸检测的不足，提高新冠肺炎的确诊率，又可以避免采集鼻咽拭子标本所冒被感染的风险，同时，对于评估患者的免疫力状态以及选择部分高效价的个体作为抗体治疗的血浆捐献者具有重大意义。

⑤临床体征：一般认为新冠肺炎的肺部体征多无特异性。患者可因缺氧而出现呼吸频率增快，严重呼吸困难者甚至可表现为端坐呼吸；肺部听诊可在累及的肺段出现异常呼吸音，多数表现为呼吸音减弱或消失，湿啰音少见。

⑥流行病学史：随着全球疫情的不断发展，境外输入性病例逐渐增多，在流行病学调查中，有相关国家旅行史的亦可作为重要参考依据。

二、临床分型

（一）轻型

临床症状轻微，影像学未见肺炎表现。

（二）普通型

具有发热、呼吸道等症状，影像学可见肺炎表现。

（三）重型

成人符合下列任何一条：

1. 出现气促，呼吸频率（RR）≥30 次/分；

2. 静息状态下，指氧饱和度≤93%；

3. 动脉血氧分压（PaO₂）/吸氧浓度（FiO₂）≤300mmHg（1mmHg=0.133kPa）。

高海拔（海拔超过 1000 米）地区应根据以下公式对 PaO_2/FiO_2 进行校正：$PaO_2/FiO_2×$［大气压（mmHg）/760］

肺部影像学显示 24~48 小时内病灶明显进展>50% 者按重型管理。

儿童符合下列任何一条：

1. 出现气促（<2 月龄，RR≥60 次/分；2~12 月龄，RR≥50 次/分；1~5 岁，RR≥40 次/分；>5 岁，RR≥30 次/分），除外发热和哭闹的影响；

2. 静息状态下，指氧饱和度≤92%；

3. 辅助呼吸（呻吟、鼻翼翕动、三凹征），发绀，间歇性呼吸暂停；

4. 出现嗜睡、惊厥；

5. 拒食或喂养困难，有脱水征。

（四）危重型

符合以下情况之一者：

1. 出现呼吸衰竭，且需要机械通气；

2. 出现休克；

3. 合并其他器官功能衰竭需 ICU 监护治疗。

说明：

①重症患者多在发病一周后出现呼吸困难和/或低氧血症，严重者可快速进展为急性呼吸窘迫综合征、脓毒症休克、难以纠正的代谢性酸中毒和出凝血功能障碍及多器官功能衰竭等。

②特殊人群：部分儿童及新生儿病例症状可不典型；患有新冠肺炎的孕产妇临床过程与同龄患者相近；老年人、有慢性基础疾病者和极度肥胖者易发展为重症。值得注意的是重型、危重型患者病程中可为中低热，甚至无明显发热。

三、临床预警指标

临床表现及预后的差异性，使得准确区分患者病情的轻重显得尤其重要。对于在普通隔离病房进行治疗或康复训练的患者，一旦出现下列预警指标异常，可作为患者需要转入 ICU 治疗的重要参考依据（儿童因其特殊性，预警指标与成人不同；孕产妇的临床预警指标与同龄患者相同）。

（一）成人

1. 外周血淋巴细胞进行性下降；

2. 外周血炎症因子如 IL-6、C 反应蛋白进行性上升；

3. 乳酸进行性升高；

4. 肺内病变在短期内迅速进展。

（二）儿童

1. 呼吸频率增快；

2. 精神反应差、嗜睡；

3. 乳酸进行性升高；

4. 影像学显示双侧或多肺叶浸润、胸腔积液或短期内病变快速进展；

5. 3 月龄以下的婴儿或有基础疾病（先天性心脏病、支气管肺发育不良、呼吸道畸形、异常血红蛋白、重度营养不良等），有免疫缺陷或低下（长期使用免疫抑制剂）。

四、辅助检查

（一）实验室检查

1. 一般检查

发病早期外周血白细胞总数正常或减少，可见淋巴细胞计数减少，部分患者可出现肝酶、乳酸脱氢酶、肌酶和肌红蛋白增高；部分危重者可见肌钙蛋白增高。多数患者 C 反应蛋白和血沉升高，降钙素原正常。严重者 D-二聚体升高，外周血淋巴细胞进行性减少（注：卫健委版指南提示重型、危重型患者常有炎症因子升高；军队版指南建议还应关注中性粒细胞/淋巴细胞比值，对判断病情严重程度有一定帮助，不强调炎症因子）。

2. 病原学及血清学检查

（1）病原学检查：采用 RT-PCR 和/或 NGS 方法在鼻咽拭子、痰和其他下呼吸道分泌物、血液、粪便等标本 2019-nCoV 核酸阳性。检测下呼吸道标本（痰或气道抽取物）更加准确。标本采集后尽快送检。

（2）血清学检查：2019-nCoV 特异性 IgM 抗体多在发病 3~5 天后开始出现阳性，IgG 抗体滴度恢复期较急性期有 4 倍及以上增高。

（二）胸部影像学

早期呈现多发小斑片影及间质改变，以肺外带明显。进而发展为双肺多发磨玻璃影、浸润影，严重者可出现肺实变，胸腔积液少见。

五、鉴别诊断

（一）上呼吸道疾病

2019-nCoV 感染患者临床表现缺乏特异性，可仅有咳嗽、鼻塞、流涕、咽痛等不典型表现，易与很多上呼吸道疾病相混淆，如普通感冒、流感，甚至鼻炎、咽炎等疾病。

（二）其他病毒性、支原体肺炎

新冠肺炎需与流感病毒、腺病毒、呼吸道合胞病毒等其他已知病毒性肺炎及肺炎支原体感染鉴别，尤其是对疑似病例要尽可能采取包括快速抗原检测和多重 PCR 核酸检测等方法，对常见呼吸道病原体进行检测。

（三）非感染性疾病

还要与非感染性疾病，如血管炎、皮肌炎和机化性肺炎等鉴别。

六、报告及排除制度

（一）报告制度

根据上述诊断标准，一旦发现疑似病例后，应当立即进行单人间隔离治疗，院内专家会诊或主诊医师会诊仍考虑疑似病例，在 2 小时内进行网络直报，并采集标本进行 2019-nCoV 核酸检测，同时在确保转运安全前提下立即将疑似病例转运至定点医院。与 2019-nCoV 感染者有密切接触的患者，即便常见呼吸道病原检测阳性，也建议及时进行 2019-nCoV 病原学检测。

（二）排除标准

针对疑似病例连续两次 2019-nCoV 核酸检测阴性（采样时间至少间隔 24 小时）且发病 7 天后 2019-nCoV 特异性抗体 IgM 和 IgG 仍为阴性者，可排除疑似病例诊断（注：血清特异性抗体 IgM 多在发病 3~5 天后出现阳性，如果发病 7 天后血清特异性抗体检测结果阴性，可以提高排除标准的准确性。但是也不排除少数患者会出现 2 周左右的"窗口期"，针对这一特殊的情况，对于高度疑似患者建议适当延迟血清抗体检测时间，必要时通过专家会诊方式集体讨论决定）。

第二节 临床治疗

根据患者临床分型，制定相对应的临床治疗方案。轻型和普通型患者一般预后良好，需严格隔离管理及密切观察，及时发现重型/危重型患者。对于重型和危重型患者需集中优势医疗资源，采取多学科（感染科、呼吸科、重症医学科、康复科等）专家会诊形式进行综合救治，尽一切可能提高治愈率，降低病死率。

一、根据病情确定治疗场所

1. 疑似及确诊病例应在具备有效隔离条件和防护条件的定点医院隔离治疗；出院后恢复期患者可在定点新冠肺炎康复医学科治疗。

2. 危重型病例应尽早收入 ICU 治疗；建议在具备条件的医院，尽早开展康复治疗工作。

二、一般治疗

1. 卧床休息，加强支持治疗，保证充分热量；注意水、电解质平衡，维持内环境稳定；密切监测生命体征、指氧饱和度等。

2. 根据病情监测血常规、尿常规、CRP、生化指标（肝酶、心肌酶、肾功能等）、凝血功能、动脉血气分析、胸部影像学等。有条件者可行细胞因子检测。

3. 及时给予有效氧疗措施，包括鼻导管、面罩给氧和经鼻高流量氧疗。有条件可采用氢氧混合吸入气（H_2/O_2：66.6%/33.3%）治疗。

4. 抗病毒治疗

可试用 α-干扰素（成人每次 500 万 U 或相当剂量，加入灭菌注射用水 2mL，每日 2 次雾化吸入）、洛匹那韦/利托那韦（成人 200mg/50mg/粒，每次 2 粒，每日 2 次，疗程不超过 10 天）、利巴韦林（建议与干扰素或洛匹那韦/利托那韦联合应用，成人 500mg/次，每日 2~3 次静脉输注，疗程不超过 10 天）、磷酸氯喹（18~65 岁成人，体重大于 50kg，每次 500mg，每日 2 次，疗程 7 天；体重小于 50kg，第 1~2 天每次 500mg，每日 2 次，第 3~7 天每次 500mg，每日 1 次）、阿比多尔（成人 200mg，每日 3 次，疗程不超过 10 天）。

说明：

①不建议同时应用 3 种及以上抗病毒药物，出现不可耐受的毒副作用时应停止使用相关药物。对孕产妇患者的治疗应考虑妊娠周数，尽可能选择对胎儿影响较小的药物，以及是否终止妊娠后再进行治疗等问题，并知情告知。

②要注意上述药物的不良反应、禁忌症（如阿比多尔可出现腹泻等消化道反应，

洛匹那韦/利托那韦甚至有致命性胰腺炎风险、氯喹禁用于心脏疾病患者）以及与其他药物的相互作用等问题。对于轻微可耐受的不良反应可密切观察，一旦出现不可耐受的不良反应，应立即停用。在临床应用中进一步评价目前所试用药物的疗效。

5. 抗菌药物治疗

避免盲目或不恰当使用抗菌药物，尤其是联合使用广谱抗菌药物。但对于重症/危重症患者已明确合并细菌感染的情况下，在权衡利弊后果断使用。

三、重型、危重型病例的治疗

1. 治疗原则

在对症治疗的基础上，积极防治并发症，治疗基础疾病，预防继发感染，及时进行器官功能支持。

2. 呼吸支持

（1）氧疗：重型患者应当接受鼻导管或面罩吸氧，并及时评估呼吸窘迫和（或）低氧血症是否缓解。

（2）高流量鼻导管氧疗或无创机械通气：当患者接受标准氧疗后呼吸窘迫和（或）低氧血症无法缓解时，可考虑使用高流量鼻导管氧疗或无创通气。若短时间（1~2小时）内病情无改善甚至恶化，应当及时进行气管插管和有创机械通气。

（3）有创机械通气：采用肺保护性通气策略，即小潮气量（6~8mL/kg 理想体重）和低水平气道平台压力（≤30cmH$_2$O）进行机械通气，以减少呼吸机相关肺损伤。在保证气道平台压≤35cmH$_2$O 时，可适当采用高 PEEP，保持气道温化湿化，避免长时间镇静，早期唤醒患者并进行肺康复治疗。较多患者存在人机不同步，应当及时使用镇静以及肌松剂。根据气道分泌物情况，选择密闭式吸痰，必要时行支气管镜检查，采取相应治疗。

（4）挽救治疗：对于严重 ARDS 患者，建议进行肺复张。在人力资源充足的情况下，每天应当进行 12 小时以上的俯卧位通气。俯卧位机械通气效果不佳者，如条件允许，应当尽快考虑体外膜肺氧合（ECMO）。其使用相关指征：①在 FiO$_2$>90%时，氧合指数<80mmHg，持续 3~4 小时以上；②气道平台压≥35cmH$_2$O。单纯呼吸衰竭患者，首选 VV-ECMO 模式；若需要循环支持，则选用 VA-ECMO 模式。在基础疾病得以控制，心肺功能有恢复迹象时，可开始撤机试验。

3. 循环支持

在充分液体复苏的基础上，改善微循环，使用血管活性药物，密切监测患者血压、心率和尿量的变化，以及动脉血气分析中乳酸和碱剩余，必要时进行无创或有创血流动力学监测，如超声多普勒法、超声心动图、有创血压或持续心排血量（PiCCO）监测。在救治过程中，注意液体平衡策略，避免过量和不足。

如果发现患者心率突发增加大于基础值的 20%或血压下降大于基础值 20%时，若伴有皮肤血供不足和尿量减少等表现时，应密切观察患者是否存在脓毒症休克、消化道出血或心功能衰竭等情况。

4. 肾功能衰竭和肾替代治疗

危重症患者的肾功能损伤应积极寻找导致肾功能损伤的原因，如低灌注和药物等因素。对于肾功能衰竭患者的治疗应注重体液平衡、酸碱平衡和电解质平衡，在营养支持治疗方面应注意氮平衡、热量和微量元素等补充。重症患者可选择连续性肾替代治疗（continuous renal replacement therapy，CRRT）。其指征包括：①高钾血症；②酸中毒；③肺水肿或水负荷过重；④多器官功能不全时的液体管理。

5. 康复者血浆治疗

适用于病情进展较快、重型和危重型患者。

说明：

①捐献血浆者招募条件：a）新冠肺炎感染后的康复者；b）距首发症状时间不少于3周；c）符合最新版新冠肺炎诊疗方案中解除隔离和出院标准；d）年龄应当满18岁，原则上不超过55岁；e）男性体重不低于50kg、女性不低于45kg；f）无经血传播疾病史；g）经临床医师综合患者治疗等有关情况评估可以捐献血浆者。详细用量参考《新冠肺炎康复者恢复期血浆临床治疗方案（试行第二版）》

②捐献者血浆的特殊检测：a）2019-nCoV核酸血液样本单人份检测结果应当为阴性；b）2019-nCoV血清/血浆IgG抗体定性检测呈反应性且160倍稀释后按照试剂说明书要求检测仍为阳性反应，或2019-nCoV血清/血浆总抗体定性检测呈反应性且320倍稀释后按照试剂说明书要求检测仍为阳性反应；c）有条件的实验室可以开展病毒中和试验确定抗体效价；d）捐献血浆者有妊娠史或输血史的，建议筛查HNA及HLA抗体；e）根据捐献血浆者所在地区的流行病学特征，可酌情增加检测内容。

6. 血液净化治疗

血液净化系统包括血浆置换、吸附、灌流、血液/血浆滤过等，能清除炎症因子，阻断"细胞因子风暴"，从而减轻炎症反应对机体的损伤，可用于重型、危重型患者细胞因子风暴早中期的救治。

7. 免疫治疗

对于双肺广泛病变者及重型患者，且实验室检测IL-6水平升高者，可试用托珠单抗治疗。首次剂量4~8mg/kg，推荐剂量为400mg，0.9%生理盐水稀释至100mL，输注时间大于1小时；首次用药疗效不佳者，可在12小时后追加应用一次（剂量同前），累计给药次数最多为2次，单次最大剂量不超过800mg。注意过敏反应，有结核等活动性感染者禁用。

8. 其他临床治疗

对于氧合指标进行性恶化、影像学进展迅速、机体炎症反应过度激活状态的患者，酌情短期内（3~5日）使用糖皮质激素，建议剂量不超过相当于甲泼尼龙1~2mg/kg·d，应当注意较大剂量糖皮质激素由于免疫抑制作用，会延缓对冠状病毒的清除；可静脉给予血必净 100mL/次，每日 2 次治疗；可使用肠道微生态调节剂，维持肠道微生态平衡，预防继发细菌感染。儿童重型、危重型病例可酌情考虑给予静脉滴注丙种球蛋白。

患有重型或危重型新冠肺炎的孕妇应积极终止妊娠，剖腹产为首选。

9. 康复治疗

康复治疗应遵循如下几条原则：

（1）个体化原则：以新冠肺炎的不同阶段、不同并发症、不同基础疾病和全身情况为依据。

（2）整体化原则：不仅针对呼吸功能，而且要结合心脏功能、神经功能、消化功能、肾脏功能、全身体能、心理功能和环境因素。

（3）严密观察原则：注意不同康复方法，特别是活动与运动时及活动与运动后的反应。

（4）循序渐进的原则：所有治疗必须以不影响临床医疗、全面评估及确保安全为前提。对重型和危重型患者要特别重视其意识状态、呼吸系统、心血管系统和肌肉骨骼的全面评估。

10. 心理治疗

新冠肺炎患者最易出现焦虑、恐惧等情绪，应当加强心理疏导。康复专业人员在发现患者存在心理问题时，可应用康复专业技术或经过正规培训获得的临床心理知识，在心理干预中起协助作用，而不是替代心理专业人员的作用。一旦发现患者不良心理状态有恶化的迹象，积极报告主管医疗团队，协同引导患者接受精神卫生专业人员的援助。通过对患者的心理问题进行评估，一旦发现情况严重，可寻求心理/精神科医生的帮助。

康复专业人员可协助应对的心理问题：

（1）情绪问题：建议接受心理专业人员的评估，缺少专业心理资源的情况下，可应用自评量表如 PHQ-9 和 GAD-7，对患者自身存在的心理障碍类型与程度进行快速评估或筛查。主要运用康复治疗技术，如作业疗法及运动休闲活动产生的愉悦效应及转移注意力的技巧，达成调整情绪，疏解压力的目的。注意慎用让患者重复叙述创伤经历的方法，以免造成患者的重复伤害。

（2）认知问题：运用认知行为疗法等方法，例如通过科普节目或心理热线讲解新冠肺炎的医疗知识、科学运动及综合康复措施的必要性等，合理化患者混乱或歪曲的理念，助其尽快过渡到配合康复方案的心理承受阶段。

（3）人际问题：协同专业团队，正面引导患者认识自我重塑的活动能力及社会身份，减轻他们的羞辱感和被歧视感，助其重新回归社会和工作。

（4）睡眠问题：维持正常的规律作息，保持充足的睡眠。放松训练如冥想、催眠、音乐疗法、瑜伽、气功、太极等运动能够舒缓负性情绪，从而使机体保持平衡与稳定。

四、并发症治疗及预防

1. 预防呼吸机相关性肺炎

建议：①目标导向镇静镇痛，尽可能浅镇静；②优先选择经口气管插管；③床头抬高 30°~45°；④采用密闭式吸痰装置；⑤呼吸机管道及湿化装置一旦污染需立即更换。

2. 预防深静脉血栓

建议：①如无禁忌，首选低分子肝素 4000U，皮下注射，每日 1 次；②抗凝禁忌患者，可采用机械预防，如间歇充气加压泵（IPC）、分级加压弹力袜（GCS）等；③对于合并严重肾功能不全患者，可选普通肝素 5000U，皮下注射，每日 2 次；④早期活动。详情可参考中华医学会呼吸病学分会、中国医师协会呼吸医师分会和全国肺栓塞与肺血管病防治协作组制定的《新冠肺炎相关静脉血栓栓塞症防治建议（试行）第一版》

3. 预防导管相关血流感染

建议：①应在实施最大无菌屏障的前提下完成动静脉置管；②强调手卫生；③每日评估是否可移除导管。

4. 预防应激性溃疡

建议：①早期肠内营养；②对于存在消化道出血高危因素的患者使用 H_2 受体拮抗剂或质子泵抑制剂。

5. ICU 相关并发症的预防

建议：尽可能对 ICU 患者实施综合管理，注意镇静镇痛、人文关怀及早期活动锻炼，预防 ICU 相关肌无力、谵妄及 ICU 后综合征等短期和远期并发症。

五、中医治疗

本病属于中医疫病范畴，病因为感受疫戾之气，现遵循国家卫健委方案，分为医学观察期和临床治疗期（确诊病例），其中又将临床治疗期分为轻型、普通型、重型、危重型、恢复期等。具体方药参见第六章第一节"中药治疗"内容。

（一）医学观察期

（二）临床治疗期（确诊病例）

1. 轻型

（1）寒湿郁肺证

（2）湿热蕴肺证

2．普通型

（1）湿毒郁肺证

（2）寒湿阻肺证

3．重型

（1）疫毒闭肺证

（2）气营两燔证

4．危重型

（1）内闭外脱证

5．恢复期

（1）肺脾气虚证

（2）气阴两虚证

六、出院标准和注意事项

（一）出院标准

1．体温恢复正常 3 天以上；

2．呼吸道症状明显好转；

3．肺部影像学显示急性渗出性病变明显改善；

4．连续两次痰、鼻咽拭子等呼吸道标本核酸检测阴性（采样时间至少间隔 24 小时）。

满足以上条件者可出院。

（二）出院后注意事项

1．定点医院要做好与患者居住地基层医疗机构间的联系，共享病历资料，及时将出院患者信息推送至患者辖区或居住地居委会和基层医疗卫生机构。

2．患者出院后，建议应继续进行 14 天的隔离管理和健康状况监测，佩戴口罩，有条件的居住在通风良好的单人房间，减少与家人的近距离密切接触，分餐饮食，做好手卫生，避免外出活动。

3．建议在出院后第 2 周和第 4 周到医院随访、复诊。

（三）出院后核酸"复阳"

1．核酸"复阳"原因分析

核酸"复阳"是指已经出院的新冠肺炎患者核酸检测再次由阴性变为阳性。目前其原因有多种解释，包括：①采样和试验盒原因导致的假阴性；②患者未痊愈，体内病毒残留；③患者痊愈后再次感染。由于新冠肺炎是人类过去未曾接触过的新型疾病，其准确原因需更进一步的观察及研究。

2. 管理措施

（1）有症状患者由接诊医疗机构通知"120"，将患者转运至定点医院进行治疗，再次达到出院标准后予以出院，并进行2周隔离康复观察。

（2）对于无症状患者，将患者转运至有关集中隔离康复点，进行2周集中隔离康复观察，达到解除隔离标准后解除隔离。

（3）"复阳"患者在首次确诊时，已按照国家要求纳入确诊病例上报，因此复诊时不再作为新增确诊病例重复上报。

3. "复阳"患者治疗措施

（1）有症状患者在转运至定点医院后根据患者具体病情和实验室检查针对性治疗，一般不建议对已达到治疗疗程的患者继续使用抗病毒药物；

（2）对于无症状患者，建议按照康复期患者进行管理，并完善2019-nCoV抗体IgG和IgM检测，评估患者整体状况。

4. "复阳"的传染性

目前关于复阳的比例报告数据差异性大，针对复阳患者的痰液、粪便等标本在P3实验室培养病毒，但没有培养出活病毒，亦未见"复阳"患者密切接触者受感染的报告。相关的问题，待进一步观察及研究。

参 考 文 献

［1］军队前方专家组. 军队支援湖北医疗队2019-nCoV感染疾病诊疗方案（试行第一版）［J/OL］. 中华结核和呼吸杂志，2020，43（2020-02-25）. http：//rs. yiigle. com/yufa-biao/1182686. htm. DOI：10. 3760/cma. j. cn112147-20200224-00172.

［2］国家卫生健康委员会办公厅，国家中医药管理局办公室. 新冠肺炎诊疗方案（试行第七版）［EB/OL］. ［2020-03-03］.

［3］国家卫生健康委员会，国家中医药管理局. 新冠肺炎重型、危重型病例诊疗方案（试行第二版）［EB/OL］. 国卫办医函2020（127号）. ［2020-02-19］.

［4］中华医学会呼吸病学分会. 中国成人社区获得性肺炎诊断和治疗指南（2016年版）［J］. 中华结核和呼吸杂志，2016，39（4）：253-279. DOI：10. 3760/cma. j. issn. 1001-0939. 2016. 04. 005.

［5］赵建平，胡轶，杜荣辉，等. 新冠肺炎糖皮质激素使用的建议［J/OL］. 中华结核和呼吸杂志，2020，43（00）：E007-E007. DOI：10. 3760/cma. j. issn. 1001-0939. 2020. 0007.

［6］中国康复医学会，中国康复医学会呼吸康复专委会，中华医学会物理医学与康复学分会心肺康复学组. 2019新冠肺炎呼吸康复指导意见（第二版）［J/OL］. 中华结核和呼

吸杂志，2020，43（2020-03-03）．http：//rs. yiigle. com/yufabiao/1183323. htm. DOI：10. 3760/cma. j. cn112147-20200228-00206.

［7］ 国家卫生健康委办公厅．关于印发新冠肺炎出院患者康复方案（试行）的通知［EB/OL］．国卫办医函2020（189号）．［2020-03-04］．

［8］ 刘茜，王荣帅，屈国强，等．新冠肺炎死亡尸体系统解剖大体观察报告［J］．法医学杂志，2020，36（1）：19-21.

［9］ 李晖，李咏茵，张志高，等．2019-nCoV抗体胶体金检测方法的建立与临床性能评价［J/OL］．中华传染病杂志，2020，38（2020-03-03）．http：//rs. yiigle. com/yufabiao/1183332. htm. DOI：10. 3760/cma. j. cn311365-20200221-00101.

［10］ 陈华根，刘小花，许颖．常见呼吸道病原体的实验室检测［J］．检验医学与临床，2014，11（20）：2920-2921. DOI：10. 3969/j. issn. 1672-9455. 2014. 20. 055.

［11］ Huang C，Wang Y，Li X，et al. Clinical features of patients infected with 2019 novel coronavirus in Wuhan，China［J］. Lancet，2020，395（10223）：497-506. DOI：10. 1016/S0140-6736（20）30183-5.

［12］ Wang D，Hu B，Hu C，et al. Clinical characteristics of 138 hospitalized patients with 2019 novel coronavirus-infected pneumonia in Wuhan，China［J］. JAMA，2020［published online ahead of print，2020 Feb 7］. DOI：10. 1001/jama. 2020. 1585.

［13］ World Health Organization. Statement on the second meeting of the International Health Regulations（2005）Emergency Committe regarding the outbreak of novel coronavirus（2019-nCoV）.［EB/OL］. Available from：https：//www. who. int/news-room/detail/30-01-2020-statement-on-the-second-meeting-of-the-international-health-regulations-（2005）-emergency-committee-regarding-the-outbreak-of-novel-coronavirus-（2019-ncov）.［2020-1-30］.

［14］ Chen N，Zhou M，Dong X，et al. Epidemiological and clinical characteristics of 99 cases of 2019 novel coronavirus pneumonia in Wuhan，China：a descriptive study. Lancet，2020，395（10223）：507-513.

［15］ World Health Organization. Clinical management of severe acute respiratory infection when novel coronavirus（nCoV）infection is suspected.［EB/OL］. Available from：https：//www. who. int/publications-detail/clinical-management-of-severe-acute-respiratory-infection-when-novel-coronavirus-（ncov）-infection-is-suspected.［2020-1-28］.

第三章　新冠肺炎的功能障碍

第一节　呼吸功能障碍

新冠肺炎患者的呼吸功能障碍与其发病后的严重程度密切相关。根据国家卫健委《2019-nCoV 感染的肺炎诊疗方案（试行第六版）》中临床分型标准：除轻型患者临床症状轻微，影像学未见肺炎表现外，普通型、重型和危重型患者均有不同程度的呼吸功能障碍。对新冠肺炎患者发生呼吸功能障碍的病理生理机制认识决定了康复治疗的介入时机。由于新冠肺炎是首次在人群中暴发流行，目前对其致病机理、病理改变及病理生理变化的研究都较为有限，从现有的研究和文献报道中，可以发现新冠肺炎的患者常常存在以下呼吸功能障碍：

一、呼吸困难

呼吸困难是新冠肺炎患者较为常见的功能障碍之一。呼吸困难从患者的主观上来说是感觉呼吸费力、憋闷不适。临床上常将呼吸困难的症状看作是疾病严重性的表现，但我们观察到有部分新冠肺炎患者的呼吸困难改善与疾病恢复的情况不成比例。少数患者在核酸检测两次阴性，指氧饱和度达到 98% 或以上时，仍有明显的症状。这提示呼吸困难的症状可能还与精神心理因素有关，有必要在恢复期对新冠肺炎患者实施专业的心理干预。

1. 呼吸困难的定义

美国胸科学会曾定义呼吸困难为：呼吸困难是以主观上有呼吸费力的感觉为特征的症状，它在强烈的程度上是有明显区别的。这种呼吸费力的感觉可以是由于多学科因素相互作用所导致的，包括生理学、精神心理学以及社会和环境因素，这些因素可能诱导发生继发的生理学和行为学的反应。由此可见，呼吸困难的典型特征是呼吸费力，区别于气短、呼吸急促、呼吸过度、过度通气，是一种患者主观感受，与患者的生活质量有明显的相关性。

2. 引起呼吸困难的机制

呼吸困难这种主观感受，是由不同刺激（例如运动、低氧血症、酸中毒、焦虑等）

激活大脑感觉皮质和大脑边缘叶，感觉信号传入中枢后经过大脑对信号的处理而最终引起呼吸困难。在这一过程中，体内其他调节系统也参与呼吸的调节。

3. 呼吸困难的病理生理学

呼吸困难的病理生理机制首先是被 Campbell 和 Howell 在 1960 年用"长度-强度不适宜（length-tension inappropriateness）"的理论发表的。该理论核心提出了呼吸困难是由于中枢呼吸动力激活和气道、肺及胸壁感受器传入信息之间相分离或配合不当所导致的。一方面，通过对周围感受器传入信息的反馈，使大脑能够评估动力指令发出到达呼吸肌的有效性，以及对流量与容量指令是否合适。当呼吸压力、气流或肺与胸壁运动改变时，中枢没能相应地发出适合的动力指令，呼吸困难的强度就会增加。另一方面，中枢发出的呼吸动作指令和呼吸系统的机械反应不匹配也会产生呼吸困难的感觉。这个理论被定义为"神经-机械分离"或"传出-再传入分离"。当患者存在呼吸系统机械负荷异常时，如阻力负荷、弹性负荷、呼吸肌异常等，都会造成呼吸运动中传出和传入信息的分离。有学者已经发现不适当的神经活动和通气可以引起强烈的呼吸困难。

（1）通气指令增加：通气水平与呼吸困难强度有良好的相关性。新冠肺炎患者在平静状态下常常有呼吸费力、憋闷不适的感觉。此时通气增加往往是生理活动水平过高而导致的呼吸困难，如：为了代偿肺实变所引起的无效腔扩大，患者需要增加通气，这种呼吸动力指令的增加可以产生呼吸困难症状。此外，营养不足、低氧血症使呼吸功能和周围肌肉功能受损，导致运动耐力受限也可产生呼吸困难。观察发现通气水平不同所产生的呼吸困难强度不同，补充氧气可以减轻与运动相关的呼吸困难。

（2）呼吸肌异常：呼吸肌无力导致中枢动力输出和完成通气之间不匹配。这种不匹配可以解释神经肌肉疾病患者的呼吸困难是因为患者肌肉组织无力而使通气减少。新冠肺炎患者的呼吸肌无力往往源于乏力、肌肉酸痛、低钾、贫血、卧床制动，通过对症治疗和生命体征平稳后的康复介入，可以在短期内得到恢复。

（3）通气阻力异常：气道狭窄和肺实变导致的肺弹性阻力增加可引起呼吸困难。新冠肺炎患者的 CT 表现均以胸膜下磨玻璃密度（GGO）为主，病变主要分布在胸膜下，常伴有邻近胸膜局限性增厚；双侧肺受累多见，以肺下叶分布为主。GGO 形成提示病毒引起肺间质为主的炎性渗出、水肿，其中增厚的小叶间隔及小叶内间隔线影叠加在磨玻璃样不透明背景下形成典型的铺路石样改变。病灶内还可见支气管充气征、周围晕征。病变进展过程中，肺间质内的渗出逐渐增多，在 GGO 基础上常合并肺实变。部分患者在恢复期可见纤维条索灶形成。根据以上影像学推断，普通型、重型及危重型新冠肺炎患者在整个病程中都存在通气阻力增加的情况。这种通气阻力增加可使外周弹性负荷增加，当外部通气负荷增加时，呼吸困难的强度就增加，外部通气负荷加大时呼吸困难强度与通过呼吸肌收缩、吸气周期、呼吸频率相关的峰值气导压相一致。

（4）异常呼吸模式：呼吸困难一般是由累及肺实质的病变引起的。在肺实质的病变中经常出现的异常呼吸模式是——快速的浅弱呼吸，缩唇呼吸能够减轻 COPD 患者的呼吸困难，其原因是由于减少了呼吸频率，恢复了通气肌的正常呼吸模式，延长了呼气时间，增大了潮气量。针对新冠肺炎患者，需要先进行肺功能测定，存在阻塞性通气功能障碍的可参考 COPD 患者的呼吸训练方法；而限制性通气功能障碍的患者，可通过深呼吸训练配合扩胸运动增加肺通气效应。对于核酸双阴患者，实施气道廓清技术，促进病灶内的渗出物和小气道痰栓的排出可能更容易获益。考虑新冠肺炎属于急性呼吸道传染病，气道廓清技术的实施需优先考虑如何避免气溶胶扩散，降低病毒传播风险，减少医护人员职业暴露。

（5）血气异常：血气异常是大多数心肺疾病最严重的后果，由于肾脏的代偿，不同情况下血气异常与呼吸困难的相关性变化较大。基于延髓化学感受器对氢离子浓度改变的依赖，出现酸中毒时可产生呼吸困难。

二、低氧血症

缺氧是呼吸系统疾病发展到呼吸功能障碍时的主要病理生理改变，也是除轻型以外的新冠肺炎患者普遍存在的功能障碍之一。

新冠肺炎患者低氧血症的主要产生机制包括：

1. 通气不足

呼吸动力减弱、无效腔气量增加，胸壁和肺顺应性的下降以及气道阻力增加都可引起通气不足。当呼吸肌动力减弱时，胸廓扩张无力，肺泡不能正常充盈从而导致通气下降。无效腔气量增加见于浅快呼吸时，呼吸频率加快同时潮气量减小，导致解剖无效腔增大，肺泡有效气体交换量减少；支气管扩张使气道容积增大，同样导致解剖无效腔的增大，引起通气不足。

胸壁的顺应性和肺的顺应性下降引起肺泡充盈导致通气不良。胸壁的顺应性与其活动性相关。当出现胸膜广泛粘连、胸腔积液、气胸、胸廓严重畸形等多种情况时，会限制胸廓的扩张，使胸壁顺应性降低。肺的顺应性取决于肺容量及其僵硬度。肺实变、肺不张均可降低肺容量，引起肺顺应性下降。肺充血、肺水肿、间质纤维化等可增加肺的僵硬度，也可引起肺顺应性降低。肺泡表面活性物质有降低表面张力的作用，对于维持肺泡的充盈状态，防止肺泡塌陷有着重要的作用。新冠肺炎患者的病灶内出现大量炎性物质渗出，肺水肿时肺泡表面活性物质被稀释，破坏了肺泡的稳定性进而导致肺不张，最终造成通气不足。

气道阻力的增加主要来自气道黏膜水肿、分泌物增多导致的气道内径缩小。

2. 弥散功能障碍

弥散障碍是由于气体和血液间物理性分割或由于红细胞通过肺毛细血管的转运时间缩短所致。影响弥散功能的主要因素是弥散距离和弥散面积。当弥散距离增加或弥散面积减少时，由于二氧化碳的弥散能力较氧气快得多，弥散障碍一般只影响氧合，在新冠肺炎患者中，极少见弥散障碍单独存在，常伴随通气下降和通气/血流比例失调。

3. 局部通气/血流比失调

通气/血流比例失调是造成低氧血症最常见的原因，多见于能同时引起多个肺单位通气不良的疾病，如气道阻塞、肺不张、肺实变、肺水肿等。新冠肺炎患者在病情加重期肺 CT 上可见快速进展的 GGO，这意味着极有可能存在较重的通气/血流比例失调。

4. 无效腔增加

浅快呼吸可使解剖无效腔增加。这种浅快呼吸在新冠肺炎重症及危重患者中极为常见。

5. 血液携氧能力下降

当血红蛋白携氧能力下降时，即使动脉血氧分压正常，仍能产生顽固的低氧血症。由于新冠肺炎急性期常有发热、乏力、纳差，患者处于负氮平衡且铁摄入不足，老年患者常合并缺铁性贫血，在一定程度上影响血液携氧能力，进而引起反射性心率加快。

三、急性呼吸窘迫综合征与呼吸衰竭

根据目前的临床资料显示，新冠肺炎患者的并发症包括急性呼吸窘迫综合征、核糖核酸血症、急性心脏损伤、继发感染。重症患者的临床特征包括：年龄偏大（中位年龄 66 岁）；基础疾病较多；发病至呼吸困难时间为 5.0 天，急性呼吸窘迫综合征时间为 8.0 天，多数患者需要氧疗，少数患者需要有创通气，甚至需要体外膜氧合；实验室检查提示重症患者通常具有更高的白细胞和中性粒细胞计数，以及更高的 D-二聚体、肌酸激酶和肌酸水平，并伴明显的淋巴细胞减少。这提示重症患者在针对病毒的免疫应答中出现了免疫细胞的过度激活和细胞因子风暴。

通常情况下发生呼吸衰竭的机制包括：

1. 通气功能障碍

由于气道内炎症，使支气管管壁水肿、分泌增多、黏膜增厚等因素共同导致管腔狭小，气道阻力增高，气流受阻，通气量减少。

2. 换气功能障碍

细支气管炎症、小气道痰栓形成、肺实变、间质纤维化等病理改变均可造成 V/Q 比例失调，死腔通气增加，功能性分流增加，弥散面积减少进而造成换气功能障碍。

而对于新冠肺炎患者，必须将"细胞因子风暴"导致的多器官损伤和呼吸衰竭考虑在内。病毒性肺炎的病理改变包括肺间质和肺实质受累。新冠肺炎死者穿刺发现组织病理改变提示，其病理特征与 SARS-CoV 和 MERS-CoV 引起的病毒性肺炎非常相似。值得注意的是，根据目前的尸体解剖发现，不同于 SARS 病毒引起的非典型肺炎，早期病死的新冠肺炎患者肺部损伤明显，肺肉眼观呈斑片状，可见灰白色病灶和暗红色出血，触之质韧，失去肺固有的海绵感，与患者的肺部影像学改变分布情况相符合。肺部纤维化及实变没有 SARS 导致的病变严重，而渗出性反应较 SARS 明显。这也解释了为什么危重型患者仅依靠呼吸机增加吸气压力难以纠正低氧血症。

第二节　躯体功能障碍

新冠肺炎患者在病程中不可避免长期卧床和缺乏运动，是导致躯体功能障碍的主要原因。常表现为全身乏力、易疲劳、肌肉酸痛、心慌，部分伴有肌萎缩和肌力下降。同时因疾病带来的心理压力和心理创伤，也存在与心理因素密切相关的躯体症状，如失眠、乏力、心慌、胸闷、吞咽困难、尿频等。这些躯体症状可涉及神经、循环、消化、呼吸、泌尿生殖、内分泌、运动等多个系统。在评估患者的躯体功能障碍时，一方面要将心理与生理因素进行整体分析，另一方面需要仔细观察鉴别，导致某一功能障碍是生理因素占主导还是心理因素占主导，对于康复治疗的方案有着重要的指导意义。以下讨论新冠肺炎患者恢复期较常见的躯体功能障碍。

一、心动过速

新冠肺炎患者在平静状态下常见心动过速，即便是普通型患者，在轻微的体力劳动时也可出现心动过速。在摄氧量一定的情况下，新冠肺炎患者的心率高于正常水平，提示每搏输出量较低，由于未经特殊训练的一般人群心输出量是相似的，心动过速反映出新冠肺炎患者存在心肺功能下降。

1. 产生心动过速原因

目前所知可以引起心动过速的原因有 33 种。与新冠肺炎的病理生理机制相关的原因有 6 种，包括：急性呼吸窘迫综合征、贫血、发热、心动过速、低氧血症、血容量不足。新冠肺炎患者由于营养缺乏与感染导致的低蛋白血症可引起有效循环血量下降，常合并轻度贫血，致使患者在安静状态下的心率较患病前明显加快。以至于进行代谢当量较低水平的日常活动时，为满足外周肌肉氧耗的增加，不得不进一步提高心输出量，以满足氧合需要。在进行八段锦、太极拳这一类低功率运动时，可以观察到患者往往会很快超过通过年龄预测的心率值。

2. 心率与摄氧量

摄氧量反映人体的摄氧和用氧能力，是由细胞内氧的需要水平和氧气运输的最大量共同决定的。摄氧量可以通过血流和组织的氧气摄取来计算。最大摄氧量是反映人的有氧能力和运动潜能的最重要指标。影响摄氧量的因素包括血液的携氧能力、心功能、外周血流重新分配、组织摄取等。心率-摄氧量的关系在低功率运动中常常是非线性的，当功率逐渐增加至最大时，其关系变为近线性。当运动中达到通过年龄预测的心率时，通常反映了患者已经做出了最大的努力，而且近似达到了最大摄氧量。通过年龄预测的心率与运动中的最大心率之间的差值就是心率储备。对新冠肺炎患者而言，当低氧血症、贫血、低蛋白血症均得到纠正后，平静状态下的心动过速和低代谢当量运动时的心率超过预测值，这两个方面均反映了患者的运动能力下降。

二、运动能力和耐力下降

运动能力指人体在运动时所表现出来的能力，具体又可以划分为一般运动能力和竞技运动能力。前者主要是指人们在日常生活、劳动及一般运动中所表现出来的走、跑、跳、投掷、攀登、爬越等基本能力，后者则是为了完成某项竞技比赛所具备的运动能力。运动耐力是指人体长时间进行肌肉活动的能力，也称抗疲劳能力。耐力素质体现了肌肉耐力、心肺耐力和全身耐力的综合状况，它与肌肉组织的功能、心肺系统的功能以及身体其他基础系统功能的提高密切相关。新冠肺炎患者的运动能力和耐力两方面均有下降。

1. 乏力

乏力是临床上最常见的主诉症状之一，属非特异性疲惫感觉。表现为自觉疲劳、肢体软弱无力。生理状态下，乏力在休息或进食后可缓解，而病理性乏力则不能恢复正常。临床上根据乏力的严重程度不同将其分为三度：轻度表现为精神不振，常有疲乏感，可进行体力劳动，休息后疲乏的症状可减轻，但是不能恢复到正常状态；中度表现为精神疲乏、无力，日常生活和工作可以坚持，轻体力劳动就会非常疲乏，长时间休息也不会恢复正常状态；重度表现为精神极度疲乏，不能进行正常活动，休息状态下也可感觉到疲乏，少言语。

乏力是新冠肺炎患者的主要首发症状之一。有研究报道，乏力是除发热、咳嗽、咳痰外最常见的症状之一。在重型和危重型患者中，乏力的严重程度显著高于普通型患者。乏力的症状可以持续到核酸转阴，甚至转阴后的一段时间，是造成新冠肺炎患者运动能力和耐力下降的基本原因。

2. 制动综合征

制动综合征是由于疾病或外伤导致的肢体运动功能障碍或丧失，或者由于长期卧床和骨折后长期制动而引起的一系列病理生理反应，这些反应在临床上表现出来的一系列症状统称为制动综合征，具体表现为：

（1）神经系统：皮肤和肢体感觉异常，对疼痛的敏感下降，运动功能减退，情绪不稳定。

（2）循环系统：常常心率加快，出现直立性低血压。

（3）运动系统：出现肌肉力量和耐力下降，肌肉萎缩、骨质疏松等。

（4）消化系统：出现食欲不振或减退、便秘。

（5）呼吸系统：出现肺活量减少，呼吸能力下降，咳嗽无力等。

（6）内分泌和泌尿系统：出现多尿，有时因尿钙过多会出现肾结石。

（7）其他：部分患者会出现皮肤营养差和溃疡。

新冠肺炎患者在病情进展的急性期被迫卧床休息，病情的严重程度与卧床时间成正相关，进而因制动导致的呼吸肌无力和肌肉萎缩也与疾病的严重程度成正相关。从制动对全身各个系统与器官功能的影响不难看出，制动进一步加重了运动能力和耐力的下降。

第三节　心理及社会功能障碍

随着医学的进展、疾病范畴的改变以及人民健康需求的提高，现代人群的健康观和医学模式发生了转变，医学模式已从生物模式转变为生物-心理-社会医学模式。这意味着医学研究的对象是患者而不是疾病。在研究新冠肺炎患者的心理及社会功能障碍时，需要更明确地认识到，新冠肺炎不仅是一种疾病，也是一种群体灾难性事件。在探讨新冠肺炎患者的心理及社会功能障碍时，需要注意两个层面上的应激心理反应：一方面是疾病本身给患者带来的不良情绪反应，常常表现为焦虑、抑郁、恐惧等；另一方面是灾难所致的创伤后应激反应，均可引起患者的心理及社会功能障碍。

一、创伤后应激障碍

创伤后应激障碍（post-traumatic stress disorder，PTSD），是指个体在面临异常强烈的精神应激，如自然灾害、交通事故、亲人的突然丧失等意外事故后，出现的应激相关障碍；也是创伤及应激相关障碍中临床症状严重、预后不良、可能存在脑损害的一类应激障碍。面对创伤性事件，人们一般会经历"惊吓-否认-侵入-不断修正-结束"这样一个典型的心理反应过程。但当创伤性事件超过患者心理承受的极限或心理反应过于强烈时，就会出现生理和精神上的病理性变化，最终发展为PTSD。美国研究中心公布，自"9·11"袭击事件后，创伤后应激障碍将是第4个最常见的精神疾病。湖北省特别是武汉市，作为新冠肺炎确诊患者人数和死亡人数最多的地区，在疾病传播早期由于激增的患者数量大大超过了当地医疗资源的负荷能力，造成严重的医疗挤兑，给患者、家属、一线医护人员带来了较大的心理打击，这些人群是可能发生PTSD的高危人群。从PTSD的流行病学来看，女性较男性更易患病；教育程度低、儿童时期环境恶劣、性格内向的人均是高危人群，需要特别关注。

（一）PTSD的临床症状

1. 创伤再体验

创伤再体验是PTSD的最常见最特异性的症状，包括：闪回；在意识清楚的情况下，不断出现突如其来的回忆或脑中重现创伤性事件的场景；睡梦中不断出现与创伤事件相关的噩梦；面对与创伤事件有关的时间、地点、人物等，导致触景生情，从而产生严重的精神痛苦或生理应激反应。

2. 警觉性增高

是 PTSD 的典型症状之一，常表现为过度警觉、易受惊吓、注意力不集中、易激惹以及焦虑。躯体症状可出现心悸、多汗、头痛、全身不适等。

3. 回避或麻木

回避可表现为有意识或无意识的持续回避与创伤性时间有关的场景或事情。麻木是指情感麻木，如对周围环境的刺激反应迟钝；对以前的爱好失去兴趣；对社交及人际关系逐渐远离；对未来缺乏憧憬。麻木的患者往往给人一种淡然、木讷的表面印象，但内心一直保持警觉。

4. 抑郁

抑郁是 PTSD 相当常见的伴随症状。患者难以对事物产生兴趣，疏远或隔离外界，对未来没有思考和憧憬，记忆力下降，思考困难，注意力难以集中。

5. 睡眠障碍

PTSD 患者的睡眠障碍多表现为入睡困难、噩梦、容易被吓醒。对于新冠肺炎患者，可引起睡眠障碍的原因较多，需要仔细甄别。

（二）PTSD 的预后与影响

在发生创伤性事件后出现一段时间的心情低落、情绪不稳定是正常的，但情绪反应过度强烈或应激反应持续存在，并且对日常生活产生影响，则要警惕发生了 PTSD，应尽快去心理、精神专科就诊。由于 PTSD 的发病机制并没有完全明确，治疗方法仍以经验性治疗为主，包括药物治疗、物理治疗和心理治疗。PTSD 具有迁延和反复发作的特点，是临床症状最严重、预后最差的应激相关障碍。患者的社会、工作、学习等领域功能受损，常导致其丧失劳动能力，可伴有物质滥用、抑郁、焦虑相关障碍及其他精神障碍，有非常高的自杀率，及时有效的治疗对 PTSD 患者非常重要。

二、适应性障碍

适应性障碍主要以情绪障碍为主，它的表现形式多样，如抑郁、焦虑，也可以表现为以适应不良的品行障碍为主，这与年龄有某些联系。成年人多见情绪症状，焦虑、抑郁以及与之有关的躯体症状都可出现，但达不到焦虑症或抑郁症的诊断标准。

引起适应性障碍的精神应激性事件强度较弱，多为日常生活中常见的事件。适应性障碍病情严重程度较轻，与个性和个体的应付方式关系较为密切，有关这种障碍的病理机制缺少研究。适应性障碍的发生率也缺少流行病学报道，国外有报道，适应性障碍的患者占精神科门诊的 5%～20%。

适应性障碍多在应激性生活事件发生后的 1~3 个月内出现，临床表现多种多样，包括抑郁心境、焦虑或烦恼，感到不能应对当前的生活或无从计划未来，失眠、应激相关的躯体功能障碍（头疼、腹部不适、胸闷、心慌），社会功能或工作受到损害。病程一般不超过 6 个月。若应激源持续存在，病程可能延长，不论病程长短，起病急缓，预后都是良好的，尤其是成年患者。

三、居丧反应

居丧是指由于患者对亲属死亡这一应激生活事件的反应而导致的抑郁、悲伤或悲痛状态称之为居丧或悲哀反应。居丧或悲哀反应不属于情感性障碍，而属于适应障碍。DSM-IV 重性抑郁的排除标准中提到，若丧失亲人后抑郁症状持续不足 2 个月，则不诊断为抑郁；而 DSM-IV 中，这一排除标准被移除，可见居丧反应与重性抑郁并不容易区分。事实上居丧和抑郁并不冲突，居丧反应常常参与抑郁的发病过程。

此次疫情中死亡人数最多的是武汉市，且由于新冠肺炎存在家庭聚集式发病，一个家庭中可能出现多个成员感染甚至多个成员死亡。在疫情结束后需警惕居丧反应带来的影响。

四、睡眠障碍

睡眠障碍是指睡眠量不正常以及睡眠中出现异常行为的表现，也是睡眠和觉醒正常节律性交替紊乱的表现。可由多种因素引起，常与躯体疾病有关，包括睡眠失调和异态睡眠。睡眠与人的健康息息相关。有调查显示，很多人都患有睡眠方面的障碍或者和睡眠相关的疾病，成年人出现睡眠障碍的比例高达 30%。睡眠是维持人体生命极其重要的生理功能，对人体必不可少。新冠肺炎患者发生睡眠障碍的比例远高于 30%，应引起足够重视。

新冠肺炎患者的睡眠障碍以睡眠量不正常为主要表现，包括入睡困难和早醒。一方面是频繁咳嗽、呼吸困难影响入睡，另一方面是焦虑情绪导致难以入睡。考虑到新冠肺炎患者的睡眠障碍同时存在生理、心理两方面原因，建议药物治疗和行为治疗同时干预，以最大程度上改善患者的睡眠障碍，为其他躯体功能障碍的康复提供有利的条件。

五、日常生活活动功能障碍

日常生活活动（activities of daily living，ADL）是指人们在每日生活中，为了照顾自己的衣、食、住、行，保持个人卫生和独立地在社区中生活所必需的一系列的基本活动。ADL 反映了人们在家庭（或医疗机构）内和社区中活动的最基本的能力，分为基础性日常生活活动（basic activities of daily living，BADL），即进食、梳妆、洗漱、洗澡、如厕、穿衣；工具性日常生活活动（Instrumental activities of daily living，IADL），如：翻身、从床上坐起、转移、行走、驱动轮椅、上下楼梯。新冠肺炎患者在病程中普遍存在 ADL 评分下降，且下降的程度与疾病严重程度呈正相关。病程早期，患者因发热、乏力、肌痛，功能性活动能力下降；随着病情进展可影响自理活动能力。重型患者往往无力进食，如厕也需要在帮助下于床上进行。恢复期患者仍存在无法独立洗澡、洗漱时间延长、穿衣时气喘等功能问题。目前观察到部分重型患者出院后仍然存在功能性活动能力下降，是心肺功能下降、运动能力及耐力下降的结果。

六、社会参与功能障碍

2001 年 WHO 提出《国际功能、残疾和健康分类》（Inter-national Classification of Functioning, Disability, and Health, ICF）的理论框架，为健康评价提供了更新、更全面的认识。ICF 框架指出残疾是一个包含残损、活动受限和社会参与功能障碍三方面的涵盖性术语，反映身体器官或结构、个人和社会层面功能水平的健康状态。其中，社会参与功能障碍是指个体在生活参与中受限，是个人健康状况影响正常个体和社会功能的综合体现。与机体残损相比，社会参与属于更高层次的健康需求，对生活质量影响更显著。有研究表明，社会参与功能受个体层面如人口学、社会经济、身体状况等因素以及环境层面如居住地等因素的多重影响。

新冠肺炎作为一种传染性很强的急性呼吸道传染病，不但会给患者带来长期的心理压力；对于患者所在的社交群体以及疫情集中暴发地区的社会环境均会造成一定的影响。随着疫情平息，生产生活秩序逐步地恢复，新冠肺炎患者的社会参与功能障碍应得到社会各界的关注。在识别患者的不良心理状态和系统康复改善患者的躯体功能障碍的基础上，在心理专业人员的评估和协助下积极应对各种心理问题的同时，营造健康积极的社会舆论环境，避免恐惧、歧视、排斥、孤立等社会现象，帮助痊愈后的新冠肺炎患者顺利回归社会生活。

参 考 文 献

［1］孟申，陈思远.肺康复［M］.北京：人民卫生出版社，2007.

［2］国家卫生健康委员会.2019-nCoV 感染的肺炎诊疗方案（试行第六版）［J］.中国病毒杂志，2020.10（2）：88-92.

［3］王辰，方国恩，谢欲晓，等.2019 新冠肺炎呼吸康复指导意见（第一版）［J］.中国修复重建外科杂志，2020.34（3）：275-279.

［4］程克斌，魏明，沈虹，等.普通型和重型新冠肺炎康复患者 463 例临床特征分析［J/OL］.上海医学：1-15［2020-03-27］. http：//kns.cnki.net/kcms/detail/31.1366.r.20200312.1254.004.html.

［5］Huang CL, Wang YM, Li XW, et al. Clinical features of patients infected with 2019 novel coronavirus in Wuhan, China［J］. Lancet, 2020. DOI：10.1016/S0140－6736（20）

30183-5org/10. 1101/2020. 02. 08. 20021212.

[6] Hui DSC, Zumla A. Severe Acute Respiratory Syndrome Historical, Epidemiologic, And Clinical Features [J]. Infect Dis Clin N Am, 2019, 33 (4): 869-889.

[7] Chen N, Zhou M, Dong X, et al. Epidemiological and clinical characteristics of 99 cases of 2019 novel coronavirus pneumonia in Wuhan, China: a descriptive study [J]. Lancet, 2020, 395 (10223): 507-513.

[8] Wang DW, Hu B, Hu C, et al. Clinical Characteristics of 138 Hospitalized Patients With 2019 Novel Coronavirus-Infected Pneumonia in Wuhan, China [J]. JAMA, 2020, 323 (11): 1061-1069.

[9] Zare Mehrjardi M, Kahkouee S, Pourabdollah M. Radio-pathological Correlation of Organizing pneumonia (OP): A Pictorial Review [J]. Br J Radiol. 2017, 90 (1071): 20160723.

[10] Xu Z, Shi L, Wang Y, et al. Pathological findings of COVID-19 associated with acute respiratory distress syndrome [J]. Lancet Respir Med. 2020. DOI: 10. 1016/S2213-2600 (20) 30076-X

[11] 刘茜, 王荣帅, 屈国强, 等. 新冠肺炎死亡尸体系统解剖大体观察报告 [J]. 法医学杂志, 2020, 36 (1): 1-3.

[12] 周生余, 王春亭, 张伟, 等. 山东省新冠肺炎患者 537 例临床特征与救治效果 [J/OL]. 山东大学学报 (医学版): 1-18 [2020-03-27]. http://kns. cnki. net/ kcms/detail/37. 1390. r. 20200310. 1047. 002. html.

[13] Stroebe M, Schut H, Finkenauer C. The traumatization of grief? Aconceptual framework for understanding the trauma-bereavement interface [J]. J Psychiatry Relat Sci, 2001, 38 (3): 185-201.

[14] Katz C L, Pellegrino L, Pandya A, et al. Research on psychiatric out-come and interventions subsequent to disasters: A review of the literature [J]. Psychiatry Res, 2002, 110 (3): 201-217.

[15] Breslau N, Davis G C, Peterson E L, et al. Psychiatric sequelae of posttraumatic stress disorder in women [J]. Arch Gen Psychiatry, 1997, 54 (1): 81-87.

[16] 何跃, 张洪涛. 创伤后应激障碍的心理学效应和心理康复 [J]. 中国临床康复, 2003, 7 (16): 2346-2347.

[17] 杨瑞, 李亚洁. 创伤病人的心理效应及心理护理 [J]. 护理研究, 2004, 4 (18): 577-579.

[18] 江开达, 周东丰, 李凌江, 等. 精神病学高级教程 [M]. 北京: 人民军医出版社, 2009. 10.

[19] World Health Organization. International Classification of Functioning, Disability and Health (ICF) [M]. Gevena: World Health Organization, 2001.

[20] Svestková O. International Classification of Functioning, Disability and Health of World Health Organization (ICF) [J]. Prague Med Rep, 2008, 109 (4): 268-274.

［21］Curvers N, Pavlova M, Hajema KJ, et al. Social participation among older adults (55+):
results of a survey in the region of South Limburg in the Netherlands ［J］. Health Soc Care
Community, 2018, 26 (1): e85-93.

［22］Broer T, Nieboer AP, Strating MM, et al. Constructing the social: an evaluation study of
the outcomes and processes of a 'social participation' improvement project ［J］. Journal of
Psychiatric and Mental Health Nursing, 2011, 18 (4): 323-332.

第四章　新冠肺炎康复评估

新冠肺炎患者经过积极救治，往往遗留不同程度的呼吸功能、躯体功能、心理及社会功能障碍，需要积极进行康复干预，以促进患者全面康复，提高生活质量。新冠肺炎患者的康复训练需专业的康复医师结合患者具体情况，制定运动处方。运动处方的制定依赖于系统的康复评估，康复评估应贯穿于康复治疗过程的始终。新冠肺炎患者的主要康复评估内容包括呼吸功能评估、躯体功能评估和心理社会功能评估。

第一节　呼吸功能评估

许多呼吸系统疾病都需要行肺功能检查，根据检查结果判断疾病对肺的损害程度及疾病类型，帮助临床医生做出正确的诊断和制定治疗方案。

呼吸功能检查一般包括通气功能检查、呼吸力学检查和小气道功能检查等。它目前不仅用于康复治疗中，也用于职业评定中。

在进行上述检查时必须考虑两个重要影响因素：①精神因素：呼吸受精神因素的直接影响较多。呼吸功能检查需要患者高度配合，医患合作程度的好坏对检测结果有明显影响。因此，该检查必须重复多次进行，取其比较恒定的值，且一般以±20%为其正常范围。②呼吸系统状态：在不同的呼吸系统状态下，呼吸功能的改变也较明显。例如，在呼吸道炎症和消除呼吸道炎症后的情况下分别进行评估，两次结果往往有较大差别。这仅仅是炎症对呼吸功能影响的消除结果，而不能认为是呼吸功能的改善。因此，必须注意前后动态检查中基本条件的一致性。

一、呼吸功能评定

临床上呼吸功能评定包括主观症状和客观检查两大类：

（一）主观症状

通常以有无出现气短、气促症状为标准，采用六级制，即按日常生活中出现气短、气促症状分级。

0级：虽存在不同程度的呼吸功能减退，但活动如常人。对日常生活能力不受影响，与常人一样，并不过早出现气短、气促。

1级：一般劳动时出现气短，但常人尚未出现气短。

2级：平地步行不气短，速度较快或登楼、上坡时，同行的同龄健康人不感到气短而自己有气短。

3级：慢走不及百步出现气短。

4级：讲话或穿衣等轻微动作时有气短。

5级：安静时也有气短，无法平卧。

（二）客观检查

1. 肺容量

肺容量包括潮气量、补吸气量、深吸气量、肺活量、残气量、功能残气量和肺总量等，其中以肺活量最常用。

健康成人的肺活量，因性别、年龄、体型和运动锻炼的情况不同而有较大差异。一般男性高于女性，身材高大、体型肥胖者高于身材较矮、体型瘦小者；运动锻炼可使肺活量增加；成年人随年龄增加，肺活量逐渐降低。其具体检查方法有以下几种。

（1）常规肺活量测定：即在深吸气后，对气量筒进口用力将气吹至肺量筒内，可重复数次，取其最高值。临床上观察肺活量的改变比肺活量的绝对值更有意义。

（2）多次肺活量测定：为每隔30秒重复检测一次肺活量，连续3~5次。正常情况下肺活量值基本不变（可有±2%的误值），或略有增加。如所测的肺活量值有所下降，常提示肺功能差或呼吸肌疲劳。

2. 通气量

临床常用指标有最大通气量（MVV，又称最大自主通气量）和时间肺活量（FVC或FEV，或称用力呼气量）。

（1）最大通气量：即在15秒内测定最大限度的快而深的呼吸，描记在记纹鼓上，然后进行测量计算。凡体虚或有严重心肺疾患及近期咯血者不宜使用，哮喘症也应慎用。其标准值与实测值差别很大，即使健康人也可高达30%，因此只有在很大改变时才有价值。它受以下因素影响：胸廓活动减少，如强直性脊柱炎、老年性肺气肿和老年性脊柱后凸；呼吸肌的功能和协调性减少，如肺气肿等。

（2）时间肺活量：主要测定气道阻塞及呼吸肌力和协调性。常取第一秒的肺活量数，并以其与总容积百分率表示。健康人可以在一秒钟内呼出肺活量的83%，两秒呼出94%，三秒呼出96%。凡第一秒呼出量下降，说明气道阻塞，多见于肺组织弹性丧失，支气管痉挛、狭窄。

3. 呼吸气分析

呼吸气分析是检测气体代谢的一种无创性方法。当患者出现心或肺疾病时，吸氧量和与此相关的各项指标均有明显改变。该项测定可用专门的肺功能仪进行，分别测定安静、定量活动后及恢复期中的耗氧量；或测最大运动能力时的最大耗氧量或测某一活动中的每分耗氧量。在测定中须同时测定心率，记录每分通气量，然后根据实测指标，呼出气和大气中的氧差和二氧化碳差推算出摄氧量、氧当量、二氧化碳当量、氧脉搏、呼吸熵等值。

4. 其他

其他呼吸功能测定法还有 U 型管试验（Valsalva）、屏气试验、吹火试验、吹瓶试验等。这些方法较为粗略，但简单易行，可作为一般治疗前后对比观察。

二、呼吸肌功能测定

呼吸肌的基本功能是通过有规律、永不停歇的收缩和舒张活动为肺通气提供动力。在病理情况下，呼吸肌发生疲劳、功能减退，便会引起肺通气障碍以致呼吸衰竭，影响正常的生命活动。呼吸肌疲劳的主要临床表现：①呼吸困难；②呼吸形态改变，如呼吸浅快，或呼气延长，出现哮鸣音等；③膈肌运动幅度减小；④休息后呼吸肌功能恢复；⑤肺功能变化：肺容量和通气功能如肺活量、潮气量、最大通气量等在呼吸肌疲劳时均可出现不同程度的降低。

呼吸肌功能测定主要内容包括呼吸肌力量测定、呼吸肌耐力测定、呼吸肌疲劳测定三个方面。

1. 呼吸肌力量测定

通过测定呼吸系统的压力变化来间接得知呼吸肌的力量。测定指标有最大吸气压与最大呼气压、跨膈压与最大跨膈压、外源性刺激诱发的压力。

2. 呼吸肌耐力测定

呼吸肌耐力测定包括膈肌张力时间指数、膈肌耐受时间、运动过程的膈肌功能动态监测。

3. 呼吸肌疲劳测定

当呼吸肌负荷过重时，随着时间的延长，肌肉内整个神经–肌肉–呼吸链发生多种变化，出现呼吸肌疲劳。直接的测定方法有最大等长收缩压力或力量下降、无法达到预设的吸气压力或下降、膈神经电刺激诱发的颤搐性跨膈压（pdi）下降等。

三、小气道功能检查

小气道一般指吸气时气道内径≤2mm 的细支气管，在支气管树第 17 级以下，包括全部细支气管和终末支气管。小气道功能检查是为了发现临床无症状及常规肺功能检查不能发现的早期小气道病变。该检查主要内容包括最大呼气流量–容积曲线（MEFV）、闭合容积（CC）、等流量容积（VisoV）、最大呼气中期流速（MMEF）、动态顺应性、阻力测定。

四、常用的呼吸功能评估

1. 呼吸困难量表

常用的呼吸困难量表有 Borg 量表、mMRC 量表等。

（1）Borg 量表：从轻到重分为 0~10 级，评价患者从休息到剧烈运动时引起呼吸困难或疲劳的程度。

（2）mMRC 量表：从轻到重分为 0~4 级，评价患者在行走或上楼时引起呼吸困难的严重程度。

2. 徒手心肺功能评估

（1）6 分钟步行实验（6MWT）：受试者在指定距离的平坦硬地上往返式步行的总距离。由低到高分为 1~4 级，可以反映下肢最大的运动能力，间接反映受试者摄氧能力和机体耐力。

（2）2 分钟踏步测试：计数受试者 2 分钟内单侧膝盖能达到指定高度（通常为髌骨与髂前上棘连线中点高度）的次数。

（3）台阶测试：受试者左右腿轮换在台阶上踏跳以测试心肺功能适应水平。

3. 心肺运动实验（CPET）

心肺运动实验是用呼吸代谢的方法确定受试者运动能力的测试，包括呼吸系统、心血管系统、血液系统、神经生理以及骨骼肌系统对同一运动的应激反应；实时测定人体在休息、运动及恢复期每一次呼吸的氧摄取量、二氧化碳排出量和通气量及心率、血压、心电图等指标，结合患者运动时出现的症状，全面客观地评估患者的运动反应、心肺功能储备和功能受损程度。CPET 是一种客观、定量、无创，可同时反映心肺代谢及整体功能的方法，也是目前国际上普遍使用的评定人体呼吸和循环功能的无创性检查手段，被认为是评估心肺功能的"金标准"。

第二节　躯体功能评估

一、徒手肌力评估

1. 30 秒椅子站立实验

该实验测试受试者在 30 秒内能完成的站立次数。用来评价下肢的功能情况，与大腿力量有显著相关性。

2. 30 秒手臂屈曲实验

该实验是评价上肢力量的方法，通过计数受试者在 30 秒内能够完成的手臂屈曲次数来评价其力量。

二、徒手柔韧性评估

1. 坐椅前伸实验

该实验对标准的坐式前伸实验做了精确、可靠的修改，对于评估双下肢和下背部柔韧性是一种安全且能让受试者普遍接受的方法。

2. 改良转体实验

该实验用来测试躯干旋转的柔韧性，对于评估核心肌群非常重要。

3. 抓背实验

肩关节柔韧性测试是柔韧性测试的一种，而且与受试者的工具性日常生活活动能力的关系最密切。抓背实验是一个很简单的实验，以受试者两手抓背所能达到的距离来评价肩关节的柔韧性。

三、徒手平衡评估

1. 单腿直立平衡实验

该实验既是测试姿势稳定性的一种方法，又是临床上预防跌倒的一种训练方法。其分为睁眼和闭眼两种方式，其中闭眼法明显难于睁眼法。

2. 功能性前伸实验

该实验用于评估老年人群的平衡能力。

3. 2.4m 起身行走实验

该实验也称起身行走实验，是一种最常见且可靠的测试肌力和肌肉适应性的方法。

四、疼痛的评估

1. 单维度评估

如视觉模拟评分（VAS），简便易行，但精确度稍差。

2. 多维度评估

如 MeGill 疼痛调查量表（MPQ），因考虑到患者对疼痛的生理感觉、情感因素、认知能力等因素，能比较准确地评价疼痛的强度和性质，但易受患者文化程度和情感因素的影响。

第三节　心理社会功能评估

一、心理功能评估

新冠肺炎患者的精神心理状态常与其症状有关，因此心理干预是重要的康复手段，必要的评价为心理干预提供根据。

1. 评价精神心理状态

临床一般主要从四个方面评价患者的精神心理状态：①情绪方面，包括抑郁、焦虑、愤怒、内疚、困窘、避免表达强烈的情绪。②认知方面，包括轻度缺失、解决问题的能力减弱、注意力受损。③社会方面，包括社会活动减少、家庭角色改变、独立性降低。④行为方面，包括 ADL 受损、吸烟、营养失调、运动容量减低、不服从医疗等。

2. 常用心理评估量表

（1）9 项患者健康问卷（PHQ-9）：用于筛查和评估抑郁症状，共分为两部分。第一部分包含 9 个条目即由 9 个抑郁症状组成；第二部分有 1 个条目，采用 0~3 级评分（0 级表示完全不会，3 级表示每天都会，总分最低 0 分、最高 27 分）。根据得分将患者的抑郁程度分为轻度抑郁、中度抑郁及重度抑郁，具体评定标准：6~9 分为轻度抑郁，10~14 分为中度抑郁，15~19 分为重度抑郁，20~27 分为极重度抑郁。

（2）广泛焦虑量表（GAD-7）：评估患者焦虑症状的严重程度。GAD-7 为 4 级评分的 7 个项目自评量表，采用 0~3 级评分：0 分表示完全不会，3 分表示几乎每天都会；总分最低 0 分、最高 21 分。根据得分将患者的焦虑程度分为轻度焦虑、中度焦虑及重度焦虑，具体评定标准：6~9 分为轻度焦虑，10~14 分为中度焦虑，15~21 分为重度焦虑。

（3）创伤后应激障碍检查表（PCL）：评估患者是否有创伤后应激障碍的症状。

（4）睡眠障碍评估：匹兹堡睡眠质量指数（PSDI）用于评估器质性或非器质性睡眠障碍患者过去 1 个月的睡眠质量，是目前国内外应用最广泛的睡眠质量评估量表之一。阿森斯失眠量表（AIS）是基于 ICD-10 失眠诊断标准制定的失眠严重程度的自评量表。

二、日常生活活动（ADL）能力评估

日常生活活动能力是指个人为了满足日常生活的需要每天进行的必要活动的能力。进行 ADL 评价主要是了解由于呼吸困难而影响患者 ADL 的程度。常用的评价方法主要为 Barthel 指数，包括 10 项内容，根据是否需要帮助及帮助的程度分为不同等级，得分

越高者独立性越强。

三、健康相关生活质量量表

健康相关生活质量量表即 HRQL 量表，其评价指标可以是某种疾病最重要的症状，也可以涵盖很多方面如患者的精神状态、社会状况、日常生活能力及娱乐活动能力等。HRQL 量表可用于评价患者总体的生活质量，也可以评价与某疾病相关的特异的生活质量，据此可分为 HRQL 总体量表及疾病特异量表。疾病特异量表对微小的变化较敏感，故常用于临床治疗试验效果的观察；总体量表的优势在于适用于不同健康状态的人群和不同的疾病，以评价患者总体的生活质量状态。

四、生存质量量表（WHOQOL-BREF）

通过患者主观感受近两周所经历某些事情的感觉、做某些事情的能力、对自己日常生活各个方面的满意程度、经历某些事情的频繁程度，算出这 4 个领域的得分，各领域的得分越高，代表生存质量越好。

参 考 文 献

［1］孟申，陈思远.肺康复［M］.北京：人民卫生出版社，2007.

［2］黄晓琳，燕铁斌.康复医学［M］.北京：人民卫生出版社，2018.

［3］武亮，郭琪，胡菱，等.中国呼吸重症康复治疗技术专家共识［J］.中国老年保健医学，2018，16（5）：3-11.

［4］潘化平，葛卫星.重症疾病心肺康复治疗研究进展［J］.康复学报，2018，28（6）：61-66.

［5］中华医学会呼吸病学分会慢性阻塞性肺疾病学组.慢性阻塞性肺疾病诊治指南（2013年修订版）［J］.中国医学前沿杂志，2014，6（2）：67-80.

［6］李建生，王明航，李素云.慢性阻塞性肺疾病呼吸困难的评估研究进展［J］.河南中医学院学报，2017，22（2）：79-82.

［7］Andrew L. Ries Impact of Chronic Obstructive Pulmonary Disease on Quality of Lif e：The Role of Dyspnea［J］. Am J Med，2006，119（10 A）：12-20.

［8］陈伟，范秋季.心肺运动试验在心肺康复中的应用现状及展望［J］.实用心脑肺血管病杂志，2019，27（11）：1-5.

［9］邱玲.自编第二套弹力带强心复健操对社区老年人体适能的影响［D］.长沙：中南大学湘雅医院，2016.

［10］Teymoori A，Real R，Gorbunova A，et al. Measurement invariance of assessments of depression（PHQ-9）and anxiety（GAD-7）across sex，strata and linguistic backgrounds in a European-wide sample of patients after Traumatic Brain Injury［J］. J Affect Disord，2020

（262）：278-285. DOI：10. 1016/j. jad. 2019. 10. 035.

［11］吕兰竹，周月英，苏泳诗 . GAD-7 和 PHQ-9 调查分析综合医院住院患者焦虑抑郁状况 ［J］. 中国现代医药杂志，2017，19（3）：47-49.

［12］段莹，孙书臣 . 睡眠障碍的常用评估量表 ［J］. 世界睡眠医学杂志，2016，3（4）：201-203.

［13］陆文婷，周郁秋，张慧，等 . 睡眠障碍评估工具及其评价指标研究进展 ［J］. 中国实用护理杂志，2016，32（4）：313-316.

第五章　新冠肺炎现代康复治疗技术

新冠肺炎可造成呼吸系统损伤，致使发病者肺功能受损以及呼吸肌受累，肺功能恶化，出现呼吸困难，可采取呼吸模式训练、呼吸肌训练、呼吸体操等呼吸康复方法。特别是重症及危重症患者，由于长期卧床，造成呼吸肌肌力下降，气管纤毛功能下降，分泌物黏附于支气管壁，导致排痰困难，可采取气道廓清技术等进行呼吸康复。

随着病情进展，可导致全身缺氧，诱发全身炎症反应，加剧呼吸系统损伤。同时机体在缺氧和呼吸肌无力的状态下出现代偿性快速深大呼吸，导致跨肺压显著增加，造成机械性肺损伤和剪切伤。除可直接导致肺组织损伤，其引发的细胞因子风暴会进一步加重炎症反应，异常升高的细胞因子与过度激活的免疫细胞在肺中激活、募集，造成肺毛细血管内皮细胞以及肺泡上皮细胞弥漫性损伤，大量渗出液聚集使气道阻塞，肺功能恶化急剧加重，导致急性呼吸窘迫综合征和呼吸-循环衰竭。对于新冠肺炎患者存在的呼吸肌无力和肺组织损伤，临床中可采取呼吸模式训练、呼吸肌训练、呼吸体操等呼吸康复方法进行康复。

患者出院后，会存在活动后气短，影响日常生活能力。根据目前已有的关于 SARS 出院患者的证据显示，部分患者出院后仍存在全身虚弱、呼吸急促等症状，因呼吸肌以及周围肌肉无力等原因导致运动能力受限。肺功能表现为限制性通气功能障碍，弥散功能受损，并与胸部 CT 检查显示的肺纤维化改变存在关联性，此改变可能持续存在。有氧训练是呼吸系统疾病最为有效的康复治疗方法之一，长期规律的有氧训练可通过改善骨骼肌的功能及心肺适应性有效提高慢性呼吸系统疾病患者的运动耐量，从而达到改善活动后气短的目的。

新冠肺炎现代康复治疗技术主要包括呼吸功能康复治疗技术、躯体功能康复治疗技术、心理社会功能康复治疗技术三个方面。康复从业人员应尽可能与团队协同工作，改善新冠肺炎患者呼吸困难症状和功能障碍，减少并发症，缓解焦虑抑郁情绪，降低致残率，最大限度恢复患者日常生活活动能力，提高生活质量。

第一节　呼吸功能康复治疗技术

新冠肺炎患者在疾病各期都有可能出现呼吸功能障碍，同时因疾病本身的影响和隔离限制措施，导致患者日常生活活动能力和社会参与能力受限。呼吸康复中的体位管理、气道廓清、呼吸训练、胸部物理治疗、呼吸操等技术能有效帮助患者缓解呼吸症状、改善功能和提高生活质量。

一、早期介入活动

早期康复介入对患者的预后、生活质量和回归正常生活具有重要作用。

1. 呼吸控制技术

呼吸控制技术是在舒适放松的体位下放松肩颈部辅助吸气肌，经鼻缓慢吸气，经口缓慢呼气，使下胸部扩张的呼吸方法，可以降低呼吸做功，缓解呼吸困难。

2. 能量节约技术

能量节约技术要求避免不必要的能量消耗或减少剧烈活动；活动前进行活动分段规划，轻中度能耗活动交替完成；控制活动速度，缓慢有节奏地完成活动；把握呼吸节奏，呼气时用力吸气时放松，间隔性休息；注意环境可能对能量造成的影响，如高温、低温、紧张；在活动过程中将呼吸控制技术结合进来以节省能量。

二、体位管理

体位管理是运用身体位置的摆放来优化氧的转运，对氧转运通路的多个环节有直接而有效的作用，因此可以对氧转运优先产生这些效应。治疗性体位摆放能有效增加肺容量、改善通气血流比值、优化呼吸力学和促进气道分泌物清除。在进行体位管理时要进行动态监测以避免发生压迫性肺不张。重型和危重型新冠肺炎患者长期处于仰卧位，这种非生理性体位限制了氧的转运。常用的治疗性体位包括俯卧位和直立位。直立位构成的正确生理体位与活动结合，如步行、自行车或坐位活动，要与日常活动要求相一致。为了满足这些活动的能量需求，需要氧转运功能最大化，通气灌注在没有额外运动刺激的情况下更加一致。除了闭合容量降低以外，直立位能够使肺容积和肺容量最大化。俯卧位能增强动脉氧合作用，并减少心血管及肺功能障碍患者的呼吸做功，无论肺功能障碍患者有或没有机械通气。俯卧位移动了胸腔和腹腔内非固定的组织结构，心脏和大血管向前方移位，肝脾及肾脏向前方和尾侧移位。

俯卧位可增加动脉血氧分压、潮气量和动态肺顺应性。俯卧位用于急性呼吸窘迫综合征患者的指导治疗。但长时间俯卧位会导致并发症，尤其是皮肤问题，是很常见的；因此，密切监测骨突处的皮肤是必不可少的。为了预防或治疗这些并发症，主张间歇性俯卧位。

1. 急性呼吸窘迫综合征患者

对于急性呼吸窘迫综合征的患者，临床常采用大于 12 小时的俯卧位以改善通气血流比值，减轻肺水肿和提高功能残气量和降低插管的概率。目前已有大量报道证实，新冠肺炎患者发生急性呼吸窘迫时，行单纯俯卧位或俯卧位结合人工机械通气，可有效改善患者血氧和通气。

2. 镇静和意识障碍患者

对于镇静和意识障碍的患者，在生理状况允许的情况下，可采用站立床或抬高床头帮助患者完成治疗性体位的摆放。逐步增加模拟抗重力体位直至患者能保持直立体位。

患者可从 30°~45° 床头抬高位进行体位适应性训练开始，逐步过渡到 60° 体位。在摇高床头的同时对膝关节部先摇高 10°~15° 或膝盖下加垫一个小枕头，使下肢和腹部放松。再逐步过渡到床旁坐位。需注意的是，患者体能较差时，可给予小桌板帮助患者维持舒适坐位（前倾体位，前臂支撑桌面，肘关节屈曲 80°~110°），脚不能着地时，应给予矮脚凳等支撑辅助，治疗师、护士在一旁进行保护。端坐位可以在治疗师监护下完成，也可在有保护的治疗椅上完成。最后过渡到床旁站立位。

所有体位变换过程中要防止管道移位，体位的选择及持续时间应以患者能耐受且感到舒适放松为宜。

三、气道廓清技术

气道廓清技术是利用物理或机械方式作用于气流，帮助气管、支气管内的痰液排出，或诱发咳嗽使痰液排出。气道廓清技术的宗旨是最大程度降低气道阻塞、感染和黏液淤阻引起的肺部炎症，以及对气道和肺实质的破坏性影响。

当患者有气道分泌物潴留时，可指导其进行自主排痰技术，包括有效咳嗽、主动呼吸循环技术以及振荡呼气正压设备等。患者进行自主排痰时，应严格注意防护和隔离，咳嗽、用力呼气时使用隔离袋覆盖口腔、鼻腔，避免造成病毒传播。

1. 有效咳嗽

一个有效咳嗽分为 4 个阶段。第 1 阶段需要吸入足够的空气为有力咳嗽提供必要的气体。一般来说，咳嗽时应充分吸气，吸气量至少要达到此人肺活量的 60%。第 2 阶段涉及关闭声门（声带）和准备腹部和肋间的肌肉。第 3 阶段是这些肌肉的主动收缩。第 4 阶段即最后阶段是声门打开和用力呼出空气。通常，一次用力呼气过程中患者可以咳嗽 3~6 次。这四个步骤任何一个或多个步骤出现问题，那么就会影响到一个有效的咳嗽。

注意咳嗽强度，避免连续咳嗽造成氧耗过大。嘱患者做深吸气；达到必要吸气容量后短暂屏气关闭声门，维持肺内压；咳嗽前进一步增加胸内压和腹内压；突然开放声门，嘴唇放松，咳出爆发性气流。

2. 主动呼吸循环技术（ACBT）

主动呼吸循环技术可有效清除支气管分泌物、改善肺功能，同时不加重低氧血症和气流阻塞。该技术由三个通气阶段构成，根据患者情况选择构成方式，并进行反复循环：呼吸控制（BC）、胸廓扩张（TEE）、用力呼气技术（FET）。

（1）呼吸控制：呼吸控制是介于两个主动部分之间的休息间歇。鼓励患者放松上胸部和肩部，按自己的呼吸频率和幅度进行潮式呼吸，尽可能利用膈肌呼吸模式。为防止气道痉挛，两个主动部分间需进行呼吸控制。新冠肺炎患者通过下胸部及腹部主动收缩，增强腹压，迫使肺泡内更多气体通过呼吸道排出体外，并通过注意肩部及上胸部保持放松，减少了辅助呼吸肌的参与，强化了呼吸运动中膈肌和腹肌活动的协调，减少呼吸肌做功。

（2）胸廓扩张：让患者进行深吸气，吸气末通常屏气3秒，然后被动呼气。吸气末屏气可使气流经过通气旁路系统到达分泌物后方，从而使分泌物由小气道向大气道移动。同时肺泡间的相互依赖性能使相邻肺泡扩张，也可松动分泌物。一般3次胸廓扩张后再进行呼吸控制。也可将治疗师手置于需治疗部位的胸壁上，通过本体感觉刺激促进胸廓扩张。

（3）用力呼气技术：由1~2次用力呵气组成。先进行低肺容积位呵气，可使外周分泌物向外移动。当分泌物移动到较大支气管时，再进行深吸气后呵气，可使分泌物排出或者到更大支气管后再轻轻咳出。呵气是一种快速但不用最大努力的呼气，通过呵气可使低肺容积位更多的外周分泌物移出，当分泌物到达更大的、更近端的上气道时，在高肺容积位的呵气或咳嗽可以将这些分泌物清除。同时呵气可以稳定塌陷的支气管壁，增加呼气流量。新冠肺炎患者使用呵气技巧代替咳嗽进行排痰，可降低呼吸肌做功，促进排痰。

具体临床应用见图5-1。

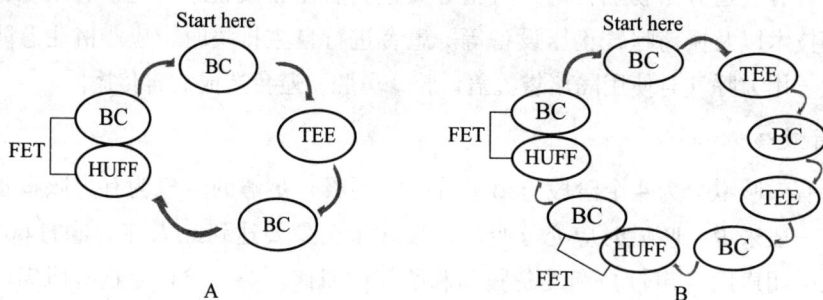

图5-1 主动呼吸循环技术

Start here：由此开始。BC：breathing control，呼吸控制。TEE：thoracic expansion exercises，胸廓扩张运动。FET：forced expiration technique，用力呼气技术。Huff：呵气。

3. 振荡呼气正压设备（oscillatory positive expiratory pressure，OPEP）

该设备结合了呼气正压和气道内振动疗法。振动会产生类似肺内叩击通气效应，松动气管壁上的分泌物。呼气正压可以使气道在呼气过程中保持开放，同时气流经过通气旁路系统，能使患者更容易排出气道分泌物，改善肺功能和预防肺部并发症。临床上常用的有Acapella和Flutter。

4. 高频胸壁震荡（high frequency chest wall oscillation，HFCWO）

该设备能有效降低分泌物的黏度，使分泌物从外周气道移动到中央气道排出，还能起到预防肺不张和控制肺炎的作用。

5. 体位引流技术

患者存在分泌物潴留时，可根据影像学进行相应肺段体位引流。体位引流通过使患者处于特定体位使不同的引流肺段在重力作用下发挥最佳引流效果。引流的肺段向主支气管垂直引流，来帮助支气管内分泌物从气道流出。待引流的每一个肺叶都要处于较高位置，在重力和压力的共同作用下，才能使分泌物从外周向更大、更中央的气道移动。患者出现分泌物潴留时，可利用重力促进各个肺段内积聚的分泌物排出。不同的病变部位采用不同的引流体位，引流频率视分泌物多少而定（图5-2）。结合其他排痰技术使用，效果更佳。分泌物少者，每天上、下午各引流一次；量多者可每天引流3~4次，每次引流一个部位，时间为5~10分钟，如有数个部位则总时间不超过30~45分钟，以免疲劳。

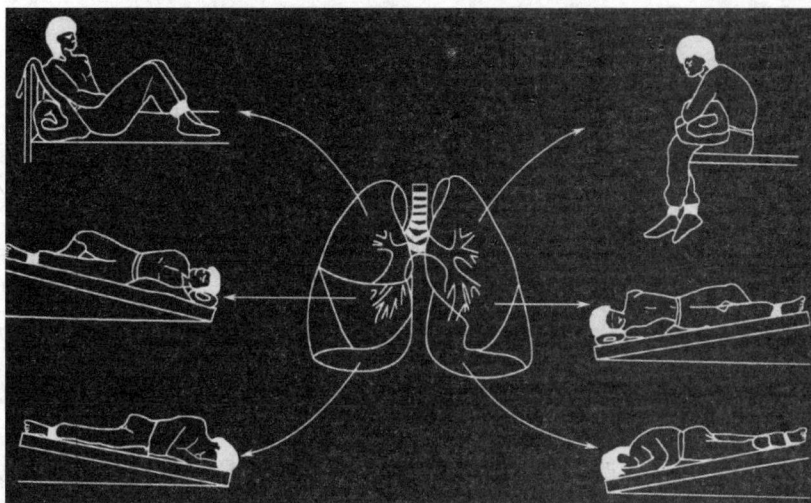

图5-2 不同引流体位示意图

6. 其他胸部物理治疗技术

其他胸部物理治疗技术，如叩拍、振动、摇动等也有助于患者排出痰液和清除气道分泌物。

物理治疗师在选择气道廓清技术时需谨慎考虑。有证据显示叩拍、振动、摇动、体位引流以及咳嗽会给患者造成疼痛不适，而且可能造成患者血氧饱和度下降和心律失常等不良事件。

一般建议气道廓清技术在患者进食后1小时进行，特别是涉及体位改变和有咳嗽症状的患者。如果条件允许，最好几种气道廓清技术联合使用。在使用气道廓清技术的同时，也应联合雾化和湿化治疗。雾化治疗可使用支气管扩张剂以使小气道更好地开放，化痰药物可降低分泌物黏度，湿化治疗可降低分泌物浓稠度，从而有助于分泌物的排出。

四、呼吸训练

新冠肺炎患者常会进展为呼吸困难，很多重症出院患者也遗留喘气、呼吸困难等症状。此时，介入呼吸训练帮助患者改善通气和呼吸模式是必要的。通气策略和呼吸控制技术可助其最大限度缓解症状和发挥活动潜力。呼吸训练主要是教会患者放松颈、胸部的辅助呼吸肌，更多地使用正常的呼吸模式，有效减少呼吸做功。这种治疗方案关注能量节省、放松辅助呼吸肌以及将活动与呼吸控制结合起来。

（一）呼吸模式训练

呼吸模式训练包括调整呼吸节奏（吸∶呼＝1∶2）、腹式呼吸训练、缩唇呼吸训练等。

1. 腹式呼吸训练

用鼻子缓慢吸气时腹部隆起，呼气时腹部收缩，可以用手对腹部稍微加压，重复10次后放松1分钟再继续。10次为1组，3组/次，每天2~3次。训练时注意放松颈部、肩部和胸背部。通过腹式呼吸训练，可增加呼气潮气量，减少无效死腔，增加肺泡通气量，改善气体分布，降低呼吸功能耗氧量，缓解呼吸困难、气促气短症状。与此同时，膈肌、腹肌和其他辅助呼吸肌之间的高度协调同步性也是重要的。多个驱动中心的竞争性输出信号导致呼吸节律的紊乱以及辅助呼吸肌与膈肌之间的同步紊乱，此时患者会产生呼吸困难的感觉。因此，无效呼吸与呼吸肌的功能紊乱有关。指导新冠肺炎患者进行腹式呼吸训练，可以通过对呼吸运动中膈肌和腹肌活动的协调，纠正异常的胸壁活动，减少辅助吸气肌做功，减轻呼吸困难的主观感受，增加膈肌收缩的有效性，改善通气功能。同时增加潮气量，降低呼吸频率并改善氧合功能。

2. 缩唇呼吸训练

患者取端坐位，双手放松置于膝盖上，舌尖轻顶上颚，用鼻子缓慢吸气，默数3秒，然后嘴唇撅起如吹口哨般，缓慢吹气，默数6~9秒，尽可能维持吐气时间是吸气时间的两到三倍，重复10次后放松1分钟再继续，10次为1组，3组/次，每天2~3次。缩唇呼吸气体通过缩窄的口形缓慢呼出，可以保持气道较长时间开放，增加通气及肺内残存气体的释放，延长吐气过程，从而降低呼吸速度，减少呼气末肺容积以及呼吸和做功，减轻新冠肺炎患者呼吸肌受累。呼吸周期的延长，增加残气排出和新鲜气体吸入，改善呼吸形式，从而减轻新冠肺炎患者呼吸急促、活动后气短等症状。

3. 调整呼吸节奏

新冠肺炎患者常会出现呼吸急促。而呼吸频率加快时，呼吸幅度必然较浅，潮气量减小，而解剖无效腔始终保持不变，肺泡通气量反而小，影响空气与肺毛细血管血液气体的交换。呼吸肌泵的能力对于呼吸系统中使气体流动达到气体交换水平是至关重要的。呼吸泵的损害会使通气、气体交换和组织呼吸受到影响。呼吸肌促进机体通气，在呼吸肌负荷增加或呼吸肌能量下降的疾病中，可发生呼吸肌无力，而呼吸模式的改变可帮助对抗呼吸肌疲劳。缓慢深长的呼吸有助于提高呼吸效率。浅快呼吸可减轻呼吸肌疲劳。虽然这种节奏降低了气体交换的有效性，但是较低的潮气量和较快的呼吸频率有助于降低呼吸肌疲劳程度。因此在呼吸模式训练中强调调整呼吸频率，而吸气和呼气时间的合理调配在调整呼吸频率中起到关键作用。

（1）浅快呼吸→深呼吸：新冠肺炎患者一个重要的主诉表现就是胸闷气短，深呼吸训练可帮助患者改善氧运、缓解活动造成的呼吸急促。

出现呼吸急促时，首先尽量以舒适的体位进行，如60°靠坐位（膝下垫枕，维持膝关节屈曲10°～15°）、前倾端坐位、靠墙站立较为合适，先进行30秒至1分钟的平静放松呼吸。注意在原本呼吸节律基础上调节呼吸，不要求过度减慢加深，以免造成疲劳和不适。

（2）深慢呼吸：吸气时尽量调动膈肌主动参与，呼吸尽量深慢，避免浅快呼吸造成的通气效率降低。该呼吸方式比胸式呼吸做功低，潮气量、通气灌注比更优，可用于呼吸急促时候调整呼吸。尽量减少辅助呼吸肌的参与，必要时引导患者进行紧张的辅助呼吸肌、胸廓牵伸。

（二）放松训练

放松训练指放松颈、胸部的辅助呼吸肌，更多地使用正常的呼吸模式，有效减少呼吸做功。

对于生命体征稳定者，通过胸廓牵伸可改善其胸廓顺应性，从而改善呼吸功能。胸廓牵伸可自主完成。胸廓较紧、自主牵伸效果不佳时，可在治疗人员辅助下完成。患者出现辅助吸气肌紧张时，可通过辅助吸气肌触诊，确认肌肉紧张情况，再使用肌肉能量技术改善短缩肌肉。辅助吸气肌触诊即感受相应肌肉肌腹、肌腱的紧张程度，包括斜方肌上束、肩胛提肌、胸锁乳突肌、胸大肌及胸小肌触诊。做肢体牵伸时，前屈、外展上肢时，需让患者处于吸气相，避免造成呼吸对抗。

（三）局部扩张呼吸训练

影像学检查明确特定肺叶存在塌陷或炎症时，可结合体位引流，进行更有针对性的特定肺叶扩张。需扩张的肺实质体位向上，患者或辅助人员将手置于该肺组织体表投影侧，通过深吸气，维持患者肺容积。

在进行呼吸训练时，应严格注意生命体征监护，患者出现明显疲劳（RPE11～13分）、气促（$SPO_2 \leqslant 90\%$或下降超过4%，出现明显气短、喘憋、胸闷）、疼痛感等情况应及时暂停治疗，并调整训练强度。呼吸配合运动训练时尽量避免出现闭气动作。

五、呼吸肌训练(RMT)

呼吸肌训练一般采用呼吸训练器进行,也可借助简单器械如气球、哨子等进行训练。呼吸肌训练中,借助特定训练器材,给予并调节呼吸肌训练所需的压力大小给予呼吸肌运动负荷,从而达到呼吸肌锻炼目的,符合超负荷、针对性和可逆性的呼吸肌训练原则。在一定强度负荷下,针对某一特定呼吸肌或肌群,通过循序渐进地锻炼达到预期最佳功能状态。在进行呼吸肌训练过程中,患者要在呼吸运动中产生足够的负压才能克服呼吸肌运动负荷,而受到负荷的刺激产生一系列适应性变化,有规律的呼吸肌训练可以提高其细胞氧化酶的活性,从而增强呼吸肌力量和耐力,帮助有效咳嗽、咳痰,改善呼吸困难。新冠肺炎患者在进行呼吸肌训练时,通过克服呼吸负荷增加潮气量和肺泡通气量,提高血气交换率,实现呼吸功能的改善。呼吸肌功能障碍多见于重症患者,常由于早期的制动、机械通气等操作的影响。有研究证明,早期制动时膈肌的萎缩速度是骨骼肌的8倍。机械通气也会诱导膈肌萎缩加快。呼吸肌的力量减弱,身体对于吸气呼气的需求就会增加。增加了呼吸的做功,使呼吸困难、活动能力下降等症状加剧。因此后期出院患者的康复中,呼吸肌的训练不可忽视。

对于部分ICU获得性虚弱的患者,应进行吸气肌训练(IMT):使用呼吸训练器,初始负荷为最大吸气压的30%,每组吸气5次,每吸间隔不少于6秒,每次训练做6组,组间休息1分钟,频率每日1次。进行训练时,出现明显疲劳、气促、气短、喘憋、胸闷、疼痛感等情况应及时暂停治疗,并调整训练强度。

六、呼吸操

呼吸操适用于轻症患者,与有氧训练不同,不要求有一定强度,更强调呼吸的节律与呼吸的深度,帮助患者更好地呼吸,缓解其呼吸困难,增强其舒适度。呼吸操训练分为半卧位、坐位、立位三种体位,可依据患者病情选择不同体位下的呼吸操动作。建议每次训练尽量做8节呼吸操,每节呼吸操4个八拍,呼吸的节律根据肢体的动作,一般为胸廓打开时吸气,放松时呼气,尽量不屏气。

呼吸操可根据患者情况,取坐位或站位完成均可。

呼吸操训练原则:①严格按照热身、运动、放松三个步骤进行。②动作需配合呼吸频率,尽量避免闭气动作和运动中呼吸对抗,伸展时吸气,放松时呼气。③动作尽量舒缓、到位,多关节参与,避免小关节快速重复活动。有不适可随时停止。

七、呼吸干预技术

新冠肺炎重症患者病情进展到一定程度(难治性呼吸衰竭、多器官衰竭),可能需要进行体外膜氧合(extracorporeal membrane oxygenation,ECMO)介入治疗,然后进行康复训练(早期活动和呼吸训练),可以改善预后。

呼吸训练前应对患者进行全面的呼吸功能评估,包括ECMO设置、通气模式、流量曲线和顺应性、动脉血气、氧饱和度、听诊、胸壁运动和语颤的观察和触诊、再次查看胸片或 CT 扫描。

1. 体位

患者体位建议与医生和专科护士商讨决定。注意套管位置、肺通气－灌注失配的风险及患者病情的稳定性。

2. 吸痰

建议采用密闭式吸痰。注意气道出血及肺塌陷，监测血小板水平，监测 ACT/APTT 比值。

3. 机械/人工扩张通气

治疗前检查患者肺顺应性，呼气末正压（PEEP）较高患者建议使用机械扩张通气或在人工扩张通气回路中使用呼气末正压阀。最大峰值压力应由多学科综合治疗协作组商定；考虑到肺顺应性，在"超"保护性肺通气可能不适合进行此干预（如出现气压伤等），ECMO 流量不足或不稳定可能不适合进行此干预；人工扩张通气中气压计压力参考当地既定压力。如果 PEEP>10cmH$_2$O，应避免使用人工扩张通气，建议考虑机械扩张通气。

4. 手法治疗注意事项

建议从温和的手法治疗开始。考虑血管内的套管位置，ECMO 流量不足/不稳定时，可能不适合进行此干预。

5. 高频胸壁振荡注意事项

建议咨询 ECMO 专家和专科护士。考虑心律失常、凝血、套管位置和伤口部位等。

6. 主动呼吸循环技术注意事项

如果心血管系统发生不良反应，建议修改治疗方案。考虑治疗过程中胸内压升高的影响。

在呼吸治疗期间，由于会产生气溶胶粒子，故医患均应遵守要求，做好个人防护及预防措施。

八、技术实施的原则

1. 按照规定，新冠肺炎出院患者需要进行为期 2 周的临床观察。所有接触患者进行呼吸康复评估及治疗的人员，必须经过当地医院感染控制培训考核合格后方可上岗。

2. 呼吸康复的目标是尽快恢复患者身心功能，提高活动能力，以帮助患者重返社会，回归工作岗位。

3. 康复介入的时机，应以确认生命体征稳定、基础疾病病情没有进展、排除相关禁忌证为前提。

4. 康复中止的时机，可以参照生命体征监测结果，同时应结合患者主诉，如遇患者不适应随时中断并采取相应措施。

5. 无评估不治疗，评估和监测应该贯穿整个呼吸康复治疗的始终。

6. 无论采取何种方式的康复技术介入治疗，都应遵循个性化原则。尤其是对重症、高龄及存在多种基础疾病的患者，需要团队协作制定周详的个性化康复计划。

第二节　躯体功能康复治疗技术

新冠肺炎不但会直接对患者的心肺、神经、肾脏功能造成损害，而且患者不可避免的长期卧床及缺乏活动还会造成并发症，进而导致躯体功能障碍。新冠肺炎患者躯体功能障碍的表现通常为全身乏力、易疲劳、肌肉酸痛，部分可伴有肌肉萎缩、肌力下降等。躯体功能的评估可采用 Borg 自觉疲劳量表、徒手肌力检查等方法进行。能够改善躯体功能的康复治疗技术比较广泛，针对新冠肺炎患者主要出现的肌肉力量下降、运动耐量降低等问题，可以采用的康复治疗技术主要是运动疗法，其中包含有氧运动、力量训练以及平衡训练等。在做好安全防护的前提下，应针对不同病期患者的心肺功能、心理状态、体能等各方面情况，因地制宜、因人而异、循序渐进地进行评价，给予安全、科学、合理、可行的运动处方对患者进行干预。

一、有氧运动

有氧运动是指人体在氧气充分供应的情况下进行的体育锻炼，即在运动过程中，人体吸入的氧气与需求相等，达到生理上的平衡状态。有氧运动除了主要由氧气参与供能外，还要求全身主要肌群参与，能锻炼心、肺功能，使心血管系统更有效、快速地把氧传输到身体的每一个部位。有氧训练结合呼吸控制和体位改变可以增加肺泡通气量，改善黏膜纤毛摆动和气体交换能力，提高身体功能而减少疲劳感。同时，可考虑联合其他适当的措施（如氧疗和/或雾化吸入）。在急性期进行有氧训练时，要避免患者过度劳累和运动强度不当导致需氧量超过其供氧能力。需氧量的过度增加可能会使患者气体交换受损加重。

有氧运动采用 FITT［Frequency（频率）、Intensity（强度）、Time（时间）、Type（类型）］原则制定运动处方。F（频率）：有氧运动的一般频率为 3~5 次/周，但根据新冠肺炎患者不同的分型和时期可以做出适当调整。I（强度）：根据患者心肺运动功能循序渐进地调整运动强度，可从非常低强度（运动中心率<57%HRmax，或心率上升<30%HRr，或 RPE<9/20）→低强度（运动中心率 57%~63%HRmax，或心率上升 30%~39%HRr，或 RPE 9/20~11/20）→中等强度（运动中心率 64%~76%HRmax，或心率上升 40%~59%HRr，或 RPE12/20~14/20）。T（时间）：有氧运动时间一般为10~30 分/次，前 3 分钟为热身阶段，最后 5 分钟为整理阶段，为运动中强度的 30%~40%，根据新冠肺炎患者的情况也可适当在降低强度的情况下将时间稍延长（若采用间歇运动形式，计算累计的运动时间）。T（类型）：有氧运动的类型非常丰富，常用的形式有持续或间歇的原地踏步、室内/外步行、室内/外踏车、太极等中国传统操等。

例如，针对轻型患者在住院期间的活动推荐：①运动强度：Borg 呼吸困难评分≤3（总分 10 分），以第 2 天不出现疲劳为宜。②运动频率：2 次/日。③持续时间：15~45

分/次，饭后 1 小时后开始。④运动形式：呼吸康复操、太极拳或广场舞等。

针对普通型患者在住院期间的活动推荐：①运动强度：推荐介于静息（1.0METs）和轻度体力活动（<3.0METs）之间。②运动频率：每日 2 次，饭后 1 小时开始。③持续时间：根据患者体能状况决定活动时间，每次 15~45 分钟；对于容易疲劳或体弱的患者可采取间歇运动形式进行。④运动形式：呼吸康复操、踏步、太极拳以及预防血栓的运动。

对于重型和危重型患者的活动推荐（注意在整个活动过程中防止连接患者的管线脱离，全程监测生命体征）：①运动强度：体力不佳的患者可减少用力程度、维持时间或活动范围，完成动作即可。②运动频率：每日 1~2 次。③持续时间：总的训练时间单次不超过 30 分钟，以不引起疲劳加重为度。④运动形式：第一，定期床上翻身和活动、从床上坐起、床-椅转移、坐在椅子上、站立和原地踏步，依此顺序逐步进阶；第二，主动/被动全关节范围内运动训练；第三，因使用镇静剂或存在意识认知障碍或生理条件限制的患者，选取床旁下肢被动功率车、被动关节活动和牵伸和神经肌肉电刺激等治疗技术（表 5-1）。

下面为大家介绍两种运动形式。首先是强度较低的原地踏步，在踏步的过程中不要低头，不要屏气，保持呼吸均匀。患者可通过踏步频率和抬腿高度自行调节运动强度。其次对于身体条件较好的患者可选择较高的台阶运动，准备一个高低合适、基底面较大的木箱，A 脚上 B 脚上，A 脚下 B 脚下，运动过程中不要低头，不要屏气，保持呼吸均匀。患者可通过抬腿频率和木箱高低自行调节运动强度。有平衡功能障碍的患者请谨慎选择这种运动形式，谨防跌倒。

表 5-1 不同分型患者住院期间活动推荐

	运动强度	运动频率	持续时间	运动形式
轻型	Borg 呼吸困难评分≤3（总分 10 分），以第 2 天不出现疲劳为宜	2 次/日，饭后 1 小时后开始	15~45 分/次	呼吸康复操、太极拳或广场舞等
普通型	介于静息（1.0METs）和轻度体力活动（<3.0METs）之间	每日 2 次，饭后 1 小时开始	根据患者体能状况决定活动时间，每次 15~45 分钟；对于容易疲劳或体弱的患者可采取间歇运动形式进行	呼吸康复操，踏步，太极拳以及预防血栓的运动
重型/危重型	体力不佳的患者可减少用力程度、维持时间或活动范围，完成动作即可	每日 1~2 次	总的训练时间单次不超过 30 分钟，以不引起疲劳加重为度	第一，定期床上翻身和活动、从床上坐起、床-椅转移、坐在椅子上、站立和原地踏步，依此顺序逐步进阶；其次，主动/被动全关节范围内运动训练

二、力量训练

力量训练推荐使用渐进抗阻训练法，每个目标肌群的训练频率是 2~3 次/周，负荷为 8~12RM（每组最多重复 8~12 个动作），1~3 组/次。初期可采用徒手力量训练的方式，循序渐进到轻重量。接下来针对不同肌肉群以徒手训练为例说明。

1. 上肢力量训练

（1）肘屈肌群：患者可以选择站立位、坐位、半卧位和卧位进行训练，下面以站立位为例。将双上肢置于躯干两旁，躯干保持直立，目视前方，双手放松，上臂贴近胸壁，呼气时屈肘，吸气时回到原位。运动过程中不要憋气。选择合适的负重，一组 8~12 个，做 3~4 组，做完一侧，再做另一侧。

（2）肘伸肌群：患者可以选择站立位、坐位、半卧位和卧位进行训练。下面分别以坐位和卧位为例。

坐位时，嘱患者将一侧肩前屈至最大，躯干保持直立，目视前方，将小臂自然垂于脑后，上臂贴近耳朵，呼气时伸肘，吸气时回到原位。运动过程中不要憋气。选择合适的负重，一组 8~12 个，做 3~4 组，做完一侧，再做另一侧。

对于坐位不能完成的患者可以卧位进行：双腿屈曲使腰椎贴紧床面，可将双上肢肩前屈至最大，一侧小臂自然处于床沿下，呼气时伸肘，吸气时回到原位。运动过程中不要憋气。选择合适的负重，一组 8~12 个，做 3~4 组，做完一侧，再做另一侧。

（3）肩前屈肌群：患者可以选择站立位、坐位、半卧位和卧位进行训练。下面以坐位和卧位为例。

坐位时，双上肢置于躯干两旁，躯干保持直立，目视前方，双手放松，一侧肩关节做前屈动作，呼气时肩前屈，吸气时回到原位。运动过程中不要憋气。选择合适的负重，一组 8~12 个，做 3~4 组，做完一侧，再做另一侧。

坐位下不能完成的患者可在卧位进行：双腿屈曲使腰椎贴紧床面，一侧上肢做肩关节前屈动作，呼气时肩前屈，吸气时回到原位。运动过程中不要憋气。选择合适的负重，一组 8~12 个，做 3~4 组，做完一侧，再做另一侧。

（4）肩外展肌群：患者可以选择站立位、坐位、半卧位和卧位进行训练。下面以坐位和卧位为例。

坐位时：嘱患者双上肢置于躯干两旁，躯干保持直立，目视前方，双手放松，两侧上肢同时做肩外展动作，肘关节可稍屈，呼气时肩外展，吸气时回到原位。运动过程中不要憋气。选择合适的负重，一组 8~12 个，做 3~4 组。

坐位下不能完成的患者可在卧位下进行：双腿屈曲使腰椎贴紧床面，两侧上肢同时做肩外展动作，肘关节可稍屈，呼气时肩外展，吸气时回到原位。卧位下可将上肢微微抬离床面。运动过程中不要憋气。选择合适的负重，一组 8~12 个，做 3~4 组。

（5）肩后伸肌群：患者可以选择站立位、坐位、半卧位和卧位进行训练。

站立位：嘱患者双上肢置于躯干两旁，躯干保持直立，目视前方，双手放松，一侧上肢做肩后伸动作，肘关节可稍屈，呼气时肩后伸，吸气时回到原位；运动过程中不要憋气。患者选择合适的负重，一组8~12个，做3~4组，做完一侧，再做另一侧。

半卧位和卧位：双腿屈曲使腰椎贴紧床面，两侧肘屈曲，上臂贴紧床面，呼气时上臂尽量向床下方用力，可使上背微微抬离床面，吸气时回到原位。

2. 核心力量训练

（1）腹部肌群：患者可选择在卧位下进行。首先屈髋屈膝90°，双腿靠拢，使小腿与地面平行，大腿与地面垂直，呼气时大腿向腹部贴近，吸气时回到原位，过程中始终保持大小腿的位置关系。运动过程中不要憋气。选择合适的负重，一组8~12个，做3~4组。

若无法完成者也可通过他人帮助将腿的位置放在起始位上，辅助患者将大腿向腹部贴近，然后让患者自己缓慢放下来即可。运动过程中不要憋气。选择合适的负重，一组8~12个，做3~4组。

（2）下背部及臀部等后侧链肌群：患者可选择在卧位下进行。首先双脚踩床与臀同宽，双上肢位于躯干两侧，呼气时臀部夹紧发力挺髋至最大限度，吸气时回到原位，注意脚的着力点应在脚后跟。运动过程中不要憋气。选择合适的负重，一组8~12个，做3~4组。

若无法完成者也可通过他人帮助将臀部抬起，然后让患者自己缓慢放下来即可。运动过程中不要憋气。一组8~12个，做3~4组。

3. 下肢力量训练

（1）屈髋肌群：患者可以选择站立位、坐位、半卧位和卧位进行训练。下面以坐位和卧位为例。

坐位：患者在坐位下可选择稍高一些稳定的椅子，保证双脚平踩到地面上，双侧交替抬大腿。运动过程中不要憋气。一组8~12个，做3~4组。

坐位下无法完成的患者可在卧位下进行：双腿平放在床面上，交替屈髋屈膝。以上过程中均保持呼气抬起，吸气放下。运动过程中不要憋气。一组8~12个，做3~4组。

（2）伸膝肌群：患者可以选择站立位、坐位、半卧位或卧位的方式进行。

站立位：事先准备一把凳子放于身后，身体保持直立，双脚与肩同宽，脚尖正对前方，双手交叉搭在对侧肩上，吸气时臀部向后坐，轻碰凳面后，呼气发力伸膝站起。这个过程中膝盖不能过脚尖，而且膝盖与脚尖始终要在一条直线上。运动过程中不要憋气。一组8~12个，做3~4组。

坐位：嘱患者身体保持直立，双脚平放在地面上，双手自然垂直放在身体两侧，呼气时一侧伸膝与地面平行，吸气时缓慢放下。运动过程中不要憋气。一组8~12个，做 3~4 组。

坐位下不能完成的患者可在卧位下进行：在膝盖下方放一个垫子，使大小腿间呈 90°，呼气时一侧伸膝，吸气时放下。运动过程中不要憋气。一组 8~12 个，做 3~4 组。

（3）屈膝肌群：患者可以选择站立位、半卧位或卧位。

站立位：嘱患者身体保持直立，双手扶在桌子上增加稳定性，先深吸一口气，呼气时一侧膝盖弯曲，尽可能地用脚后跟去贴近屁股，吸气时回到原位。运动过程中不要憋气。一组 8~12 个，做 3~4 组。

站立位下不能完成的患者可在卧位下进行：脚后跟向后滑，尽可能贴近臀部，呼气时一侧伸展膝盖，吸气时放回。运动过程中不要憋气。一组 8~12 个，做 3~4 组。

（4）踝背屈跖屈肌群：患者可以选择站立位、坐位、半卧位或卧位。

站立位：身体保持直立，其中一条腿脚后跟先着地，做最大限度背屈，再过渡至前脚掌末端，主动上提足后跟至最大限度跖屈，采用全脚掌滚动行走的方式两侧交替前行，保持均匀呼吸；如果无法完成上述动作，可以在站立位下进行提踵训练（即"抬后脚跟"）：呼气上提双脚，吸气落至一半后再继续上提，重复动作 8~12 次为一组，一组结束后放在地面上休息，建议每周做 2~3 次。

坐位：患者可进行坐位勾脚练习。身体保持直立，双脚平放在地面上，膝盖同脚尖在同一方向上，呼气时向上勾起，吸气落回，运动过程中不要憋气。一组 8~12 个，做 3~4 组。

坐位下无法完成的患者可在卧位下进行：嘱患者将双下肢伸直，呼气时双脚尽力向上勾，保持 2~4 秒，吸气时回到中立位，呼气时用力向下踩保持 2~4 秒，吸气时回到中立位，再呼气时向上勾，如此循环进行。运动过程中不要憋气。一组 8~12 个，做 3~4 组。

三、平衡训练

维持好的平衡能力需要多个条件：视觉、前庭功能、本体感受器、触觉的输入和敏感度、中枢神经系统的功能、主动肌与拮抗肌的协调动作、肌力与耐力、关节的灵活度和软组织的柔韧度。一个或者多个因素损伤都会影响平衡的维持。其中，肌力和耐力降低，将大大影响患者的平衡功能。平衡的维持需要一定的躯干、双侧上肢及下肢的肌力来调整姿势。当人的平衡被破坏时，若全身能做出及时、相应的保护性反应，便可维持身体的平衡，不致跌倒而导致损伤。而对于上肢肌力低下的患者，若不能及时调整身体的反应能力，不能做出相应的保护性反应，如双上肢的保护性反应，患者的坐位平衡将受到破坏；而下肢肌力若不够，患者的立位平衡不能维持，不能出现跨步、跳跃反应等，患者就很容易摔倒并受伤。新冠肺炎患者在病情进展的急性期被迫卧床休息，制动导致的呼吸肌无力、肌力和耐力下降破坏了患者的平衡能力，特别是对于中老年患者更明显，平衡能力的恢复尤为重要。因此要将患者的肌力和耐力提高，提高患者核心力量，只有改善核心区的稳定性，运动才能更加协调、有效，同时也能有效地预防跌倒与运动损伤。

有平衡功能障碍的患者，应该在康复治疗师指导下介入平衡训练，如徒手平衡训练、平衡训练仪等。当患者能维持坐位但不能站立时，可以采用坐位下重心转移的方法进行训练。

1. 不能站立

嘱患者在坐位下进行，两脚间距离稍大些，让患者独自去拿桌子上的东西，从一头放在另一头等。此训练一定要有人在旁边保护，谨防跌倒！

2. 刚刚能站起

患者将双脚分开站立，平稳后逐渐缩小两脚间的距离。当患者能维持立位时，让患者在站立位下去移动桌子上的目标。此训练一定要有人在旁边保护，谨防跌倒！

3. 可以站在平稳支撑面上维持一定时间

临床可以通过破坏患者平衡来达到训练的目的，在平衡训练中还可增加趣味性和互动性，比如进行抛接球活动。此训练一定要有人在旁边保护，谨防跌倒！

四、柔韧性训练

柔韧性训练包括全身主要肌群的拉伸运动，可以防止运动损伤、缓解肌肉疲劳等。

五、注意事项

1. 疼痛

当患者存在肌肉骨骼系统的疼痛症状时，应酌情调整运动处方。

2. 乏力

对于轻症出院后患者，可以在监测血氧的情况下循序渐进增加活动强度到中等强度，重症患者建议强度调整的周期应更长。

3. 气促

运动过程前后及整个过程中需强化血氧及症状监测，出现气短、喘憋、胸闷等症状时，需要了解患者的指氧水平，小于93%时应终止活动。

4. 呼吸困难

（1）卧床患者：应将楔形垫或厚被子垫在背后，使躯干与床成60°角，在膝关节下垫一枕头，保证膝屈曲略高于髋，颈肩及辅助呼吸肌放松，上肢支撑在床上，经鼻缓慢吸气，经口缓慢呼气。

（2）非卧床患者：应找到稳定的支撑面坐下，放松颈肩辅助呼吸肌放松等，上肢支撑，经鼻缓慢吸气，经口缓慢呼气。

第三节 心理社会功能康复治疗技术

心理社会功能康复治疗技术主要是通过选择性和目的性地应用与日常生活、工作、学习和休闲等有关的各种活动来治疗患者躯体、心理等方面的功能障碍，预防生活及工作能力的丧失或残疾，发挥患者身心的最大潜能，以最大限度改善和恢复患者的躯体、心理和社会等方面的功能，提高生活质量，促其早日回归家庭、重返社会。

一、日常生活活动能力训练

日常生活活动（activities of daily living，ADL）能力是维持一个人日常生活所必需的基本功能。日常生活活动能力训练的主要目的是帮助患者建立自我康复意识，充分发挥其主观能动性，提高其自信心，进一步改善患者躯体功能，包括关节的灵活性、机体的协调性与平衡能力，以适应日常回归家庭、重返社会的需要。

ADL 训练分为基本的日常生活活动和工具性日常生活活动两个方面的训练。不同疾病导致不同类型的功能障碍，所需的 ADL 训练也不同。首先应对新冠肺炎患者转移、修饰、如厕、洗澡等日常生活活动能力方面进行评估，然后进行有针对性的训练。在进行训练的过程中，利用人体功效学原理，结合自身功能状态，采用合适的姿势、正确的活动方法和/或使用辅助技术，以减少体能消耗，准确、高质量地完成功能性活动的技术和方法。

训练过程中主要需遵循的原则：①劳逸结合，轻巧和复杂的活动交替进行，完成一项活动后，需要适当休息再进行新的活动，或者根据患者自身情况将日常生活活动中的动作分解成小节间歇进行，随着体力的恢复再连贯完成，逐步恢复至正常。②活动中配合呼吸，控制呼吸节奏，一呼一吸时间为 4~6 秒，在准备用力前吸气，用力时呼气。

1. 基本的日常生活活动（basic ADL，BADL）训练

基本的日常生活活动训练主要包括翻身、坐起、站立、行走、穿衣、穿鞋、洗脸、刷牙、洗澡、进食等方面的训练。

（1）翻身：嘱患者将双膝屈曲至 90°，再将头转到想要翻身的一侧，双手向前伸，握手，上下肢同时向转头侧倾倒。注意此过程中腹肌尽量不要发力，防止屏气，配合呼气完成翻身。利用轴向翻身可以很好地避免腹部发力达到节能的目的。在翻身过程中要保持均匀呼吸，不要憋气。

（2）坐起：嘱患者保持翻身的姿势，将双腿放置于床下，头向斜上方抬起，双手依次支撑床面，配合呼气完成坐起。利用四肢力量的配合，分散腰腹核心肌群的负担，让坐起变得轻松可行。在坐起过程中要保持均匀呼吸，不要憋气。

（3）站起：患者坐在床上时，双脚分开与肩同宽，脚跟向后滑使膝盖落在脚尖前方，躯干向前倾至臀部离开支撑面，呼气伸膝完成站立。坐在椅子上也可以按照这个方法站立。对于力弱或有平衡功能障碍的患者可以利用助行架来帮助完成站立。将助行架调整至与股骨大转子同高，大臂与小臂成150°夹角。嘱患者双手握住两端的扶手，双脚分开与肩同宽，脚跟向后滑使膝盖落在脚尖前方，躯干向前倾至臀部离开支撑面，呼气时上下肢同时发力完成站起。使用助行架可以很好地利用上肢的力量来帮助完成站立，但一定要记住，在站立过程中双脚不要移动，站立才能更安全。在站起过程中要保持均匀呼吸，不要憋气。训练过程中治疗师要注意关注患者的情况，如训练中症状无缓解或有加重，及时停止并报告医生。

（4）步行：行走过程中为了维持平衡和保持稳定，需要很多肌肉参与才能完成，这样会增加耗氧，患者可以使用适当的助行器让步行变得平稳轻松。合适的助行器可以帮助增大支撑面的面积，同时还可以利用上肢力量的支撑以减少耗氧。在步行过程中应保证吸呼比为1：2，将血氧维持在适当范围内，控制好呼吸节律，防止由于吸呼比紊乱造成的心率加快，血氧下降。

（5）穿衣：对于有呼吸困难需要吸氧的患者来说，建议穿开衫类型的衣物，防止穿套头衫时出现离氧下的喘憋，穿衣时注意手不过肩。如必须穿套头衫时，患者应预先将衣物在前臂套好，并整理好吸氧管路，摘掉氧气，快速进行一次性穿戴，完成套头动作后，先戴吸氧管，后整理衣服，以减少离氧时间。

（6）穿鞋：呼吸困难的患者应避免弯腰穿鞋，因为腹腔内容物会限制横膈膜运动，建议在坐位下利用长鞋拔子进行穿鞋。患者应坐在比小腿略高10cm的坚固稳定的支撑面上，用长鞋拔子完成穿鞋。

（7）洗脸：呼吸困难的患者应避免弯腰洗脸，因为腹腔内容物会限制横膈膜运动，所以建议采取坐位，为减少耗氧，可将双上肢支撑在桌面上，可用擦脸代替洗脸，避免离氧。注意此过程中不要屏气。

（8）刷牙：建议刷牙时尽量站立，目视前方，避免弯腰低头，因为腹腔内容物会限制横膈膜运动，影响呼吸。无法站立者刷牙时可在坐位下进行，将上肢支撑在水池上以减少耗氧。漱口时可用两个杯子，一杯用来接水，一杯用来吐水，快速交替进行，以减少屏气时间。

（9）洗澡：嘱患者选择防滑的淋浴凳、防滑垫以及长柄沐浴刷来帮助洗澡。淋浴凳可以让患者在坐位下进行淋浴，对于无法站立者或是无法在一定时间内维持站立者可以很好地减少体能消耗。防滑垫可以增加安全性。长柄沐浴刷可以用较小的活动范围达到更远的距离，减少耗氧节约体能。嘱患者洗头时佩戴专用淋浴帽，当水流从上而下时会覆盖面部影响呼吸，稍有不慎还会导致呛咳，淋浴帽可以阻挡水流进入眼睛、鼻子、耳朵，起到很好的防护作用，保证呼吸顺畅。需要注意的是：室内湿度过高还可能会造成呼吸困难，建议保持良好通风，如果需要氧气则可以从门下方将长氧气管通过。对于可以站立洗澡的患者，需要配装扶手，防止单腿站立时滑倒或跌倒。

（10）进食：患者如果能独坐就采取坐位进食，不能独坐者可采用半坐卧位进食，无法独自进食者照护者可采用30°卧位进行喂食。在进食过程中，应尽量保证患者一次入口食物不超过10mL（大约一次半勺），在吸气末完成吞咽，吞咽时可配合低头而不要仰头，以免发生呛咳。

2. 工具性日常生活活动（instrumental ADL，IADL）训练

工具性日常生活活动训练关注的主要是社会参与度较高级别的日常生活活动能力，如家务杂事、处理个人事务、采购等，需要综合考虑患者在完成这些活动的心理及躯体功能能力。通过模拟实际场景的方式进行训练，寻找出任务参与的障碍点，建议在作业治疗师指导下进行有针对性的干预。

二、治疗性作业活动

治疗性作业活动（therapeutic activities）指经过精心选择的、具有针对性的作业活动，目的在于帮助身体、精神、社会适应能力以及情感等方面有障碍的人，恢复、养成并保持一种恰当的、能体现自身价值和改善生活质量的生活方式，并从中得到身心上的满足。

1. 心理方面的治疗

（1）增强独立感，建立信心：如绘画、书法、泥塑、编织、折纸、镶嵌、手工艺制作等。

（2）提高成就感、满足感：如木工、制陶、绘画、书法、编织、折纸、镶嵌、手工艺制作等可生产出产品的作业。

（3）调节精神和转移注意力：如音乐、棋类游戏、牌类游戏、绘画、书法、泥塑、编织、折纸、镶嵌、电子游戏等。

（4）调节情绪，促进心理平衡：如木工、锤打、剪纸、泥塑等宣泄性活动可使患者合理宣泄而促进心理平衡。

（5）改善认知、知觉功能：如棋类游戏、牌类游戏、电子游戏、绘画、书法、音乐等可改善患者注意力、提高解决问题、执行的能力（主要针对老年新冠肺炎患者）。

2. 职业方面的治疗

（1）提高劳动技能：通过木工、金工、打字、手工艺制作、园艺等可提高劳动技能。

（2）提高职业适应能力：棋类游戏、牌类游戏、球类活动等集体性活动可增强竞争与合作意识，促进人际交往而改善同事间的关系，提高职业适应能力。

（3）增强患者再就业的信心：通过木工、制陶、泥塑、绘画、书法、编织、折纸、镶嵌、手工艺制作等治疗性作业活动生产出产品，可增强患者就业的信心。

3. 社会方面的治疗

（1）可以改善社会交往和人际关系：如园艺、棋类游戏、牌类游戏、音乐等。

（2）促进重返社会：通过生产性活动、竞技性活动、游戏性活动等可促进患者适应社会环境，利于他们早日重返社会。

三、针对新冠肺炎患者心理康复治疗的主要技术方法

1. 支持性心理治疗（supportive therapy）

支持性心理治疗能帮助患者表述自己的情感和认识问题、消除疑虑、改善心境、矫正不良行为、增加战胜疾病的信心，从而促进心身康复的过程。

支持性治疗的主要方法有以下几种：

（1）指导、鼓励患者表达情感：首先通过交谈以及对患者的关心和理解建立良好的医患关系，使他们愿意表达深层的情感体验。有意识地指导或示范表达给不善于表达的患者；若患者做出相应的情感表达治疗人员要表现出宽容、理解，并及时给予肯定、强化。通过患者的心理要求和情感的表达可以起到疏导患者情绪的作用。

（2）解释：解释就是帮助患者解除顾虑、树立信心、加强配合，为治疗创造良好的心理条件，以求最大限度地调动他们的积极性来配合治疗。要根据疾病的性质和规律，对不同的患者运用不同的解释方法和技巧。如对某些患者可暂时实行保密，使患者安心接受治疗；对某些患者可以进行科学解释，树立其战胜疾病的信心等。

（3）鼓励和安慰：患新冠肺炎后，患者心理反应往往很强烈，经常表现出恐惧、忧虑、焦虑、抑郁、悲观、绝望甚至企图自杀，尤其是治疗效果不明显时，患者情绪波动会更大。因此，治疗人员应及时根据患者的心理问题和特点给予热情中肯的鼓励和安慰，使他们振作精神，增强信心。

（4）保证：对患者的检查和治疗结果做出他们能接受的保证，以坚定其战胜疾病的信心。但是，我们只能结合病情给患者一个中性或在一定条件下做出有限的保证，以缓解患者的心理压力，增强患者信心，切不可做出不切实际的保证。

（5）促进环境的改善：改善环境主要指改善与患者有关的人际环境，医务人员一方面要帮助患者消除人际关系中不利因素，另一方面又要帮助增添一些新的和有利的因素。特别要注意寻求家人和其周围人对患者心理上的支持，帮助他们与家属进行有效沟通。

支持性心理治疗是新冠肺炎患者心理治疗中常用的方法，通过支持性心理治疗可以及时帮助患者疏导压抑的情绪，解除他们对新冠肺炎康复治疗过程的担心，增强他们对肺康复治疗的信心，改善他们的人际关系，建立积极的、治疗性的医患关系。

2. 认知疗法（cognitive therapy）

所谓认知，一般是指认识活动或认识过程，包括信念和信念体系、思维和想象等。认知疗法是根据认知过程影响情感和行为的理论假设，通过认知行为技术来改变患者不良认知的一类心理治疗方法的总称。认知疗法的基本观点是，认知过程是行为和情感的中介，适应不良的行为和情感与适应不良的认知有关。治疗者的任务就是与患者共同找出这些适应不良的认知，并提供学习或训练方法矫正这些认知，使患者的认知

更接近现实和实际。

（1）认知疗法的主要策略：

①教育：是向患者介绍有关疾病、治疗预后的知识，也包括介绍应对社会支持、情绪状态对心理和身体的影响等知识，提供应对技能，让患者形成比较客观、正确的认识。这种干预方式对提高患者应对技能、增长有关疾病的知识、提高疾病治疗的依从性有一定作用。

②认知重建：主要是帮助患者改变各种不正确的认知和态度，特别是帮助矫正自我失败的消极思维，建立对抗患者具体的消极思维认知。认知疗法往往需要多次耐心地进行，因为新建立的认知在短时间内难以巩固，而旧的不良认知经常会反复出现。

③角色转换：是指站在对方的位置上，考虑对方的感受。一些患者，特别是夫妻恩爱、家庭美满的患者，因考虑对他们工作、生活的影响，常常希望早些结束生命，甚至拒绝接受任何治疗。对待这些患者最好的办法就是角色转换，让患者考虑，如果他所爱的家人有了类似的病，他会怎样对待，通过换位思考来改变他们的认知方式。

④向下比较：是指将自己的病情与比自己情况更糟的患者进行比较。通过比较患者可以发现自己的一些优势，会觉得自己虽然病重，但不是最不幸的人。认识到别人病情比自己重，还能心情愉快，积极配合治疗，而自己为什么总要痛苦呢？这一技术可以使者比较现实且较为积极地评价自己的病情，通过比较患者还可以学会思考问题的方式，使其更积极合理地应对遇到的问题。

（2）认知心理治疗的方法：认知心理治疗的方法以理性情绪疗法（rational emotive therapy，RET）和 A. T. Beck 的认知疗法最为常用。

理性情绪疗法（rational emotive therapy，RET），合理情绪疗法是认知疗法（也有学者称其为认知行为治疗）的一种，由艾利斯（A. Ellis）在 20 世纪 50 年代创立，以强烈矫正患者的不合理信念、激励适应的合理的信念产生为目标，结合行为矫正技术来改变患者的行为和认知。它的理论基础是心理功能失调的 A-B-C 理论，这个理论假设心理失调并不是事件（events）或生活境况直接引起的，而是由个体对它们的解释或评价所引起的。A 代表个体在环境中所感受的刺激事件（activating events），B 代表个体认知领域的观念系统（belief's system），C 代表个体在刺激作用下产生的情绪上、行为上的后果（emotional and behavioral consequences）。C 并不是 A 直接导致，而是以 B 为中介所致。由于情绪来自思考，所以改变情绪或行为要从改变思考着手。既然是人们对事件的错误判断和解释造成了问题，那么人们也能够通过接受理性的思考，改变自己的不合理思考和自我挫败行为。合理情绪疗法就是促使患者认识到自己的不合理信念及这些信念的不良情绪后果，通过修正这些潜在的非理性信念，最终获得理性的生活哲学。

艾利斯将不合理信念归结为三大类：人们对自己、他人以及周围环境和事物的不合理信念。这些不合理信念具有三个特征：第一，要求绝对化。如"我的病必须要治愈，否则，我的生活毫无价值"。第二，过分概括化。如在治疗过程中某一治疗方法效果不理想，患者就认为治疗没有希望了，糟糕透顶。当一个人做了一件没达到自己满意标准的事时，就认为会导致可怕的或灾难性的后果。如需要气管切开的患者常常会认为"气管一旦切开了，我的生命就快完了"。为了矫正患者的不合理信念，治疗者可以扮演一位积极的指导教师的角色，劝说、诱导患者对那些心理失调赖以存在的假设、推理、人生观进行反思。艾利斯指出，成功的治疗不仅是改变人们处理问题的思维方式，也包括转变行为方式，为此，治疗者可给患者布置家庭作业，保证患者从事一些能加强合理人生观的行动。理性情绪疗法可以从认知和行为两个方面帮助患者处理焦虑、抑郁、恐惧情绪，以及人际关系方面的问题。

3. 行为治疗（behavior therapy）

行为治疗或称条件反射治疗，是以行为学习理论为指导，按一定的治疗程序，消除或纠正人们的异常或不良行为的一种心理治疗方法。行为治疗强调，患者的症状即异常行为或生理功能，都是个体在其过去的生活历程中，通过条件反射作用即学习过程而固定下来的。因此，可以设计某些特殊的治疗程序，通过条件反射作用的方法，消除或矫正异常的行为或生理功能。

行为治疗主要有五种方法：

（1）系统脱敏法：此法可用于治疗新冠肺炎康复患者焦虑和恐惧等情绪障碍。治疗原理基于对抗条件反射。实施治疗时，首先要深入了解患者的异常行为表现（焦虑和恐惧）是由什么样的刺激情境引起的，把所有焦虑反应由弱到强按次序排列（0~10分，0表示完全平静，10表示极度焦虑）。然后教会患者一种与焦虑、恐惧相抗衡的反应方式，即放松训练，使患者感到轻松而解除焦虑，进而把放松训练技术逐步、有系统地和那些由弱到强的焦虑阶层同时配对出现，形成交互抑制情境。这样循序渐进地、有系统地把那些由于不良条件反射而形成、强弱不同的焦虑反应，由弱到强一个一个地予以消除。

（2）厌恶疗法：是一种帮助患者将异常行为同某种使人厌恶的或惩罚性的刺激结合起来，通过厌恶性条件作用，从而达到戒除或减少这些异常行为出现的目的。厌恶刺激可采用疼痛刺激，如橡皮圈弹痛刺激、耳针疼痛刺激等。临床上厌恶治疗可矫正一些患者吸烟、强迫等不良的行为。

（3）行为塑造法：是通过正强化而造成某种期望的良好行为的一项行为治疗技术。此法对于矫正患者的被动行为、提高注意力和行为的依从性等方面比较有效。实施时，可采用一项适中的作业让患者去完成，在患者完成作业的过程中，对其取得的进步及时反馈并进行正强化，如表扬、鼓励、奖励等。

（4）代币制疗法：是通过某种奖励系统，在患者做出预期的良好行为表现时，马上就能获得奖励，即可得到强化，从而使患者所表现的良好行为得以形成和巩固，同时使其不良行为得以消退。代币作为阳性强化物，可以用不同的形式表示，如记分卡、筹码和证券等象征性的方式。

（5）松弛反应训练：主要用于治疗患者的焦虑、抑郁情绪和睡眠障碍等。松弛反应训练是一种通过自我调整训练，由身体放松进而导致整个身心放松，以对抗由于心理应激而引起交感神经兴奋的紧张反应，从而达到消除心理紧张和调节心理平衡的目的。松弛反应训练方法使用较多的是渐进性肌肉放松，即有系统地、按照一定的顺序将全身的肌肉进行放松，放松前一定要做好心理辅导和暗示，强调心理与躯体的相互关系，同时让患者体会一下真正的放松是什么感觉。体会放松感觉时，可让患者先双手紧张，然后放松，反复几次，让患者比较放松与紧张的区别，最后再次体会放松的感觉。最初由治疗者口头语言暗示放松，几次后可跟随放松磁带进行练习，最终患者学会在不借助任何外界暗示的情况下自行放松训练。

渐进性肌肉放松训练的基本步骤如下：

第一，握紧拳头－放松；伸展五指－放松。

第二，收紧肱二头肌－放松；收紧肱三头肌－放松。

第三，耸肩向后－放松；提肩向前－放松。

第四，保持肩部平直转头向右－放松；转头向左－放松。

第五，屈颈使下颏触到胸部－放松。

第六，尽力张大嘴－放松；闭口咬紧牙关－放松。

第七，尽可能伸舌－放松；尽可能卷舌－放松。

第八，舌头用力抵住上腭－放松；舌头用力抵住下腭－放松。

第九，用力睁大眼睛－放松；紧闭双眼－放松。

第十，尽可能深吸一口气－放松。

第十一，肩胛用力抵住椅子、拱背－放松。

第十二，收紧臀部肌肉－放松；臀肌用力抵住椅垫－放松。

第十三，伸腿并抬高 15~20cm－放松。

第十四，尽可能地"收腹"－放松；挺腹并绷紧－放松。

第十五，伸直双腿、足趾上翘背屈－放松；足趾伸直趾屈－放松。

第十六，屈趾－放松；翘趾－放松。

认知行为治疗可以直接应用于新冠肺炎患者的焦虑、恐惧情绪和不良行为，治疗时主要针对患者某一障碍的体征和症状（靶问题），帮助改善他们的心理生理和行为指标，指导他们学习应对自己不良情绪和行为的技巧，提高其适应环境和社会交往的能力。

参 考 文 献

[1] 赵红梅，谢欲晓，王辰 . 2019 新冠肺炎呼吸康复指导意见（第二版）[J]. 中华结核和呼吸杂志，2020，3（3）DOI：10.3760.

[2] 谢欲晓 . 2019－nCoV 感染肺炎患者康复治疗 [J/OL]. 康复学报，2020，30（1）

DOI：10.3724.

［3］闵瑞，刘洁，代喆，等．新冠肺炎发病机制及临床研究进展［J/OL］．中华医院感染学杂志 2020，30（7）：1-6.

［4］Kuba K，Imai Y，Rao S，et al. Acrucial role of angiotensin converting enzyme 2（ACE2）in SARS coronavirus-induced lung injury［J］．Na tMed，2005，11（8）：875 879.

［5］Younan P，Iampietro M，Nishida A，et al. Ebola virus binding to tim-1 on T lymphocytes induces a cytokine storm［J］．mBio，2017，8（5）．pii：e00845-17.

［6］张伟，潘纯，宋青．新冠肺炎呼吸治疗过程中应关注的问题［J/OL］．解放军医学杂志：2020，45（2）：1-6.

［7］冯缤，陈正贤，金龙伟，等．基于新冠肺炎"痰栓"本质的治疗思考［J/OL］．今日药学，2020，1（1）：1-7.

［8］张圆，王玉光，程海英．新冠肺炎出院患者中医康复治疗思路与方法［J/OL］．北京中医药，2020，39（1）：1-6.

［9］刘晓丹，刘莉，陆云飞，等．新冠肺炎患者功能恢复的中西医结合康复训练指导建议［J］．上海中医药杂志，2020，54（3）：9-13.

［10］陈晓峰，郭毅．新冠肺炎疫情期间神经内科康复医疗防控策略［J/OL］．广东医学，2020，41（3）：1-4.

［11］田伟，刘赓，张晓颖，等．新冠肺炎中西医结合呼吸康复方案（草案）［J/OL］．中国中医药信息杂志，2020，27（3）：1-7.

［12］CahalinLP，BragaM，MatsuoY，et al. Efficacy of diaphragmatic breathing in persons with chronic obstructive pulmonary disease：a review of the literature. J CardiopulmRehabil，2002，22（1）：7-21.

［13］NiciL，DonnerC，WoutersE，et al. American Thoracic Society/European Respiratory Society statement on pulmonary rehabilitation. Am J RespirCrit Care Med，2006，173：1390-1413.

［14］SpahijaJA，deMarchieM，Grassino A. Effects of imposed pursed lips breathing on respiratory mechanics and dyspnea at rest and during exercise n COPD. Chest，2005，128：640-650.

［15］黄怀，戴勇．2019冠状病毒病患者开展呼吸康复的几点思考［J/OL］．中国康复理论与实践，2020，26（3）：1-4.

［16］韩芳，杨艺．无创正压通气在严重急性呼吸综合征呼吸衰竭中的应用［J］．中华结核和呼吸杂志，2007，30（10）：795-797.

［17］朱蕾，胡莉娟．新冠肺炎患者呼吸支持技术的合理应用［J/OL］．复旦学报（医学版），2020，47（1）：1-3.

［18］严丽，李永胜．新冠肺炎重症患者的识别和处理策略［J］．新医学，2020，51（3）：161-167.

［19］王瑞元，苏全生．运动生理学［M］北京：人民体育出版社，2012：251-252.

［20］喻鹏鸣，何成奇，高强，等．新型冠状病毒肺炎患者全周期物理治疗操作规范和建议［J］．中华物理医学与康复杂志，2020，42.

［21］窦祖林.作业治疗学［M］.北京：人民卫生出版社，2018.

［22］黄晓玲，燕铁斌.康复医学［M］.北京：人民卫生出版社，2018.

［23］国家卫生健康委员会.新冠肺炎出院患者康复方案（试行）的通知［EB/OL］.2020-
03-04.

［24］黄志俭，陈荣昌.俯卧位通气在急性呼吸窘迫综合征中的临床应用及进展［J］.国际
呼吸杂志，2006（6）：452-453，462.

［25］孟申.肺康复［M］.北京：人民卫生出版社，2007.

第六章　新冠肺炎中医康复治疗技术

第一节　中药治疗

中医药防治瘟疫历史悠久，有其独特的理论和实践，在曾经的 SARS 和甲型 H1N1 流感治疗中均占据了重要地位。中医药充分发挥机体整体调节、提高免疫力作用，激发自身的抗病能力和康复能力，是治疗新冠肺炎的有效方法之一。

在疫情暴发时，中医药专家通过症状收集和临床分析，从古代经典名方中汲取精华，结合临床诊疗方案，迅速提出中医方案，并且在临床中不断优化。根据方案，坚持早期使用、全程参与、精准施策，中医药深度介入预防、治疗、康复的全过程。对于轻型和普通型患者，第一时间使用中药；对于重型和危重型患者中医和西医专家联合会诊，中西药并用，发挥两种医学的叠加效应；对于恢复期人群，中药与针灸、穴位按摩等方法并用，促进患者的康复。

实践证明，中医药治疗新冠肺炎效果明确，在最新发布的《新型冠状病毒肺炎诊疗方案（试行第七版）》中，中医治疗内容丰富，既有通用方，也有针对不同病情、不同症状的方剂，还有中成药，体现了辨证与辨病的统一、理论与临床实践的统一、指导和规范的统一，是传承精华、守正创新的生动实践。

本病属于中医学"疫病"范畴，病因为感受疫疠之气。病性属于阴病，是以伤阳为主线。病位主要在肺，累及脾胃、心、脑、肾等脏器。初期为时行之邪，侵袭肺卫，以致卫表不和，肺失宣肃而发病。在医学观察期和临床治疗期，随着病情的变化，其病机也有所不同。

一、治疗原则

本病发病初期症状隐匿，中期进展迅速，总属本虚标实、虚实夹杂；病机为湿邪蕴肺，卫表不和；治宜祛邪利肺，燥湿解表。疾病后期肺脾两虚，气阴两伤；治以扶正补虚，健脾补肺，益气养阴。除直接治肺外，还应从整体出发，注意健脾、养肝、补肾、调心等。

诊治依据：以发热、干咳、乏力为主要表现。少数患者伴有鼻塞、流涕、咽痛、肌痛和腹泻等症状。重症患者多在发病一周后出现呼吸困难和喘息不得卧等症状。值得注意的是，重型、危重型患者病程中可为中低热，甚至无明显发热。

二、治疗机制

明代医家吴又可在《温疫论》中指出，"夫温疫之为病，非风非寒，非暑非湿，乃天地间别有一种异气所感"，这种异气也称为"戾气""疫气""疠气"。《素问·刺法论》云"五疫之至，皆相染易，无问大小，症状相似"，指出"疫病"具有强烈的传染性。根据现有的临床资料，2019-nCoV 主要通过呼吸道飞沫和密切接触传播，具有强烈的传染性和流行性。本病属于中医"疫病"范畴，传染性强，病情变化快，且目前尚无针对 2019-nCoV 的抗病毒特效药。仝小林等认为，此次疫情为"寒湿疫"，以寒湿伤阳为主，兼有化热、变燥、伤阴、致瘀、闭脱等变证。其感染的病位在肺胃，病机为"湿毒瘀"，辨证论治以散寒除湿、清热解毒、扶正祛邪为主。

中医药具有防疫治疫的悠久历史，历代医家对于疫病问题高度重视，从不同层次对疫病的病因病机、治则治法进行了积极的探索，发展出"运气致疫""疠气致疫""邪毒致疫"等学说，形成了一套关于疫病的病因、病机、治则、治法等完整的理论实践体系，并诞生了张仲景《伤寒杂病论》、吴又可《温疫论》、吴鞠通《温病条辨》等专门论治疫病的医书著作，留下了麻杏石甘汤、达原饮、银翘散、安宫牛黄丸等经久不衰的治疫经典方。这些内容对于本次新冠肺炎的防治具有良好的借鉴作用。

早期新冠肺炎使用中药干预的目的，主要是延缓或阻断 2019-nCoV 的发展。中国工程院黄璐琦院士领衔的第一支国家级中医医疗队推行的中药治疗方案，使武汉市金银潭医院治愈出院率超过 40%，远高于同期武汉水平（约 5%），反映出中药治疗新冠肺炎具有明确临床疗效。早期、进展期进行积极有效的中药治疗是减少危重症、降低病死率的关键。国家卫生健康委员会也在《新型冠状病毒感染的肺炎诊疗方案（试行第三版）》中发布了新冠肺炎的中医药治疗方案，至今已更新至第七版，其中中医治疗方案占比显著增加。方案中既有辨证论治内容，又推荐了相应的中成药治疗，特别还针对重型和危重型中药注射剂用法用量做了推荐。

此次疫情起病隐匿，具有进展快、病程长、难治愈的特点，因此应及早进行有效干预，做到未病先防、既病防变、瘥后防复。从中医角度看，在病原体未明确的情况下，只要病因清楚、证型符合，依然可以采取"异病同治"的思路取效。

同时，国家有关部门披露的临床实践数据表明，中西医结合治疗新冠肺炎效果良好。

HUANGC 等和 CHENN 等的研究均表明，新冠肺炎的发生可能与炎症因子水平升高或"细胞因子风暴"有关。因此抑制以上炎症因子的产生对新冠肺炎的治疗至关重要。花生四烯酸（AA）介导多种炎症因子的产生，与炎症的发生发展及消退均有密切联系。抑制花生四烯酸代谢通路，有助于抑制机体炎症因子的释放，缓解"细胞因子风暴"。任越等通过筛选中药在抗 2019-nCoV 方剂中的作用，发现藿香正气胶囊、金花清感颗粒、连花清瘟胶囊、清肺排毒汤、血必净注射液、热毒宁注射液、痰热清注射液对花生四烯酸代谢通路具有潜在抑制作用，可能通过缓解"细胞因子风暴"抑制2019-nCoV引起的肺炎。

中医的辨证用药讲究归经。归经指药物作用及药效在人体的脏腑经络的定位，是通过长期的实践从疗效观察中总结出来的。清肺排毒汤包含21味中药，其中有16味归属于肺经，说明这个复方的用药对肺部疾病有特异性。同时，该复方中还有多味药归属于脾经、胃经、心经、肾经等，通过运化脾胃起到健脾除湿作用，并对心、肾等脏腑起到保护作用。

曹新福等通过分析全国各地区防治新冠肺炎用药规律，发现高频药对有麻黄-杏仁、麻黄-石膏、藿香-厚朴、苍术-草果、金银花-连翘、葶苈子-石膏、草果-麻黄等。其中麻黄-杏仁为支持度最高药对，葶苈子-石膏为置信度最高药对。表明全国各地区防治新冠肺炎中医药方案用药以祛邪为主，与本病病机为"湿、毒、瘀"大体对应。

此外，在抗病毒的同时，中药干预的优势还在于可调节人体免疫功能，激发机体自身防御抗病能力，达到祛邪与扶正固本相结合，使轻症患者趋向痊愈，中度患者控制其病情向重症、危重症转化，从而截断病情发展。

近来湖北省要求所有疑似病例都必须用上中药。可见，在未来治疗新冠肺炎的过程中，传统中医药将会发挥越来越重要的作用。

三、分期及临床表现

（一）医学观察期

临床表现：乏力伴胃肠不适，或乏力伴发热。

推荐中成药：藿香正气胶囊（丸、水、口服液）、金花清感颗粒、连花清瘟胶囊（颗粒）、疏风解毒胶囊（颗粒）。

（二）临床治疗期

主方：清肺排毒汤。

适用范围：轻型、普通型、重型患者，在危重型患者救治中可结合患者实际情况合理使用。

基础方剂：麻黄9g，炙甘草6g，杏仁9g，生石膏15~30g（先煎），桂枝9g，泽泻9g，猪苓9g，白术9g，茯苓15g，柴胡16g，黄芩6g，姜半夏9g，生姜9g，紫菀9g，款冬花9g，射干9g，细辛6g，山药12g，枳实6g，陈皮6g，藿香9g。

服法：水煎服。每天1剂，早晚2次（饭后40分钟），温服，3剂为1个疗程。

如有条件，每次服完药可加服大米汤半碗，舌干津液亏虚者可多服至一碗。（注：如患者不发热则生石膏的用量要小，发热或壮热可加大生石膏用量）若症状好转而未痊愈则服用第二个疗程，若患者有特殊情况或其他基础病，第二个疗程可以根据实际情况修改处方，症状消失则停药。

1. 轻型

（1）寒湿郁肺证

临床表现：发热，乏力，周身酸痛，咳嗽，咳痰，胸紧憋气，纳呆，恶心，呕吐，大便黏腻不爽。舌质淡胖齿痕或淡红，苔白厚腐腻或白腻，脉濡或滑。

推荐处方：生麻黄6g，生石膏15g，杏仁9g，羌活15g，葶苈子15g，贯众9g，地龙15g，徐长卿15g，藿香15g，佩兰9g，苍术15g，云苓45g，生白术30g，焦三仙各9g，厚朴15g。

服法：每日1剂，水煎600mL，分3次服用，早、中、晚各1次，饭前服用。

（2）湿热蕴肺证

临床表现：低热或不发热，微恶寒，乏力，头身困重，肌肉酸痛，干咳痰少，咽痛，口干不欲多饮，或伴有胸闷脘痞，无汗或汗出不畅，或见呕恶纳呆，便溏或大便黏滞不爽。舌淡红，苔白厚腻或薄黄，脉滑数或濡。

推荐处方：槟榔10g，草果10g，厚朴10g，知母10g，黄芩10g，柴胡10g，赤芍10g，连翘15g，青蒿10g（后下），苍术10g，大青叶10g，生甘草5g。

服法：每日1剂，水煎400mL，分2次服用，早晚各1次。

2. 普通型

（1）湿毒郁肺证

临床表现：发热，咳嗽痰少，或有黄痰，憋闷气促，腹胀，便秘不畅。舌质暗红，舌体胖，苔黄腻或黄燥，脉滑数或弦滑。

推荐处方：生麻黄6g，苦杏仁15g，生石膏30g，生薏苡仁30g，茅苍术10g，广藿香15g，青蒿草12g，虎杖20g，马鞭草30g，干芦根30g，葶苈子15g，化橘红15g，生甘草10g。

服法：每日1剂，水煎400mL，分2次服用，早晚各1次。

（2）寒湿阻肺证

临床表现：低热，身热不扬，或不发热，干咳，少痰，倦怠乏力，胸闷，脘痞，或呕恶，便溏。舌质淡或淡红，苔白或白腻，脉濡。

推荐处方：苍术15g，陈皮10g，厚朴10g，藿香10g，草果6g，生麻黄6g，羌活10g，生姜10g，槟榔10g。

服法：每日1剂，水煎400mL，分2次服用，早晚各1次。

3. 重型

（1）疫毒闭肺证

临床表现：发热面红，咳嗽，痰黄黏少，或痰中带血，喘憋气促，疲乏倦怠，口干苦黏，恶心不食，大便不畅，小便短赤。舌红，苔黄腻，脉滑数。

推荐处方：生麻黄6g，杏仁9g，生石膏15g，甘草3g，藿香10g（后下），厚朴

10g，苍术 15g，草果 10g，法半夏 9g，茯苓 15g，生大黄 5g（后下），生黄芪 10g，葶苈子 10g，赤芍药 10g。

服法：每日 1~2 剂，水煎服，每次 100~200mL，一日 2~4 次，口服或鼻饲。

（2）气营两燔证

临床表现：大热烦渴，喘憋气促，谵语神昏，视物错瞀，或发斑疹，或吐血、衄血，或四肢抽搐。舌绛少苔或无苔，脉沉细数，或浮大而数。

推荐处方：生石膏 30~60g（先煎）、知母 30g，生地黄 30~60g，水牛角 30g（先煎），赤芍药 30g，玄参 30g，连翘 15g，牡丹皮 15g，黄连 6g，竹叶 12g，葶苈子 15g，生甘草 6g。

服法：每日 1 剂，水煎服。先煎石膏、水牛角，后下诸药，每次 100~200mL，每日 2~4 次，口服或鼻饲。

推荐中成药：喜炎平注射液、血必净注射液、热毒宁注射液、痰热清注射液、醒脑静注射液。功效相近的药物根据个体情况可选择一种，也可根据临床症状联合使用两种。中药注射剂可与中药汤剂联合使用。

4. 危重型（内闭外脱证）

临床表现：呼吸困难、动辄气喘，或需要机械通气，伴神昏，烦躁，汗出肢冷。舌质紫暗，苔厚腻或燥，脉浮大无根。

推荐处方：人参 15g，黑顺片 10g（先煎），山茱萸 15g，送服苏合香丸或安宫牛黄丸。

出现腹胀便秘或大便不畅者，可用生大黄或芒硝 5~10g，峻下通便。

推荐中成药：血必净注射液、热毒宁注射液、痰热清注射液、醒脑静注射液、参附注射液、生脉注射液、参麦注射液。功效相近的药物根据个体情况可选择一种，也可根据临床症状联合使用两种。中药注射剂可与中药汤剂联合使用。

注：重型和危重型患者中药注射剂的使用，需遵照药品说明书从小剂量开始，逐步辨证调整。

5. 恢复期

（1）肺脾气虚证

临床表现：气短，倦怠乏力，纳差呕恶，痞满，大便无力，便溏不爽。舌淡胖，苔白腻。

推荐处方：法半夏 9g，陈皮 10g，党参 15g，炙黄芪 30g，炒白术 10g，茯苓 15g，藿香 10g，砂仁 6g（后下），甘草 6g。

服法：每日 1 剂，水煎 400mL，分 2 次服用，早晚各 1 次。

（2）气阴两虚证

临床表现：乏力，气短，口干，口渴，心悸，汗多，纳差，低热或不热，干咳少痰。舌干少津，脉细或虚无力。

推荐处方：南沙参、北沙参各 10g，麦冬 15g，西洋参 6g，五味子 6g，生石膏 15g，淡竹叶 10g，桑叶 10g，芦根 15g，丹参 15g，生甘草 6g。

服法：每日 1 剂，水煎 400mL，分 2 次服用，早晚各 1 次。

此次新冠肺炎，病邪为湿毒疫疬之邪，主症为发热、干咳、乏力，少数患者伴有鼻塞、流涕、咽痛、肌痛和腹泻等症状。病因为外感时行病毒，在人体卫外功能减弱，不能调节应变之时，从皮毛、口鼻、黏膜入侵，邪犯肺卫，卫表不和而发病。辨证属本虚标实，根据证情，区别寒湿、湿热、湿毒、气虚等不同兼证，邪实者治以祛邪利肺、燥湿解表，本虚者治以健脾补肺、益气养阴。日常生活宜防寒保暖，避免感冒。饮食应避免寒凉之品，适当进补鸡肉、牛肉、羊肉、鱼肉等。可选择合适的室内锻炼方式，如八段锦、易筋经、太极拳等养生功法，提高抗御病邪的能力。

第二节　中医外治技术

一、针刺疗法

新冠肺炎属中医学"疫病"的范畴。本病发于武汉，根据武汉的季节、气候、地域特点、患者四诊情况，专家认为其属"寒湿疫"，病性属阴，病位主要在肺和脾。针刺疗法是我国传统治疗的瑰宝，疏经通络，调整阴阳，故在新冠肺炎的治疗上可发挥作用。

（一）治疗原则

疏经通络，调整阴阳。

（二）治疗机制

1. 调和阴阳

中医学认为，人体是一个有机的整体，在生理功能上相互协调、相互为用，在病理上亦相互影响。中医阴阳学说认为，自然界任何事物或现象都包含着既相互对立，又互根互用的阴阳两个方面。阴阳之间的对立制约、互根互用，并不是处于静止和不变的状态，而是始终处于不断的运动变化之中。《素问·至真要大论》言："谨察阴阳之所在而调之，以平为期。"故中医针刺通过调整阴阳，补其不足，泻其有余，恢复阴阳的相对平衡。针灸的治疗作用首先在于调和阴阳，是通过经络、腧穴配伍和针刺手法来实现的。

新冠肺炎中，属湿热蕴肺证者会出现低热、咽痛等症，选取曲池、尺泽二穴；湿热偏盛，宜清热祛湿，以平机体之阴阳，取手太阴肺经、手阳明大肠经之合穴，针刺泻法,以清大肠经及肺经湿热,恢复大肠与肺脏的阴阳平衡。在新冠肺炎临床治疗期,主穴选合谷、外关。因肺与大肠互为表里,取大肠原穴合谷,可清泻肺火;外关是手少阳之络穴,通阳维脉,可疏散在表之阳邪而解热。二者共用以调和肺脏之阴阳平衡。

另外,现代大量的临床观察和实验研究也已经充分证明,针灸对各个器官组织的功能活动均有明显的调节作用,特别是在病理状态下,这种调节作用更为明显。针刺对新冠肺炎也同样起着调节各个组织器官的综合作用,无论是发作期的寒湿郁肺证、湿热蕴肺证、湿毒郁肺证,还是恢复期的肺脾气虚证、肺肾阴虚证,针刺都可以通过综合调治肺、脾、肾等使患者恢复阴阳平衡。

2. 扶正祛邪

《黄帝内经》言:"正气存内,邪不可干","邪之所凑,其气必虚"。人体正气旺盛时,邪气就不足以致病;若正气虚弱,邪气就可乘虚侵入而致病。疾病的发展过程,是正气和邪气相互斗争的过程,正邪力量消长决定疾病的发展和转归,邪胜于正则病情加重,正胜于邪则病情减轻,因此,扶正祛邪是保证疾病趋向良性转归不可或缺的。针刺治病就在于能够发挥扶助正气、祛除邪气的作用。

现代临床实践和实验研究也证明,针刺能够增强机体的免疫功能,抵抗各种致病因素的侵袭。新冠肺炎患者发病的基础是免疫功能低下,即中医所言的正气不足,针刺疗法正是重在扶正祛邪。其具体表现为补虚泻实,以"虚则补之、实则泻之"为法,主要体现在针刺手法和腧穴配伍上。临床治疗期属寒湿郁肺证、湿热蕴肺证、湿毒郁肺证、疫毒闭肺证、气营两燔证,基本以祛除邪气为主;而恢复期属肺脾气虚证、气阴两虚证,均以扶助正气为主。临床治疗期所选主穴为风池、大椎、列缺、合谷、外关,共奏宣肺疏风、解表散寒之功。轻型患者属湿热蕴肺证时选取曲池、尺泽,也是以祛除手太阴肺经及手阳明大肠经之湿热邪气为主,且在针刺手法上以泻法为主;在恢复期属肺脾气虚证时取脾俞、气海、关元,以扶助肺、脾、肾之正气为主,在针刺手法上以补法为主,也可辅以艾灸之法。一般以"扶正不留邪,祛邪不伤正"为原则,还患者以正气,邪自不可干。

3. 疏通经络,调理气血

经络系统遍布体内,纵横联系,交叉出入,沟通表里,联系上下,构成人体气血运行的通路,维持人体正常的生理功能。如经络不通,脏腑肢节失却温煦濡养,气血闭阻,则会疾病丛生,或滞或瘀,或虚或实,或寒或热,或气血失和,或阴阳偏颇。针刺疗法则可利用其"疏通经脉,调和气血"的作用,使经络畅通,营运有度,气血调和,阴阳平衡。如气血阻滞、经络痹阻,出现头痛、咽痛、胸痛、周身酸痛等症状,可局部选取太阳、天突、廉泉、中府、膻中等疏经通络止痛、畅和气血,气血运行、经络畅通,病自痊愈。

（三）腧穴选择

1. 医学观察期

主穴：风池、大椎、列缺、合谷、外关。

配穴：乏力伴胃肠不适，配足三里。乏力伴发热，配曲池。

2. 临床治疗期

（1）轻型

主穴：风池、大椎、列缺、合谷、外关。

配穴：寒湿郁肺证，配风门、阴陵泉。湿热蕴肺证，配曲池、尺泽。

（2）普通型

主穴：风池、大椎、列缺、合谷、外关。

配穴：湿毒郁肺证，配阴陵泉、曲池。寒湿阻肺证，配大椎、阴陵泉。

（3）重型

主穴：肺俞、中府、天突、膻中、孔最、定喘、丰隆。

配穴：疫毒闭肺证，配尺泽、曲泽。气营两燔证，配大椎、十二井、太溪。

3. 恢复期

主穴：肺俞、风门、肾俞、定喘。

配穴：肺脾气虚证，配脾俞、气海、关元、太渊。气阴两虚证，配气海、太溪。

（四）腧穴定位

尺泽：位于肘横纹中，肱二头肌腱桡侧凹陷处。

肺俞：在背部，当第 3 胸椎棘突下，旁开 1.5 寸。

风门：在背部，当第 2 胸椎棘突下，旁开 1.5 寸。

定喘：位于项背部，第 7 颈椎棘突下缘中点旁开 0.5 寸处。

太渊：位于腕前区，桡骨茎突与舟状骨之间，拇长展肌腱尺侧凹陷中。

足三里：在小腿外侧，犊鼻下 3 寸，犊鼻与解溪连线上。

丰隆：在小腿前外侧，当外踝尖上 8 寸，条口外，距胫骨前缘二横指。

曲池：位于肘横纹外侧端，屈肘，当尺泽穴与肱骨外上髁连线中点。

大椎：取定穴位时正坐低头，该穴位于人体的颈部下端，第 7 颈椎棘突下凹陷处。

阴陵泉：位于小腿内侧，膝下胫骨内侧凹陷中，与足三里穴相对（或当胫骨内侧髁后下方凹陷处）。

脾俞：第 11 胸椎棘突下，正中线旁开 1.5 寸。

气海：位于下腹部，前正中线上，当脐中下 1.5 寸。

关元：位于下腹部，前正中线上，当脐中下 3 寸。

太溪：位于足内侧，内踝后方与脚跟筋腱之间的凹陷处。

涌泉：在人体足底穴位，位于足前部凹陷处第 2、3 趾缝纹头端与足跟连线的前 1/3 处。

（五）操作方法

病情进展期，每日针 2 次，提插捻转泻法，留针 30 分钟。恢复期，每日针 1 次，平补平泻。

（六）针刺禁忌

部位禁忌：重要脏器部位不可针，大血管所过之处应禁刺，重要关节部位不宜针刺。

腧穴禁忌：孕妇禁针合谷、三阴交、缺盆，以及腹部、腰骶部腧穴；小儿禁针囟会；女子禁针石门。

二、艾灸疗法

艾灸疗法主要是指借灸火的热力和艾绒的作用，对穴位或病变部位进行烧灼、温熨，经过经络的传导，达到预防和治疗疾病目的一种外治法。艾灸疗法的主要材料为艾绒。艾绒是由艾叶去掉杂质粗梗后碾压成绒。艾绒气味芳香，易于燃烧，热力温和，能够穿透皮肤直达深部，透诸经而治百病。

（一）治疗原则

温经散寒，宣肺理气，增强免疫力。

（二）治疗机制

1. 艾灸材料

艾，取材方便，来源广泛。艾绒是古代官方认定的百姓作为保留火种的材料，古人为我们积累了丰富的应用经验。《本草纲目》云："艾叶，生则微苦太辛，熟则微辛太苦，生温熟热，纯阳也。可以取太阳真火，可以回垂绝元阳……灸之则透诸经而治百种病邪，起沉疴之人为康泰，其功亦大矣。"《扁鹊心书》云："保命之法，灼艾第一，丹药第二，附子第三。"艾灸，辛能行，温能通，共助温阳补气，宣通气血，促进血液运行，驱寒散湿，增强气血循环的动力和改变人体内环境。

现代药理研究证明，艾含有多种挥发油，具有抗病原微生物、镇静、镇咳、祛痰、平喘、抗过敏等作用。故《神灸经纶》云："取艾之辛香作炷，能通十二经，入三阴，理气血，以治百病，效如反掌。"

2. 灸法治病机理

《医学入门·针灸》中提道，"药之不及，针之不到，必须灸之"，说明灸法在临床中具有重要作用，常与针药合用，相互补充，相辅相成。《备急千金要·灸例》也记载，"凡入吴蜀地游宦，体上常须三两处灸之，勿令疮暂瘥，则瘴疠温疟毒气不能着人也"，说明灸法可用于预防瘟疫的传染。

灸法，为艾之火攻，能壮人阳气，益人真阴。艾叶辛香，为少有能通十二经的药物，调理气血运行，治百病。正如《本草从新》记载："艾叶苦辛，生温，熟热，纯阳之性，能回垂绝之阳，通十二经，走三阴，理气血，逐寒湿……以之灸火，能透诸经而除百病。"李梴《医学入门》曰："虚者灸之，使火气以助元阳也。"说明灸法具有强大的益气生血作用。气、血、津、液、精依赖于阳气的温煦、气化，使全身阴液运行正常，水谷化为精微为人所用。故而艾灸可温阳化气、温化寒湿。另外，病重患者阳气虚衰，气化易失其常，加之犯外因之六淫疫疠致使"正气虚于一时，邪气突盛而暴发"。邪正相争强者胜，人体阳气盛衰决定着个体对 2019-nCoV 的易感性及预后转归情况。本次疫情中，患者大多以疫毒为本，夹杂寒湿邪气，故回阳救逆、扶正祛邪是新冠肺炎防治中的重要方法。

（三）腧穴选择

1. 主穴

尺泽、肺俞、太渊。

2. 随症配穴

（1）医学观察期

乏力伴胃肠不适：配足三里。

乏力伴发热：配曲池。

（2）临床治疗期（重型及危重型不适用）

①轻型

寒湿郁肺证：配大椎。

湿热蕴肺证：配曲池。

②普通型

湿毒郁肺证：配阴陵泉、曲池。

寒湿阻肺证：配大椎、阴陵泉。

（3）恢复期

肺脾气虚证：配脾俞、气海、足三里。

气阴两虚证：配气海、涌泉。

（四）操作方法

肺俞、脾俞、气海用温灸盒灸 30 分钟，余穴用艾条温和灸。

温和灸操作方法：将艾条的一端点燃，距皮肤 3cm 左右进行熏烤，使患者局部有温热感而无灼痛感，一般每处灸 5~7 分钟，至皮肤红晕为度。每日 1 次，10 天为 1 个疗程。

（五）注意事项

1. 体位的选择

根据施灸部位的不同选择易操作、易持久、较安全的体位。

2. 施灸的顺序

艾灸一般先上后下，先背后腹，先头身后四肢，先阳经经脉后阴经经脉。

3. 施灸量

艾灸时灸量先少后多，由小艾炷起灸，逐渐递增，艾火由弱至强，便于患者接受。

4. 施灸时间

艾灸尽量控制在 30 分钟之内，如施灸时间过长引起口干、咽痛、便秘等上火症状，应适当饮水。

（六）艾灸禁忌

1. 禁忌人群

过劳、过饥、过饱、醉酒、大惊、大恐、大怒者；抽搐、极度衰竭者；对艾叶过敏者或经常性皮肤过敏者。

2. 禁忌部位

妊娠、月经期间妇女的下腹部及腰骶部；儿童囟门未闭处；颜面、五官、心脏处、大血管处、关节活动部、睾丸、乳头、阴部等；皮肤有破溃或瘢痕组织处。

3. 禁忌证

实热证：高热、口渴、面红、便秘、尿黄等；阴虚发热证：两颧潮红、五心烦热、潮热盗汗、口燥咽干、渴不多饮，小便短黄、大便干结等；其他疾病：高血压危象、肺结核晚期、器质性心脏病伴心功能不全、精神分裂症、猩红热、麻疹、丹毒、传染性皮肤病等。

三、穴位（经络）按摩疗法

穴位（经络）按摩疗法是指运用手或肢体其他部位，按照各种特定技巧的动作，作用于患者体表的特定穴位或经络的操作方法。通过对身体局部刺激，促进整体新陈代谢，从而调整人体各部分功能的协调统一，保持机体阴阳相对平衡，以增强机体的自然抗病能力，达到舒筋活血、健身、防病之功效。

（一）治疗原则

调理脾胃，补肺益气，增强抵抗力，抵御病毒。

（二）治疗机制

穴位（经络）按摩疗法以中医理论为基础，通过对特定经络穴位的良性刺激，能调节相应脏腑功能，通过提高自身抵抗力，达到预防及治疗效果。有研究表明，在机体外部进行适当的穴位按摩，通过刺激相关穴位，可以增强呼吸肌的肌力，改善肺部通气状况及肺功能，缓解患者焦虑、抑郁情绪，明显改善生活质量。

（三）腧穴选择

1. 主穴

合谷、足三里、肺俞、肾俞、三阴交。

2. 随症配穴

（1）医学观察期

伴肠胃不适：配天枢。

伴发热：配鱼际。

（2）临床治疗期（重症及危重症不适用）

①轻型：

寒湿郁肺证：配大椎。

湿热蕴肺证：配曲池。

②普通型：

湿毒郁肺证：配阴陵泉、曲池。

寒湿阻肺证：配大椎、阴陵泉。

（3）恢复期

①肺脾气虚证：配脾俞、气海。

②气阴两虚证：配气海、涌泉。

（四）腧穴定位

合谷：将一手自然张开，另一手伸出大拇指，将拇指横纹放在张开手的虎口位置，大拇指下按，指端下方即合谷穴，按压会有明显酸胀感。

足三里：坐位，在小腿外侧，犊鼻下3寸，犊鼻与解溪连线上。

肺俞：在背部，当第3胸椎棘突下旁开1.5寸。

肾俞：在腰部，第2腰椎棘突下旁开1.5寸

三阴交：位于小腿内侧，内踝尖上3寸，胫骨后缘。

天枢：在腹中部，肚脐旁开2寸。

鱼际：在第1掌指关节后，第1掌骨中点，掌后白肉隆起的边缘，按压有酸胀感。

大椎：正坐低头，颈部最高的点（第7颈椎）棘突下方凹陷处。

曲池：取穴时屈肘，在肘部横纹的末梢，按压时有酸痛感。

阴陵泉：坐位，用拇指沿小腿内侧骨内缘（胫骨内侧）由下往上推，至拇指抵膝关节下时，胫骨向上弯曲之凹陷处。

脾俞：俯卧位，第 11 胸椎棘突下，正中线旁开 1.5 寸。

气海：仰卧位，前正中线上，当脐下 1.5 寸。

涌泉：足前部凹陷处第 2、3 趾缝纹头端与足跟连线的前 1/3 处，或用力弯曲脚趾，足底前部出现的凹陷处。

（五）操作方法

大椎、肺俞：可用双手中指或食指交替按揉，每穴按揉 1~2 分钟，以局部酸胀为度。

肺俞、脾俞：可将双手伸向背后呈叉腰状以拇指指腹按揉，每穴按揉 1~2 分钟，以局部酸胀为度。

鱼际：可双手交叉压紧两侧鱼际，前后搓动 3~5 分钟，以局部潮红发热为度。

其余穴位均可以拇指指腹按揉，每穴按揉 1~2 分钟，以局部酸胀为度。

拍肺经：用手掌自锁骨沿上肢内侧外缘向大拇指方向反复持续拍打 30 次左右。

（六）操作注意事项

1. 掌握推拿的时间，每次以 20 分钟为宜，最好早晚各一次，如清晨起床前和临睡前。

2. 自我推拿时，最好只穿背心短裤，操作时手法尽量直接接触体表。

3. 施术时可选用一些物质作为润滑剂，如滑石粉、香油、按摩乳等，可加强疗效，防止皮肤破损。

4. 若局部皮肤破损、溃疡、骨折、结核、肿瘤、出血等，禁止在此处行按摩手法。

5. 按摩后有出汗现象时，应注意避风，以免感冒。

6. 在过饥、过饱、酗酒或过度疲劳时，不要做按摩疗法。

（七）禁忌证

1. 新冠肺炎重型及危重型患者，出现憋闷气促、呼吸困难、神昏谵语、神志不清等情况，不宜进行穴位（经络）按摩。

2. 若出现以下情况，也属于穴位（经络）按摩治疗的禁忌证。

（1）诊断不明的急性脊髓损伤或伴有脊髓症状的患者。

（2）各种骨折、骨关节结核、骨髓炎、骨肿瘤、严重的老年性骨质疏松症患者。

（3）严重的心、肺、肝、肾功能衰竭患者，身体过于虚弱及恶性肿瘤患者。

（4）各种急性传染病、急性腹膜炎（包括胃、十二指肠溃疡穿孔）者。

（5）有出血倾向或有血液病的患者。

（6）开放性软组织损伤、水火烫伤、皮肤溃疡以及各种疮疡病患者。

（7）妊娠3个月以上妇女的腹部、臀部、腰骶部，以及合谷、三阴交等有特定作用的穴位。

（8）精神病患者或精神过度紧张时。

（9）高热发烧及高热惊厥患者。

四、穴位敷贴疗法

穴位敷贴疗法是在中医学整体观指导下形成的一种外治疗法。该法以中医经络学说为基础，以体表穴位为刺激点，通过敷贴药物的刺激，使药物透皮吸收并起效，从而调和气血、调整阴阳平衡，达到患者康复与常人保健的目的。中医学倡导"善治病者，当顺时令，立四时疾病互治规矩"，故强调冬病夏治。根据《素问·四气调神大论》中"春夏养阳"的原则，结合天灸及药物疗法，在人体的穴位上进行药物敷贴，鼓舞正气，增强抗病能力，从而达到防治疾病的目的。

（一）治疗机制

1. 药物直达病所

新冠肺炎病邪初在于表，肺之形体在于皮，病邪首犯于此，药物不仅可以直接作用于皮肤腠理，还可以渗透皮肤以下组织，以消除或抵御外邪。研究表明，穴位皮肤通透性优于非穴位皮肤，中药在穴位渗透吸收更加明显。因此，药物敷贴于相应穴位之后，可到达脏腑经气失调的病所，药物的归经作用和功能效应得以发挥，取得预防与治疗效果。

2. 穴位长效刺激

穴位敷贴疗法是腧穴本身生理作用的体现，腧穴的作用一般分为远治、近治及特殊作用。《素问·五脏生成》云："人有大谷十二分……此皆卫气之所留止，邪气之所客也。"说明穴位既是卫阳存留肌表抵御外邪之处，也是外邪侵袭人体的突破口。穴位对药物的温热之性更敏感，药物的升温效果可以长时间保持在穴位以进一步刺激穴位。李枕等认为药物敷贴刺激穴位时开辟了"肺脏阳络-肺经肺脏阴络"途径，以穴位为介导，使通过药物疏通肺络气血之功能得以长效发挥。

3. 整体调节机体

经络系统具有联络沟通人体的组织器官并在生理状态下始终保持相对的内在联系，而在机体受损的情况下，经络穴位具有激发各组织器官自我防御的作用，《素问·缪刺论》提及外邪是"先舍于皮毛……内连五脏，散于肠胃"，说明外邪通过穴位经络，构建了人体内外、表里之间相互影响的联系。同理，穴位敷贴疗法不仅仅是药物局部作用，更多的是纠正整个机体病理状态及偏颇体质。张云伟等将不同体质的新冠肺炎稳定期患者通过中药贴敷调整和改善体质，纠正机体不平衡状态，减少了对疾病的易感性，进一步改变机体病理状态，因而人体脏腑阴阳气血才能得以平衡。

4. 免疫机制影响

中医药近年来在疾病预防、保健、治疗等方面得到了长足发展，尤其是"正气""阴阳"理念备受公众认可，正气类似于西医学的免疫功能，阴阳失衡类似于西医学免疫功能紊乱，而扶助正气、调节阴阳平衡，可以增强机体免疫能力，提高防御能力，中医药在此方面拥有显著的成效。穴位敷贴疗法作为一种中医药防治新冠状肺炎的适宜推广技术，能最大限度激发机体相关系统免疫功能，提高人体正气，从根本上治愈或控制病情。有学者提出，判定机体免疫功能可从细胞免疫、体液免疫、单核巨噬细胞功能、自然杀伤细胞活性四个方面着手。又有研究表明，穴位敷贴疗法可通过细胞免疫与体液免疫调等机制，进一步提高患者的肺功能水平。

5. 炎症机制影响

新冠肺炎是各种因素构成的疾病，其中炎症为核心因素，始终伴随着疾病进展，以肺脏为主要病变器官，但患者肺部炎症因子增多，则可产生全身炎症和全身效应。当外界的颗粒物和细菌进入肺内，长期存在于肺、气管组织中的巨噬细胞、中性粒细胞、淋巴细胞等就会被激活，它们在发挥吞噬作用的同时，也释放出多种介质。

（二）操作方法

1. 腧穴选择

医学观察期：中脘、关元、足三里。

轻型（寒湿郁肺证）、普通型（寒湿阻肺证）：关元、合谷、足三里、太冲。

恢复期（肺脾气虚证）：大椎、肺俞、膈俞、足三里、孔最。

恢复期（气阴两虚证）：足三里、膻中、气海、阴陵泉。

2. 药物组成及制作

敷贴药物主要由麻黄、半夏、地龙、白芥子、苏子与杏仁组成。方中白芥子味辛、性温，温肺散寒、豁痰利气、散结消肿，具有广谱抗菌作用、防癌抗癌作用及促渗透效果，多用于寒痰壅滞、胸满胁痛、咳嗽气逆痰多等病症；麻黄、杏仁止咳平喘，地龙清热平喘，半夏化痰燥湿。诸药合用，有温肺散寒、豁痰利气的作用，故应用穴位敷贴疗法可有效改善患者上呼吸道的症状。

将上述药物研磨成粉末状，与蜂蜜调和搅拌做成花生大小的药泥丸。

3. 操作步骤

首先取出垫圈，撕开不干胶，固定在腧穴处，取一粒调制好的药泥，按压填充整个垫圈。然后取出隔物灸贴，撕下硅油纸，将隔物灸贴对齐垫圈，压紧压牢即可。贴完后，平卧休息40分钟，40分钟后即可取下。

五、耳穴压豆疗法

耳穴压豆疗法又名耳穴压贴疗法，是指用王不留行籽、决明子等颗粒药物贴压并刺激耳郭上的穴位或者反应点，起到疏通经络、调节脏腑气血的作用，从而防治疾病的一种疗法。全息理论认为，耳郭像一个倒置的胎儿，耳与五脏六腑的关系十分密切，是机体体表与内脏联系的重要部位，并通过经络的传导到达相应脏腑而治疗相应脏腑的疾病。有研究指出，通过经皮刺激耳迷走神经，可以下调炎性因子的表达，从而减轻炎性反应。还有研究证实，耳穴贴压可以提高肺活量，增加血红蛋白的含量，还可以缓解新冠肺炎患者心慌、胸闷、气促、呼吸困难等症状。

（一）治疗机制

耳郭上的神经极为丰富，与全身有密切联系。由于耳郭有浅层和深层感受器，在治疗中运用手法行针、耳穴贴压、电脉冲、激光、磁力线等不同刺激方法所出现的得气，可能是兴奋了多种感觉器，尤其是痛觉感受器时，其接受和传递各种感觉冲动，并汇集到三叉神经脊束核，然后由该核传递冲动自脑干的网状结构，从而对各种内脏活动和各种感觉功能起调节作用。

耳与十二经脉的关系十分密切。《黄帝内经》中就有30多处关于耳穴诊治疾病的记载。十二经脉均直接或间接上达于耳，有的经脉直接入耳中，有的分布在耳郭周围。六条阴经虽不直接入耳或者分布于耳郭周围，但均通过经别与阳经相合。临床实践中发现，接受耳穴贴压治疗的患者有轻微的触电或气体流动，或一股发热暖流感从耳郭沿着一定路线向身体的某一部位放射，其经过路线大部分与经脉循行的路线相似。

耳与五脏六腑的关系十分密切，是体表和脏腑联系的重要部位。《灵枢·脉度》中"肾气通于耳，肾和则耳能闻五音矣"说明耳与肾有密切的关系。《灵枢·五邪》中"邪在肝，则两胁中痛……恶血在内……取耳尖青脉以去其掣"说明耳与肝脏的关系。这些论述都说明耳与脏腑是息息相关的。临床研究中，应用电针耳穴胃区观察人体胃电的影响，结果表明，针刺耳穴胃区对胃电的波幅和频率，其效应呈良性双向性调节作用，提示针刺耳穴胃区对病理状态下的胃、十二指肠具有良好的改善功能，同时也证实了耳穴和内脏之间的确存在着密切的联系。因此针刺或者贴压耳穴，有调节脏腑和器官功能的作用。

（二）耳穴选择

发作期：肺，胸，气管，平喘，肾，交感，神门。
恢复期：肺，肾，脾，胃，内分泌。

（三）耳穴定位

1. 肺

定位：位于耳甲腔心的周围，即耳甲 14 区。

2. 胸

定位：位于对耳轮体前部的中 2/5 处，胸椎前侧耳腔缘，即对耳轮 10 区。

3. 气管

定位：位于耳甲腔，心区与外耳门之间，即耳甲 16 区。

4. 平喘

定位：位于对耳屏尖端。

5. 肾

定位：对耳轮上、下脚分叉处下方，即耳甲 10 区。

6. 交感

定位：对耳轮下角与耳轮内侧交界处，即对耳轮 6 区前端。

7. 神门

定位：在三角窝后 1/3 的上部，即三角窝 4 区。

8. 脾

定位：耳甲腔的后上方，耳甲 13 区。

9. 胃

定位：耳轮脚消失处，即耳甲 4 区。

10. 内分泌

定位：位于屏间切迹内，耳甲腔的前下部，即耳甲 18 区。

（四）操作方法

1. 用物准备：75%乙醇、棉签、镊子、王不留行籽耳穴板。

2. 患者取侧卧位或坐位，对相关穴位进行常规消毒。

3. 埋籽：左手手指托持耳郭，右手用镊子夹取王不留行籽耳穴板上胶布，对准穴位粘在上面，并轻轻揉按 1~2 分钟，以局部耳郭微红、发热为度。

4. 操作完毕，清理用物，操作后应进行手的卫生消毒。

5. 左右耳交替操作，3~5 天换一次，10 次为 1 个疗程。

（五）禁忌证

1. 习惯性流产的孕妇禁止耳针。

2. 耳郭冻伤或有炎症者，禁止耳针。

3. 过度疲劳或身体极度衰弱者，禁止耳针。

4. 患有严重器质性病变和重度贫血的患者不宜耳针。

5. 耳郭上有湿疹、溃疡等，不宜耳针。

六、拔罐疗法

拔罐疗法是利用燃烧、抽吸、挤压等方法排出罐内空气，造成负压，使罐吸附于体表腧穴或患处产生刺激，使局部皮肤充血，并借此祛风除湿、温经散寒、活血通络，以防病治病的一种疗法。西医认为拔罐通过机械刺激，使局部充血、水肿，增强毛细血管的通透性，负压使皮肤表面产生的微气泡溢出，加速血液循环，加速新陈代谢。另外，拔罐可通过脊神经根反射性刺激中枢神经，以改善患者疲劳状态，促进淋巴循环，增强免疫力。拔罐尤其适用于新冠肺炎轻型中属寒湿郁肺证、湿热蕴肺证，以及普通型中属湿毒郁肺证、寒湿阻肺证者，可通过散寒除湿、清热化湿，有效改善相应症状。

（一）治疗机制

1. 中医学机制

中医学认为，疾病的发生、发展和变化，与患病机体的体质强弱和致病邪气的性质密切相关。病邪侵袭人体，人体正气奋起抗邪，引发了正邪相争，从而产生了一系列的病理变化。

在运用拔罐疗法治疗新冠肺炎时，选取穴位为足太阳膀胱经背部第一、二侧线及大椎。足太阳膀胱经主一身之表，为诸阳经循行交会处，凡外感疫毒之邪入侵，必先犯太阳经，同时膀胱经第一侧线为脏腑俞穴之所在，五脏六腑之经气皆输注于此，拔罐疗法作用于此能够调节脏腑营卫之气、抵御外邪入侵。而督脉为"阳脉之海"，统领一身之阳，刺激督脉大椎穴能够激发人体正气。另外，刺激肺俞穴能够起到宣肺理气、止咳平喘之功。

拔罐疗法通过刺激经络以及腧穴，起到扶正祛邪、平衡阴阳、调整脏腑气机作用，从而达到治疗新型冠状病毒性肺炎的目的。

2. 西医学机制

西医学认为，人体在火罐负压吸拔的时候，会刺激皮肤表面产生大量气泡，从而加强局部组织的气体交换。拔罐疗法从病理生理学上看属于一种动脉性充血，发生动脉性充血时，局部小动脉扩张、物质代谢增强、功能活动增强，会使局部的血液循环中氧及营养物质供应增多，从而达到促进新陈代谢、治疗疾病的目的。

3. 温热效应机制

拔罐过程中会对人体局部皮肤产生温热刺激，使局部皮肤温度升高，血管扩张，血流增加，促进血液循环，加强新陈代谢，改善组织营养供给，从而提高机体抗病能力。

（二）部位选择

足太阳膀胱经背部第一、二侧线，大椎，定喘。

（三）定位

足太阳膀胱经第一、二侧线：在背部，第 1 胸椎棘突下至第 4 骶后孔，后正中线旁开 1.5 寸和 3 寸。

大椎：取定穴位时正坐低头，该穴位于人体的颈部下端，第 7 颈椎棘突下凹陷处。

定喘：位于项背部，第 7 颈椎棘突下缘中点旁开 0.5 寸处。

（四）操作方法

1. 留罐法

用闪火法将罐吸附于背部足太阳膀胱经第一、二侧线，定喘，大椎，重点吸附在大椎、风门、定喘、大椎，留罐 10~15 分钟。

2. 走罐法

在背部足太阳膀胱经第一、二侧线涂润滑剂（凡士林、润肤霜等），将罐沿背部膀胱经第一、二侧线反复推拉 5~10 次，至皮肤红润、充血为度。

3. 刺络拔罐法

如患者属湿热蕴肺证，可点刺大椎穴出血后，再将罐吸附于大椎穴，以拔出少量恶血为度。

（五）禁忌证

1. 有出血倾向疾病的患者禁用，如血小板减少症、白血病、过敏性紫癜。

2. 新伤骨折、瘢痕、恶性肿瘤局部、静脉曲张、体表大血管处、局部皮肤弹性差者禁用。

3. 妇女月经期下腹部慎用，妊娠期下腹部、腰骶部、乳房处禁用。

4. 心、肾、肝严重疾病以及高热抽搐者禁用。

5. 皮肤过敏、外伤、溃疡处禁用。

6. 五官部位、前后二阴部位不宜用。

7. 大出血、过饱、大汗、大渴、过饥、酒醉和过劳者禁用。

七、刮痧疗法

刮痧疗法是以中医皮部理论为基础，用器具（牛角、玉石、火罐）等在皮肤相关部位刮拭，以达到疏通经络、活血化瘀之目的。由于刮痧作用于皮肤，而皮肤主要依靠机体内卫气的作用，故刮痧可增强卫气，卫气强则护表能力强，外邪不易侵表。

（一）治疗机制

五脏六腑在背部均有与之对应的背俞穴，为脏腑经气输注和汇聚之所，刮痧可通过外治来调脏腑畅气机，祛邪治病。

新冠肺炎康复期患者多正气不足，脏腑功能减弱、代谢产物潴留、免疫功能异常、炎症与结缔组织病变时，会造成微循环障碍、代谢产物积聚。刮痧疗法可以促进新陈代谢，排除身体内的毒素，活血祛瘀，使人的筋脉畅通。刮痧时刮板向下的压力会使含有体内毒素的血液从通透性紊乱的毛细血管壁渗漏出来，在皮肤下形成"痧"。少量出痧不仅不会造成组织损伤，还会改善局部微循环。

现代研究表明，刮痧出痧是刮痧后在相应部位皮肤上所出现的充血性改变，出痧不久即能溃散，而起到自体溶血作用，形成一种新的刺激素，能加强局部的新陈代谢。刮痧局部所产生的瘀血可通过向心性神经作用于大脑皮质，起到调节大脑兴奋与抑制过程平衡的作用，对于失眠、植物神经紊乱等疾病有非常好的调节作用，还可以有效激活神经和大脑，调节肌肉、内脏、心血管的功能活动，同时增强机体的免疫和抗病能力。刮痧通过经络的传导，增强沿经络组织的代谢功能，达到疏通经络、预防和治疗疾病的目的。用刮痧板实施点按治疗可刺激深部组织的感受器和神经纤维，使粗神经纤维兴奋，从而抑制神经纤维传导的疼痛信号，还可以达到止痛的功效，从而治疗新冠肺炎引发的其他不适症状。

（二）部位选择

颈部督脉（大椎至风府）、风池、风门、肺俞、定喘。

（三）定位

颈部督脉：在颈部，后正中线上，从大椎至风府处。

大椎：正坐低头，颈部最高的点（第7颈椎）棘突下凹陷处。

风府：在颈后区，枕外隆凸直下，两侧斜方肌之间的凹陷中。

风池：在颈后区，枕骨之下，胸锁乳突肌上端与斜方肌上端之间的凹陷中。

风门：在脊柱区，第2胸椎棘突下，后正中线旁开1.5寸。

肺俞：在背部，当第3胸椎棘突下，旁开1.5寸。

定喘：位于项背部，第七颈椎棘突下缘中点旁开0.5寸处。

（四）操作方法

先用75%乙醇擦拭需刮的部位，手拿刮板，先刮拭项背部督脉及膀胱经。重点刮拭大椎、风府、风池、风门、肺俞、定喘、脾俞、肾俞、曲池、尺泽、足三里、太溪。刮板与刮拭方向一般保持在45°~90°进行刮痧，每个部位刮3~5分钟，一般不超20分钟。对于一些不出痧或出痧少的患者，不可强求出痧，以患者感到舒服为原则。

（五）禁忌证

1. 有严重心脑血管疾病、肝肾功能不全、全身水肿、接触性皮肤病传染、精神病患者。
2. 孕妇的腹部、腰骶部禁止刮痧。
3. 凡体表有疖肿、破溃、疮痈、斑疹和不明原因包块处禁止刮痧。
4. 急性扭伤、创伤的疼痛部位或骨折部位。
5. 有出血倾向者如严重贫血、白血病、再生障碍性贫血和血小板减少患者。
6. 过度饥饱、过度疲劳、醉酒者不可接受重力、大面积刮痧。
7. 眼睛、口唇、舌体、耳孔、鼻孔、乳头、肚脐等部位。

八、放血疗法

放血疗法是针刺方法的一种，即《内经》中的刺络法，是用三棱针根据不同的病情，刺破血络或腧穴，放出适量的血液，以治疗疾病的疗法。《内经》言："菀陈则除之，出恶血也。"放血疗法通过通经活络、泄热祛邪、行气活血、祛风止痛，从而达到扶正祛邪、防病治病的目的。放血疗法尤其适用于发热面红、头痛、咽痛、大便不畅的新冠肺炎患者。

（一）治疗机制

古人对放血疗法在疫病中的应用有非常丰富的经验。如《松峰说疫》中记载72种杂疫，有42种用到刺血法，认为针刺放血可"使邪毒随恶血而出"。《痧惊合璧》载，"触犯时气传染，或秽污之气相犯，必兼痧症，或多痰喘，或咽喉如哽，或心腹胀闷，烦躁发热，且治其痧，方可治本病……左腿弯有青筋数条，故昏迷痰喘，先刺其痧筋，出其毒血"，提出刺络出血可治疗疫病。《防疫刍言》中录有"救疫速效良法"在两肘窝曲泽穴、两腘窝委中穴拍痧，出痧后刺出黑血，可"立时即愈"，清光绪二十八年"湖北疫情复发，凡照上法针刺者，亦皆立愈"。临床实践证明，此法有开窍泄热、活血化瘀、疏通经络等作用，主要适用于实证、热证、急证等。

当外邪在表未定之时，刺络放血可起祛邪解表之效，如《素问·离合真邪论》说："此邪新客，溶溶未有定处也……刺出其血，其病立已。"张从正《儒门事亲·目疾头风出血最急说》亦认为："出血之与发汗，名虽异而实同。"《素问·刺热》中提出，对于肺热病者，其"刺手太阴、阳明。出血如大豆，立已"，反映了放血疗法对于热病的显著效果。针刺放血后可促使邪热外泄或减少血中邪热，使体内阴阳平衡而退热。《素问·缪刺论》"人有所堕坠，恶血留内"及《灵枢·寿夭刚柔》"久痹不去身者"，皆为经络受损、气滞血瘀之证，均采用放血法治疗，说明该法能够活血化瘀通络。刺络放血还可用于虚证，孙思邈在《千金要方》中记载："胃虚令人病善饥不能食，支满腹大，刺足阳明、太阳横络出血。"

现代研究表明，刺络放血可调动人体免疫防御功能，激发机体自身的抗病防病能力；对血管及血液成分产生积极的影响，能改善微循环，使组织细胞得到更充分的血液营养物质的补充；可对神经肌肉产生良性刺激，通过刺激体表的外周感受器或神经小体，反射性地改善肌肉功能；有助于分泌各种消化酶，改善脾胃虚弱引起的厌食、消化不良等。

（二）腧穴选择

大椎、太阳、少商、商阳、风门、肺俞。

（三）腧穴定位

大椎：正坐低头，颈部最高点（第 7 颈椎）棘突下凹陷处。
太阳：在头部，眉梢与目外眦之间，向后约一横指的凹陷中。
少商：在手指，拇指末节桡侧，指甲根旁 0.1 寸。
商阳：在手指，示指末节桡侧，距指甲根角上方 0.1 寸。
耳尖：在耳区，折耳向前，耳郭上方的尖端。

（四）操作方法

先用 75% 乙醇擦拭需放血的穴位，如头痛，取穴大椎和太阳。大椎用三棱针点刺 3~5 针，可配合留罐，出血 5~10mL。太阳穴放血，点刺 2~3 针，可配合留罐，出血 2~5mL。耳尖，点刺，挤出 5~10 滴血液。咽痛时，取少商、商阳，捏住指尖，快速点刺，挤出血液 5 滴左右，也可选取耳尖。1 周放血不超过 2 次。1~3 次为一疗程。如出血不易停止，要采取压迫止血。

（五）禁忌证

1. 体质虚弱、贫血、孕妇、产妇、凝血机制不良者。
2. 晕针、晕血者禁止使用。
3. 有严重心脑血管疾病、肝肾功能不全、全身水肿、接触性皮肤病传染、精神病患者。
4. 过劳、过饥、过饱、紧张、醉酒、大汗、大泄之后。

第三节　中医功法及导引治疗技术

一、八段锦

八段锦是用来调理脏腑气血、恢复代谢功能、强身健体的一种体操，历来深受人们所喜爱，被比作精美的锦，共八段动作，故名八段锦。八段锦相对其他健身方法来说，具有柔和连绵、动静相宜、简单易学、强度适中的特点，有通调肺气、调理脾胃、补肾纳气等功效。

动作要领：双手托天理三焦，左右开弓似射雕，调理脾胃臂单举，五劳七伤往后瞧，摇头摆尾去心火，两手攀足固肾腰，攒拳怒目增气力，背后七颠百病消。

二、太极拳

太极拳是以中国传统儒、道哲学中的太极、阴阳辨证理念为核心思想，集颐养性情、强身健体、技击对抗等多种功能为一体，结合易学的阴阳五行之变化、中医经络学、古代导引术和吐纳术形成的一种内外兼修、柔和、缓慢、轻灵、刚柔相济的中国传统拳术。

太极拳运动中对全身多个关节、上肢、下肢、脊柱都有明确的运动指令，是一种全身性的运动锻炼。太极拳的动作柔和均匀，对心肺功能要求不高，运动量的大小可依靠患者运动过程中自身重心位置的高度来调节，易于个体化，老少皆宜。太极拳要求练习者全神贯注，对患者的神志有一定的调节作用，已有研究证明可以减缓焦虑和抑郁症状。太极拳运动中对呼吸的要求是"悠、匀、细、缓"，使患者在肢体运动的同时，自然地完成呼气肌肉的锻炼。太极拳的深长呼吸使肺腑排出大量浊气，吸入较多的氧气，提高了肺部的换气效率，同时增强了肺组织的弹性，胸廓活动度加强，从而改善肺功能。

三、五禽戏

五禽戏是中国最早成套的仿生导引法，也是最具有代表性的功法之一。它是由东汉名医华佗在前人导引基础上，根据虎、鹿、熊、猿、鸟五类动物的生活习性和秉性特点，结合人体经络脏腑整理创编的一套仿生导引养生功法。《后汉书·华佗传》中记载："吾有一术，名五禽之戏：一曰虎，二曰鹿，三曰熊，四曰猿，五曰鸟。亦以除疾，兼利蹄足，以当导引。"本套五禽戏导引，每戏动作重在仿生虎之威猛、鹿之安舒、熊之沉稳、猿之灵巧、鸟之轻盈。其动作简单易学、安全有效，适应居家身体锻炼。其功效具有强身健体、防病治病、愉悦身心、延年益寿的功效。

练时要求模仿得逼真，不仅形似，而且神似，还应逐步做到心静体松，动静相兼，刚柔并济，以意引气，气贯全身，以气养神，精足气通，气足生精。练习五禽戏时，需要靠深呼吸吸入大量氧气，特别是有意识地锻炼腹式呼吸，可使胸廓骨骼更加强壮，呼吸肌逐渐发达。呼吸有力，肺活量提高，又进一步使身体能够摄入更多的氧气，排出更多的二氧化碳。这样可以使更多的肺泡发挥作用，使肺泡的弹性和通透性提高，而利于气体交换，从而使患者的肺功能得到恢复。

四、易筋经

易筋经相传为中国佛教禅宗初祖达摩所创，是一种以变易筋骨为目的的健身方法。易筋经继承了传统易筋经十二势的精要，融科学性与普及性于一体，其格调古朴，蕴涵新意，突出肌肉、骨骼和关节的屈伸、扭转和牵拉，以及脊柱的旋转屈伸。各势动作是连贯的有机整体，动作注重伸筋拔骨，舒展连绵，刚柔相济；呼吸要求自然，动息相融；并以形导气，意随形走；易学易练，健身效果明显。

动作舒展，伸筋拔骨；柔和匀称，协调美观；注重脊柱的旋转屈伸是健身气功易筋经的功法特点。习练中要求习练者精神放松，形意合一；呼吸自然，贯穿始终；刚柔相济，虚实相兼；循序渐进，个别动作配合发音。易筋经以其架势、意守部位、调息次数等变化，适用于不同人群的健身锻炼。长期习练对改善心血管系统、呼吸系统、消化系统的功能，提高平衡能力、柔韧性和肌肉力量均有良好的影响，可以降低焦虑和抑郁程度。

五、六字诀

六字诀即六字诀养生法，是我国古代流传下来的一种养生方法，为吐纳法。它的最大特点是强化人体内部的组织功能，通过呼吸导引，充分诱发和调动脏腑的潜在能力来抵抗疾病的侵袭，防止随着人的年龄的增长而出现的过早衰老。它是通过嘘、呵、呼、嘘、吹、嘻六个字的不同发音口型，唇齿喉舌的用力不同，以牵动不同的脏腑经络气血的运行。嘘字功平肝气，呵字功补心气，呼字功培脾气，呬字功补肺气，吹字功补肾气，嘻字功理三焦。

动作要始终保持缓慢、舒展圆滑，呼吸均匀细长而不憋气。每个字读六遍后，调息一次，以稍事休息，恢复自然。早晚各练三遍，不仅适用于轻度脏腑功能障碍患者的康复，更适用于健康人群调理脏腑，预防疾病。

第四节　其他疗法

一、中医情志疗法

中医认为七情过极皆可伤人，七情指喜、怒、忧、思、悲、恐、惊七种正常的情志活动，是人体的生理和心理活动对外界环境刺激的不同反应，属人人皆有的情绪体验，一般情况下不会导致或诱发疾病。只有强烈持久的情志刺激，超越了人体的生理和心理适应能力，损伤机体脏腑精气，导致功能失调，或人体正气虚弱，脏腑精气虚衰，对情志刺激的适应调节能力低下，因而导致疾病发生或诱发时，七情则称为"七情内伤"。中医情志疗法是一门具有民族传统文化特色的医学心理学，反映了古代五行生克制化的哲学思想，是经典理论和临证经验的完美结合。

面对疫情，焦虑和恐慌在所难免，思伤脾，悲忧伤肺，部分患者甚至会因此出现食欲减退、夜寐不安、心慌胸闷等不适症状，严重影响身心健康，故对新冠肺炎患者的心理干预必不可少。中医在几千年的发展过程当中，针对七情所致疾病，积累了许多科学方法，可以利用情志相胜理论来治疗疾病。

（一）古代的中医情志疗法

中医情志疗法丰富多彩，妙趣横生，千百年流传下来的许多诊疗奇闻佳话，大有"喜怒哀乐"皆是药之感。中医对一些疑难怪病具有独特的情志疗法，神奇的疗效蕴藏着丰富的科学道理。

1. 激怒疗法

传说战国时代的齐闵王患了忧郁症，请宋国名医文挚来诊治。文挚详细诊断后对太子说："齐王的病只有用激怒的方法来治疗才能好，如果我激怒了齐王，他肯定要把我杀死的。"太子听了恳求道："只要能治好父王的病，我和母后一定保证你的生命安全。"文挚推辞不过，只得应允。

当即与齐王约好看病的时间，结果第一次文挚没有来，又约第二次，第二次没来又约第三次，第三次同样失约。齐王见文挚恭请不到，连续三次失约，非常恼怒，痛骂不止。过了几天文挚突然来了，连礼也不见，鞋也不脱，就上到齐王的床铺上问疾看病，并且粗话野话激怒齐王，齐王实在忍耐不住了，便起身大骂文挚，一怒一骂，郁闷一泻，齐王的忧郁症也好了。文挚根据中医情志治病的"怒胜思"的原则，采用激怒病人的治疗手段，治好了齐王的忧郁症，给我国医案史上留下了一个情志疗法的典型范例。

2. 逗笑疗法

清代有一位巡按大人，患有精神抑郁症，终日愁眉不展，闷闷不乐，几经治疗，终不见效，病情一天天严重起来。经人举荐，一位老中医前往诊治。

老中医望闻问切后，对巡按大人说："你得的是月经不调症，调养调养就好了。"巡按听了捧腹大笑，感到这是个糊涂医生，怎么连男女都分不清。此后，每想起此事，仍不禁暗自发笑，久而久之，抑郁症竟好了。

一年之后，老中医又与巡按大人相遇，这才对他说："君昔日所患之病是'郁则气结'，并无良药，但如果心情愉快，笑口常开，气则疏结通达，便能不治而愈。你的病就是在一次次开怀欢笑中不药而治的。"巡按这才恍然大悟，连忙道谢。

3. 痛苦疗法

明朝有个农家子弟叫李大谏，自幼勤奋好学，头一年考上了秀才，第二年又中了举人，第三年又进士及第，喜讯连年不断传来，务农的父亲，高兴得连嘴都挂到耳朵上了，逢人便夸，每夸必笑，每笑便大笑不止，久而久之，不能自主，成了狂笑病，请了许多医生诊治，都没有效果。李大谏不得已请某御医治疗。

御医思考良久，才对李说："病可以治，不过有失敬之处，还请多加原谅。"李说："谨遵医命，不敢有违。"御医随即派人到李大谏的家乡报丧，对他父亲说："你的儿子因患急病，不幸去世了。"李大谏的父亲听到噩耗后，顿时哭得死去活来，由于悲痛过度，狂笑的症状也就止住了。

不久，御医又派人告诉李的父亲说："你儿死后，幸遇太医妙手回春，起死回生被救活了。"李的父亲听了又止住了悲痛。就这样，历时十年之久的狂笑病竟然好了。从心理医学上讲，此所谓相反疗法。

4. 怡悦疗法

传说古代名医张子和，善治疑难怪病，在群众中享有崇高威信。一天，一个名叫项关令的人来求诊，说他夫人得了一种怪病，只知道腹中饥饿，却不想饮食饭菜，整天大喊大叫，怒骂无常，吃了许多药，都无济于事。

张子和听后，认为此病服药难以奏效，告诉病人家属，找来两名妇女，装扮成演戏的丑角，故作姿态，扭扭捏捏地做出许多滑稽动作，果然令病人心情愉悦。病人一高兴，病就减轻了。接着，张子和又叫病人家属请来两位食欲旺盛的妇女，在病人面前狼吞虎咽地吃东西，病人看着看着，也跟着不知不觉地吃起来。就这样，利用怡悦引导之法，使心情逐渐平和稳定，最后终于不药而愈。

5. 羞耻疗法

羞耻是人的本能，中医利用人的这一本能，治疗一些疑难怪症，都收到了神奇的意外效果。传说有一民间女子，因打哈欠，两手上举再也不能下来，吃药治疗皆无效果。

医生利用女子害羞的心理，假装要解开这位女子的腰带，扬言要为她做针灸治疗，女子被这突如其来的动作惊呆了，不自觉地急忙用双手掩护下身，急则生变，双手顺势自然下垂复原。这是中医采取"围魏救赵"计谋的情志疗法，收到了立竿见影的效果。

（二）中医情志疗法的运用

中医情志疗法治疗的原则与核心即纠正情志异常，这也是"情志相胜"的基本精神。通过一系列方法纠正患者异常的情志如焦虑恐慌，从而使之恢复正常是总的治疗原则。

1. 治疗原则

（1）接受性原则：对所有新冠肺炎患者都要做到一视同仁，热情接待，要用同情、理解的目光和鼓励、启发式的提问引导患者，耐心地倾听他的诉说。其实，倾听的同时就是治疗的开始，患者在诉说的时候可以得到宣泄，并可能由此而减轻症状。要以极大的同情心来理解患者的所作所为，要深有同感，这样患者才能感到你是可以信赖的，才能接受治疗。

（2）支持性原则：患者患病后必然会产生一种受挫折的心理，但又无可奈何，常常是经历了一番磨难或痛苦的挣扎，有的患者是已感到绝望或仅抱有一线希望，所以他们在求治时常常询问：我的病能治好吗？为此，治疗者要不断地向患者传递支持的信息，说明疾病的可治性，并可列举成功的例子，以解除他们因缺乏相关知识而产生的焦虑不安的情绪和增强同疾病作斗争的信心和勇气，态度坚定、慎重、亲切可信、充满信心。

（3）真诚性原则：疾病能否治好，是患者、家属及治疗者十分关心的问题。对于治疗者来说，应当以真诚的态度，认真地了解患者的症状、发病机制、诊断及治疗过程中的反应，并在慎重地确定治疗方案之后，还要根据具体情况不断地进行修正和完善。在此基础上就可以向患者做出科学的、实事求是的解释和保证，让其认为治疗者的保证是有理有据、合情合理的。对于时间上的保证期最好稍长一些，以免到期达不到预期效果而引起患者的失望和挫折感，甚至对治疗者产生怀疑。当然，也需要向患者说明，任何保证都需要患者积极配合，发挥主动，遵守医嘱，否则会影响治疗。对治疗过程中患者取得的进展，也应及时给予肯定和赞赏。

（4）科学性原则：进行心理治疗一定要遵循心理学规律，要以科学的心理学理论为指导。因此，治疗者首先必须具有坚实的专业基础，并树立治病救人的态度，不能以盈利和惑众为目的。

（5）保密性原则：对患者的姓名、职业、病情及治疗过程进行保密是治疗者所应遵循的职业道德，也是进行心理治疗所应遵循的一个重要原则。没有获得患者的许可，治疗者绝不可泄露患者的情况，不和自己的亲属诉说，不和同事交流，更不可公开患者情况。

2. 主要情志疗法

（1）情志相胜疗法：《素问·阴阳应象大论》与《素问·五运行大论》都指出"怒伤肝，悲胜怒""喜伤心，恐胜喜""思伤脾，怒胜思""忧伤肺，喜胜忧""恐伤肾，思胜恐"。意为通过有意识地采用另一种情志活动去控制或调节因某种刺激而引起的疾病，从而达到治愈疾病的目的。

新冠状肺炎患者常会出现焦虑、惊恐等情绪，中医的脏腑学说认为，恐则气下，惊则气乱，这些过激的情志变化可引起体内气机升降失调，中焦斡旋无力，从而变生疾病。在疾病的治疗当中运用惊恐克制的医理，可调节气机的升降出入，恢复人体阴阳的动态平衡。

（2）移情易性疗法：移情易性，目的是分散患者对疾病的注意力，使其少沉溺于不良情绪之中。《临证指南医案》中说："情志之郁，由于隐性曲意不伸……盖郁证全在病者能移情易性。"因此，新冠肺炎患者可进行室内休闲娱乐活动，如看书、听音乐、做手工、画画、打八段锦、瑜伽、聊天等，培养兴趣爱好，缓解焦虑、紧张，保持积极心态；不要轻信谣言，放大负面信息，增加恐慌；睡前不要过分关注疫情相关信息，以免影响睡眠质量。

（3）顺情从欲疗法：《素问·移精变气论》指出，"系之病者，数问其情，以从其意"，这也是心理疗法之一。值此天灾之际，党和政府采取积极果断的行动，对患病人群进行集中治疗，免除了患者的经济压力，通过集体的关怀、社会的救济，极大缓解了患者的焦虑情绪和后顾之忧。

（4）语言诱导疗法：对待患者一视同仁，耐心细致，取得其信任，对患者以同情的态度，向其详细询问病情，利用劝说开导，使患者如实地吐出真情，将痛苦诉说出来，也是一种"心理疏导"方法，有利于不良情绪的疏导。

（三）注意事项

1. 理解

理解患者出现的情绪反应属于正常的应激反应，做到事先有所准备，不被患者的攻击和悲伤行为所激怒而失去医生的立场，如与患者争吵或过度卷入等。

2. 评估

在理解患者的前提下，除药物治疗外还应当给予心理危机干预，如及时评估自杀、自伤、攻击风险、正面心理支持、不与患者正面冲突等。解释隔离治疗的重要性和必要性，鼓励患者树立积极恢复的信心。

3. 解释

强调隔离手段不仅是为了更好地观察治疗患者，同时也是保护亲人和社会安全的方式。解释目前治疗的要点和干预的有效性。

二、音乐疗法

音乐疗法在心理治疗上的作用已毋庸置疑，《黄帝内经》在两千多年前就提出"五音疗疾"的理论，认为五脏可以影响五音，五音可以调节五脏。其将传统音乐的五个音阶分别赋予了不同的属性，即角（木）、徵（火）、宫（土）、商（金）、羽（水）。音乐疗法将中医学的阴阳五行、天人合一的理论与音乐相结合，通过"角、徵、宫、商、羽"五种不同的音调旋律，配合不同乐器，演奏出不同的声波和旋律，使人体五脏六腑产生共鸣，进而达到防治疾病、调节情志的目的。可让患者在住院期间听一些自己喜欢的音乐放松心情。音乐治疗以每日 2~3 次，每次以 30 分钟左右为宜。

参 考 文 献

［1］国家卫生健康委办公厅，国家中医药管理局办公室．关于印发新型冠状病毒肺炎诊疗方案（试行第七版）的通知［EB/OL］．［2020-03-4］．

［2］柏启州，王兵，金大成，等．新型冠状病毒肺炎中医药分期诊治方案进展［J/OL］．西安交通大学学报（医学版）：1-18［2020-03-09］．

［3］中国针灸学会新型冠状病毒肺炎针灸干预的指导意见（第一版）［J］．中国针灸，2020，

40 (2)：111.

[4] 吴丽萍，叶荔妮，李志萍，等.门诊病人对新型冠状病毒肺炎的认知现状及护理对策
[J].全科护理，2020，18 (5)：556-558.

[5] 李建生，张海龙，陈耀龙.新型冠状病毒肺炎中医康复专家共识（第一版）[J/OL].
中医学报：1-19 [2020-03-09].

[6] 刘清泉，夏文广，安长青，等.中西医结合治疗新型冠状病毒肺炎作用的思考 [J].
中医杂志，2020，61 (6)：463-464.

[7] 范伏元，樊新荣，王莘智，等.从"湿毒夹燥"谈湖南新型冠状病毒感染的肺炎的中
医特点及防治 [J/OL].中医杂志：1-4 [2020-02-06].

[8] 赵宏，李以松，刘兵，等.艾灸治疗SARS恢复期9例临床观察 [J].中国针灸，
2003，23 (9)：564-565.

[9] 施仁潮.直接全面介入SARS防治中医中药大有用武之地：中医药专家为SARS防治献
计献策 [J].浙江中医杂志，2003，38 (7)：277-279.

[10] 吴静，蔡圣朝."热证可灸"理论的发展 [J].中医药临床杂志，2017，29 (4)：
455-458.

[11] 王寅.针灸治疗SARS的可行及不可行性分析 [J].中国针灸，2003，23 (8)：
498-501.

[12] 朱兵.关于灸材和灸温的思考 [J].针刺研究，2018，43 (2)：63-67.

[13] 常小荣，刘密，严洁，等.艾灸温补作用的理论探源 [J].中华中医药学刊，2011，
29 (10)：2166-2168.

[14] 陈腾飞.论重症患者之湿邪 [J].中国中医急症，2018，27 (11)：1981-1983.

[15] 兰蕾，常小荣，石佳，等.艾灸的作用机理研究进展 [J].中华中医药学刊，2011，
29 (12)：2616-2620.

[16] 邹庆轩，林有兵，周一凡，等.近年来不同流派铺灸的灸治特点 [J].山西中医，
2017，33 (10)：60-62.

[17] 齐立聪.捏脊加穴位按摩治疗小儿肺炎痰多症状的疗效观察 [J].继续医学教育，
2019，33 (4)：160-162.

[18] 赵毅，王诗忠.推拿手法学 [M].上海：上海科学技术出版社，2009.

[19] 徐北辰.中药联合推拿辅助治疗风热闭肺型重症病毒性肺炎40例 [J].现代中医药，
2019，39 (4)：33-36.

[20] 刘霞，郭秀彩，林媛媛，等.穴位与非穴位皮肤生物物理学性质影响芥子碱渗透特性
研究 [J].中草药，2013，44 (9)：1111-1116.

[21] 赵娟萍，张秋橄，齐笑，等.中药穴位贴敷治疗呼吸系统疾病的研究概述 [J].中华
中医药学刊，2017，35 (7)：1780-1783.

[22] 梁繁荣.针灸学 [M].上海：上海科学技术出版社，2013：24-25.

[23] 李忱，赵强，徐伊晗，等.基于络病学说的穴位贴敷治疗慢性复杂性肺病的理论诠释
[J].中华中医药学刊，2015，33 (7)：1590-1592.

[24] 张云伟，周燕，廖小琴，等．穴位贴敷治疗慢性阻塞性肺疾病稳定期疗效观察［J］．
上海针灸杂志，2016，35（9）：1065-1069.

[25] 韩飞，彭珍，周志渝，等．功效性分类中药对提高机体免疫功能的研究进展［J］．中
草药，2016，47（14）：2549-2555.

[26] 李姝，肖雄，毛兵．穴位贴敷联合穴位注射对急性加重期COPD患者免疫功能影响
［J］．临床军医杂志，2018，46（2）：199-201.

[27] 董竞成，刘宝君，张红英．"治未病"理论在慢性气道炎症性疾病中的应用［J］．中
国中西医结合杂志，2013，33（7）：983-989.

[28] 肖建，杜春玲．慢性阻塞性肺疾病病因及发病机制研究进展［J］．中国老年学杂志，
2014，34（11）：3191-3194.

[29] 刘太容，罗碧如，于正，等．穴位按摩联合六字诀呼吸操在慢性阻塞性肺疾病稳定期
患者中的应用［J］．护理学杂志，2018，33（5）：41-44.

[30] 郭秀婷，詹小平，金细众，等．穴位按摩配合呼吸功能锻炼对慢性阻塞性肺疾病稳定
期患者肺功能及生活质量的影响［J］．中国全科医学，2017，20（S2）：345-347.

[31] 王莹莹，杨金生．刮痧疗法临床治疗病种研究与展望［J］．中国针灸，2009（2）：
167-171.

[32] 贾曼，丰芬．刮痧疗法及其应用［J］．河南中医，2011，31（12）：1368-1370.

[33] 徐青燕，杨金生，杨莉，等．委中穴区刮痧对本经同侧经脉线上皮肤微循环血流灌注
量的影响［J］．针刺研究，2013，38（1）：52-56.

[34] 张皆佳．传统养生功法对COPD患者康复治疗的研究进展［J］．中医外治杂志，
2017，26（6）：54-56.

[35] 张琳，魏玉龙．五禽戏国内外临床研究进展［J］．按摩与康复医学，2019，10（23）：
24-27.

[36] 徐海军，李利珍，王久利．五禽戏联合化疗对肺癌患者免疫功能及生存质量的影响
［J］．中医药临床杂志，2018，30（9）：1697-1699.

[37] 石燕．八段锦健身气功锻炼对肺结核患者肺功能及并发症的预防研究［J］．中国预防
医学杂志，2019，20（9）：799-802.

[38] 郭光昕，曹奔，朱清广，等．中医传统功法在新型冠状病毒肺炎防治中的应用探讨
［J/OL］．上海中医药杂志：1-4［2020-03-09］.

[39] 韩睿，林洪生．健身气功八段锦对非小细胞肺癌术后患者肺功能及生存质量干预疗效
的临床研究［J］．天津中医药，2016，33（12）：715-718.

[40] 潘怡，王振兴，闵婕，等．24式简化太极拳在慢性阻塞性肺疾病稳定期肺康复中的疗
效评价［J］．中国康复医学杂志，2018，33（6）：681-686.

[41] 高艳芳，区燕云，陈妙媛．五禽戏锻炼对出院过渡期慢性阻塞性肺疾病患者肺功能及
运动耐量的影响［J］．临床与病理杂志，2017，37（5）：975-980.

[42] 徐朦婷，李琳琳，王万宏，等．易筋经联合耐力运动对冠心病患者心肺功能和生活质
量的影响［J］．心脏杂志，2019，31（4）：447-451.

［43］李冰雪，刘杰，林洪生，等．中医杂志［J］，2019，60（24）：2150-2153.

［44］郭秀华．心理应激与相关心理疾病的治疗［J］．中国卫生标准管理，2015，6（16）：31-32.

［45］陈飞．心身疾病患者负性情绪与心理防御机制研究［J］．临床医药文献电子杂志，2017，4（69）：13506.

第七章　新冠肺炎康复单元诊疗模式

随着新冠肺炎临床救治的不断推进和阶段性的胜利，截至 3 月 17 日全国累计出院患者 69601 例，新增病例及急增重症及危重症病例显著减少，多个省市出现清零，预示抗击肺炎疫情的战役已步入新阶段，为了更好地实现新冠肺炎患者的分层精细化管理，构建预防-治疗-康复一体化诊疗模式，新冠肺炎的康复介入已刻不容缓，基于此，我们开展了新冠肺炎康复单元诊疗模式的探索，希望有助于患者的呼吸、躯体、心理及其他功能障碍的全面恢复，促进社会和谐和进步，并为以后应对各种重大疫情提供借鉴。

第一节　新冠肺炎康复单元的概念

新冠肺炎康复单元（COVID-19 rehabilitation unit，CRN），是指对病情稳定的新冠肺炎住院患者采用多学科团队合作的方式进行康复诊疗活动的一种工作模式。它是由康复医师、内科医师、中医医师、康复专科护士、物理治疗师、心肺治疗师、作业治疗师、心理专家和社会工作者等组成的一个有机的整体，为患者提供中西医结合的药物治疗、体位疗法、呼吸训练、运动训练、徒手治疗、呼吸操、物理因子治疗、传统康复、心理康复及健康宣教等，以促进肺部炎症吸收，提高呼吸肌肌力，改善呼吸功能，增强运动耐力及体力，缓解焦虑及抑郁情绪，提高日常生活能力，帮助患者重返家庭及社会，提高生活质量的一种管理模式。广义的新冠肺炎康复单元是把患者的管理从医院内的临床康复治疗延伸到出院后的社区和家庭康复治疗，从而形成 CRN 社会系统化的全面覆盖工程。

CRN 不是一种新的治疗方法和治疗手段，而是一种全面、有机、高效的病房管理模式，它将现有的新冠肺炎各种治疗方法，以改善功能障碍和提高健康水平为目的，进行有机整合，通过团队合作，实现 1+1 大于 2 的治疗效果。强调以患者的功能障碍和健康需求为中心，实现从生物模式向生物-心理-社会-健康模式的转变，以期为新冠肺炎的治疗画上圆满的句号。WHO 提出在疾病的结局中，除了治愈和死亡两种临床结局指标外，还包括第三临床结局指标-功能（functioning），对于新冠肺炎患者，我们也观察到符合出院标准的，特别是重症及危重症患者，在出院时仍然无法生活自理，无法恢复工作，给家庭和社会带来了沉重的负担，CRN 的出现体现了对新冠肺炎患者的人文关怀，强调了康复的价值和意义，改变了以核酸检查阴性和影像学检查好转为标准的临床痊愈，把患者的功能预后和患者及家人的满意度为重要的临床目标，体现了多学科综合治疗（multi-disciplinary team，MDT）的团队工作模式。

新冠肺炎患者进入新冠肺康复病区后，除常规的体格检查及病史询问外，要求在 24 小时内完善各种必要的实验室检查及影像学检查，并由 CRN 小组成员共同参与康复评定，制订康复计划，强调患者早期在血氧监测下进行肺功能的康复训练、心理医师积极的引导和心理支持，稳定患者的情绪，减少或消除负性行为，增强其康复的信心，提高心理调节能力，建立新的适应性行为，鼓励患者积极主动配合治疗，尽可能地预防和减少新冠肺炎产生的各种并发症和后遗症。同时还采用视频、微信、宣传手册等各种方式对患者进行出院后的社区和居家远程康复指导、健康宣教及心理咨询。

第二节　新冠肺炎康复单元的作用和意义

一、新冠肺炎康复单元的作用

1. CRN 能够使新冠肺炎患者尽快在病房接受综合的、系统的、安全有效的康复治疗。

2. CRN 能够在隔离病房内配备更好的康复设施和康复治疗，为各种疑难问题的处理提供了有力的保证，同时精准化的评估和 MDT 的团队工作模式，更有利于为患者提供个体化、针对性的康复方案。

3. 减少各种并发症。因 CRN 的医护技接受专业的培训，能够更敏锐地关注患者可能出现的并发症，如下肢深静脉血栓的形成、泌尿系感染、肌肉萎缩、骨质疏松等，并尽早给予预防及治疗，同时早期注意患者体位的管理、心理疏导等，能够更全面系统地指导患者进行综合的康复治疗，因此能够缩短肺部炎症的吸收的时间、减少并发症、降低病死率。

4. CRN 工作小组能对患者进行实时监测，并在血氧及心率的监测下开展评估和治疗，这种工作管理模式能够保证更加安全有效地开展新冠肺炎患者的康复治疗。

二、构建新冠肺炎康复单元的意义

1. 产生更好的临床效果

多学科的团队密切合作为患者提供了标准化的治疗方案，同时又能根据患者的个体差异和病情变化及时调整治疗；尽早康复介入能有效预防并发症，缩短病程，巩固疗效。

2. 提高患者及家属满意度

CRN 的管理模式的最终目标是改善患者的功能障碍，提高生存质量，促进社会和谐。通过针对功能障碍而展开的康复治疗，一方面显著提高了临床疗效，另一方面克服了患者应激性的心理伤害和由新冠肺炎所带来的恐惧和焦虑，并且通过医技护的多维度与患者及家属的沟通，形成了良好的医患关系。

3. 有利于开展新冠肺炎康复的临床研究

新冠肺炎作为一种突发的新增传染性疾病，在许多方面均处于空白，目前许多治疗方案的制定均来自于 SARS 期间的经验，需要开展进一步的临床研究，了解疾病的转归和远期预后，特别是康复治疗方面的结局更需要深入的研究和探索。

第三节　新冠肺炎康复单元的建设

一、新冠肺炎康复单元的类型

1. 超早期 CRN

此期主要以会诊为主。这种模式中，住在呼吸科病房、感染科病房或 ICU 病房的主要为重症型及危重症型患者，以其他科医生的临床救治为主，新冠肺炎康复超早期介入，实施多学科医疗小组查房，制订医疗方案。（此类患者存在传染性）

2. 早期 CRN

收治新冠肺炎恢复早期的患者，一般指发病时间为 1~2 周，由危重型或重型新冠肺炎转入普通型，或普通型患者病情稳定，生命体征平稳，病情不再进展，肺部 CT 较前吸收，核酸检测阴性或仍为阳性，但存在呼吸功能、心脏功能、其他脏器功能、运动功能及生活自理能力障碍，需要尽早进行康复干预，住院一般 2 周左右。（此类患者存在传染性）

3. 恢复期 CRN

新冠肺炎患者已达到临床治愈并出院，且完成 14 天定点隔离及 14 天居家隔离，但患者仍存在以上功能障碍，不能回归家庭及社会。（此类患者已不具有传染可能）

二、新冠肺炎康复单元的建立条件

（一）具备隔离病房的配备条件

1. 前提

严格按照国家卫生健康委员会印发的《医疗机构内新型冠状病毒感染预防与控制

技术指南（第一版）》的要求，对超早期 CRN 和早期 CRN，所有接触患者的康复医生、治疗师及康复护理人员经过医院感染控制培训考核合格后方可进行。

2. 场地

CRN 病区及康复治疗区的建筑布局和工作流程均需完全按照国家规定符合《医院隔离技术规范》等有关要求，并配备符合要求，数量合适的医务人员防护用品。

3. 要求

在实施标准预防的基础上，采取接触隔离、飞沫隔离和空气隔离等措施；严格探视制度，不允许陪护；按照《空气净化管理规范》规定，进行空气净化。

4. 医护人员防护

科主任及护士长应强化标准预防措施的落实，做好病区和康复治疗区域的通风管理，进入康复诊疗区域前测量体温、穿工作服，严格按照《医务人员手卫生规范》要求，佩戴医用防护口罩（建议每 4 小时更换一次）和乳胶手套；采取接触隔离、飞沫隔离和空气隔离等防护措施，医务人员使用的防护用品符合国家规定的要求；严格按照规范要求穿脱防护用品；每位患者使用的医疗器械、器具应按照《医疗机构消毒技术规范》要求进行清洁与消毒。

5. 加强患者管理

患者实施隔离，指导患者正确选择、佩戴口罩，正确实施咳嗽礼仪和手卫生；隔离病房不允许探视和陪护；原则上患者的活动限制在隔离病房内，如需要进行相关检查，则需穿上隔离服、佩戴口罩，按照指定规范的路线由专人引导完成检查并返回隔离病区内。

（二）康复治疗区的设置

为避免交叉感染，减少患者的流动，需要在隔离病房内设置康复治疗区。

1. 环境要求

有足够的空间，环境安静，通风流畅，配备空气净化装置，限制人员的出入。

2. 训练器械和仪器

根据实际条件配备一定数量的仪器设备，如超短波、短波、微波等高频治疗仪、智能上下肢训练仪、有氧康复评估训练跑台、有氧康复功率自行车、空气波压力治疗仪等，充分利用器械、智能化训练设备、物理因子等，以指导患者主动康复为主，尽可能减少"一对一"的肢体接触治疗和有创操作。有条件的医院可配备移动式呼吸功能检测仪、心肺功能检测仪以及若干指脉氧检测仪等。

（三）CRN 的成员组成及相关工作

1. CRN 的主要成员

康复医师、心肺康复治疗师、物理治疗师、传统康复治疗师、心理治疗师、康复专科护士。

2. CRN 的主要职责

康复医师负责患者的临床诊治工作，包括接诊患者、询问病史、体格检查、评估患者的呼吸功能及其他功能障碍、制订新冠肺康复诊疗计划，负责日常的查房或会诊并开具医嘱和康复处理意见等，完成相关文书的撰写，每周康复评分，组织治疗师及护士进行视频下 Teamwork 讨论；心肺康复治疗师主要负责心肺功能的评估、体位管理、呼吸功能训练、廓清训练等并对患者进行新冠肺康复的健康宣教；物理治疗师主要负责有氧训练、运动处方的制订、物理因子治疗等；传统康复治疗师主要负责进行传统康复治疗，如各种灸法，并指导带领患者进行传统功法治疗，如太极拳、八段锦等；心理治疗师主要对患者进行心理方面的相关测评，对有心理障碍的患者进行心理疏导和心理治疗，解除患者的焦虑、恐惧和抑郁，增强患者战胜疾病的信心；康复护士主要负责指导患者体位管理、与患者进行积极有效的沟通，了解患者日常情况，对患者进行新冠肺炎的健康宣教及出院后隔离及居家隔离期间宣教工作。

3. CRN 的工作内容

CRN 的组成成员除日常各自的医疗工作外，还通过 Teamwork 小组讨论的形式进行交流；以解决患者的实际问题，提高临床疗效为目的，发挥多学科评价的优点，从不同的角度对患者的诊疗方案进行多方面的建议，从而制订出有针对性的个体化的诊疗方案。一般在患者入院 3 天内应进行首次 CRN 小组会议，以后每周进行 1 次，由康复医师主持，CRN 小组全体成员必须参加，一般分为初期、中期、终期 3 个阶段的康复小组会议。

（1）初期评价会议：在制订康复计划和康复治疗前进行。主要就患者目前的状态、存在的功能障碍及其功能障碍程度、康复的潜力、目前存在的主要问题、影响康复治疗的因素等进行全方位的讨论，每一个成员根据自己的角度提出治疗计划、方案及目标，最终在康复医师的综合评估和分析下，协调制订康复治疗计划、近期目标及远期目标。

（2）中期评价会议：一般在康复治疗 1 周后进行。会议就康复治疗中患者状态的变化、功能障碍的改善程度或治疗的难点、康复计划的执行情况及近期目标的完成情况进行深入的探讨，对存在的问题进行分析，调整治疗方案，制订下一步的康复计划。

（3）终期评价会议：在患者结束康复治疗，即将出院时进行。对经过 CRN 病房干预的患者，康复治疗后功能障碍的恢复情况，日常生活能力水平的提高等进行总结，评定康复治疗的效果，并对患者的居家及社区康复治疗制订康复指导计划，也对患者的远期随访进行预约，观察其远期疗效。

4. 新冠肺炎的健康宣教

新冠肺炎的健康教育是 CRN 的重要功能之一，通过健康教育能让患者正确地了解新冠肺炎，消除恐惧情绪，促进人们自觉地形成有利于健康的行为，加强个人卫生防护和避免将新冠肺炎传染给他人的意识；通过健康教育增加了患者与医务人员的沟通和交流，促进了患者早期康复；增加了人们今后应对各种突发重大疫情的经验，减少应激性创伤。疫情期间，可以通过医务人员自行拍摄视频和制作微信宣传等方式，对患者进行健康教育，并对患者进行延伸康复指导。

5. CRN 病房的组织和运作

超早期 CRN 和早期 CRN 病房，因具有传染性，需要在严格的防护和隔离下开展工作，恢复期 CRN 则按照常规康复医学科工作流程开展工作，但随着本次疫情的全球蔓延，提示即使疫情结束，以后的工作中还应严格按照《医务人员手卫生规范》要求，医务人员佩戴医用防护口罩（建议每 4 小时更换一次）和一次性乳胶手套，保护自己和患者，避免交叉感染。

6. 出院计划

新冠肺炎患者按照国家卫生健康委员会和国家中医药管理局联合印发的《新型冠状病毒肺炎诊疗方案（试行第七版）》通知要求，达到出院标准：

（1）体温恢复正常 3 天以上。

（2）呼吸道症状明显好转。

（3）肺部影像学显示急性渗出性病变明显改善。

（4）连续 2 次痰、鼻咽试纸等呼吸道标本核酸检测阴性（采用时间至少间隔 24 小时），即可出院。同时从 CRN 病房出院的患者其呼吸功能、心脏功能、其他脏器功能、运动功能明显改善，达到基本生活自理，通过一段时间的居家休养，能够重返工作岗位，重返社会。由 CRN 工作小组共同讨论确定。

7. 出院随访

由 CRN 工作小组成员定期复诊出院患者，督导患者进行居家及社区康复治疗方案，帮助患者养成健康的生活方式，良好的卫生习惯，提高患者远期生活质量。

第四节　新冠肺炎康复单元诊疗方案

因疫情的特殊性，在其他医院和其他国家目前还未见开展，而且由于对新冠肺炎的病情变化和功能障碍特征还缺乏清晰的认识，所以目前尚无法确定最合理的康复医疗方案，我们也是在卒中单元管理模式的基础上对新冠肺炎康复单元的工作和管理模式进行尝试和探索，同时积极吸取 SARS 期间以及借鉴疫情期间关于新冠肺炎康复的各种专家共识及指导意见开展相关工作，包括国家卫生健康委员会办公厅印发的《新冠肺炎出院患者康复方案（试行）》、中国康复医学会发表的《基于新型冠状病毒肺炎的呼吸道感染性疾病疫情期间康复诊疗专家共识》、中国康复医学会联合中国康复医学会呼吸康复专委会及中华物理医学与康复学分会心肺康复组发表的《2019 新型冠状病毒肺炎呼吸康复指导意见》等。

CRN 是对于新冠肺炎患者开展的诊断、评定、观察、治疗、康复的一体化管理体系和流程，患者能最快地接受包括药物治疗在内的、针对性的个体化康复治疗方案，并且把促进新冠肺炎患者肺部炎症的吸收，减轻肺炎相关的临床症状（咳嗽、心慌、胸闷、乏力等），改善患者的呼吸功能，提高心、肺功能，增加呼吸肌肌力，预防各种并发症（包括下肢深静脉血栓形成、压疮、骨骼肌肉功能退化等），增强运动耐力及体力，缓解焦虑及抑郁情绪，提高患者的日常生活活动能力，逐步恢复患者重返家庭及社会的能力，减少新冠肺炎后遗影响，提高患者的远期生活质量作为工作目标，有针对性地开展医疗救治。

一、工作原则

新冠肺炎患者病情稳定，生命体征平稳的转入 CRN 病区后，由康复医师、康复治疗师及康复护士等组成的团队，在一定的心电及血氧监测下进行系统全面的评估和安全有效的康复，同时注意工作中的安全防护，避免感染。所有康复治疗均应排除禁忌证，以不加重患者临床感染防护负担为基本原则。

二、工作要求

1. 全面、详细及充分的的康复评估，充分掌握适应证和禁忌证。

2. 制定个体化、全面的中西医结合康复治疗计划。

3. 在心电及血氧的监测下进行循序渐进的康复治疗。

4. 整个医疗过程中，医生、治疗师及护士均按照严格的感染防控措施进行，避免医务人员的感染。

5. 确保整个康复治疗安全有效，注意治疗过程中的不良反应，如治疗过程中，有任何不适应立即终止治疗，上报康复医师，完善检查积极采取救治措施。

三、工作流程

患者由新冠肺炎隔离病区转入 CRN 隔离病区进行综合康复干预，其具体工作流程详见图 7-1。

CRN 中西医结合的工作管理模式：坚持中西结合，优势互补；在 CRN 病区内，实现新冠肺炎患者全程中西医结合康复治疗；同时制定和完善 CRN 的诊疗规范，在确保安全、有效的基础上，提高临床疗效；整合多学科资源建立新冠肺炎康复平台，最大化发挥多学科优势，从预防-治疗-康复三位一体的模式，开展新冠肺炎的救治工作，实现新冠肺炎"无缝化"连续的全周期管理；最后，强调患者出院后的居家及社区远程康复指导，将康复医疗进行了有效的延伸，加速实现了国家将医疗卫生下沉到社区的工作理念，提高了患者及家属的社会满意度，促进了社会和谐与进步。

```
┌─────────────────┐
│  确诊的新冠肺炎患者  │
└─────────────────┘
          │
    ┌─────┼─────┐
    ▼     ▼     ▼
┌──────────┐ ┌──────────┐ ┌──────────┐
│ 呼吸科隔离病区 │ │ 感染科隔离病区 │ │ ICU隔离病区 │
└──────────┘ └──────────┘ └──────────┘
          │
┌─────────────────┐
│   CRN隔离病区    │
└─────────────────┘
```

```
┌──────────┐                    ┌──────────┐
│ 肺康复治疗师 │ ←              → │  康复医师  │
└──────────┘                    └──────────┘
┌──────────┐      ┌──────┐      ┌──────────┐
│ 物理治疗师  │ ←  │ 患者 │  → │  中医师   │
└──────────┘      └──────┘      └──────────┘
┌──────────┐                    ┌──────────┐
│ 心理康复师 │ ←              → │  康复护士  │
└──────────┘                    └──────────┘
```

```
              ┌──────────────────────┐
           ┌─│ 初期康复评定，制定康复计划 │
           │  └──────────────────────┘
           │  ┌──────────────────────┐
┌────────┐ │  │ 中期康复评定，调整治疗方案 │
│CRN工作小组│─┤  └──────────────────────┘
└────────┘ │  ┌──────────────────────┐
           │  │ 终期康复评定，出院康复指导 │
           │  └──────────────────────┘
           │  ┌──────────────────────┐
           └─│   远程督导，长期随访    │
              └──────────────────────┘
```

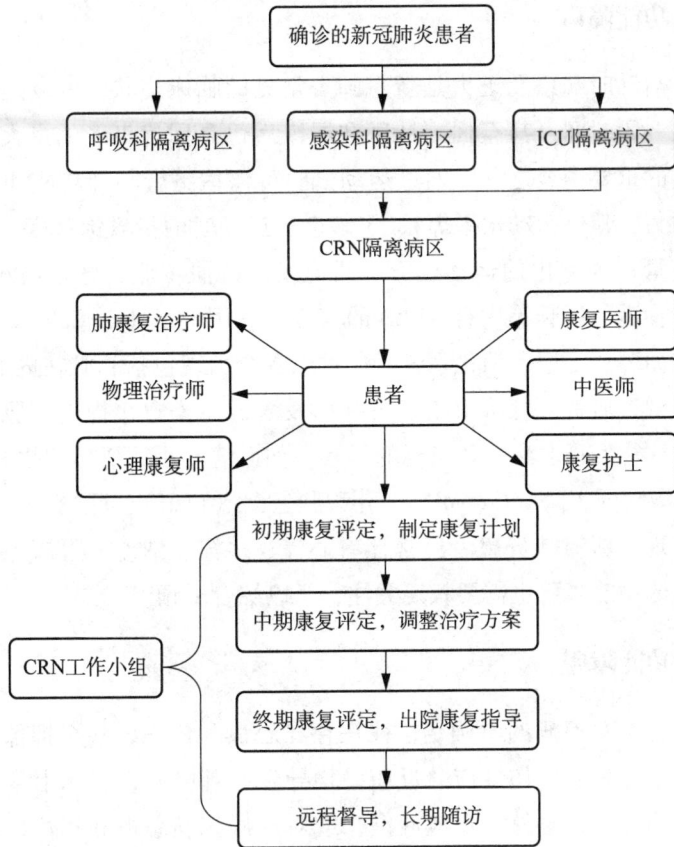

图 7-1　新冠肺炎康复单元工作流程图

四、功能障碍

(一) 呼吸功能障碍

新冠肺炎是由 SARS-CoV-2 作用于 ACE2 受体，通过受体介导的内吞作用进入细胞，主要感染纤毛支气管上皮细胞和 II 型肺泡细胞，引起的以肺部损害为主要靶器官损害的全身性疾病，急性肺部的炎症损伤肺部上皮细胞和肺毛细血管内皮细胞，引起肺间质和肺泡水肿，影响氧的弥散，导致肺泡气体交换障碍；同时肺泡表面活性物质减少，肺泡萎陷，参加肺泡表面气体交换的肺泡数量减少，通气/血流比例失调，肺通气功能下降；对于重型及危重型患者，后期还可能出现肺纤维化，出现限制性通气功能障碍。因此新冠肺炎患者存在呼吸困难、胸闷及憋喘等呼吸系统症状，通过肺功能检测的结果，可鉴别患者是通气功能障碍还是弥散功能障碍，通气功能障碍的类型（阻塞性、限制性、混合型）。

（二）躯体功能障碍

肢体无力、活动时喘息及乏力是新冠肺炎常见的临床症状，可以是发病的首发症状，并持续很长一段时间，甚至回到社区和居家后仍是困扰患者的最大问题，因此运动训练是肺康复的重要内容之一。通过运动试验可评估患者心肺功能和运动能力（肌力大小、运动耐力、整体运动水平等），了解患者运动时的指氧饱和度、心率等，可为其制定安全、适量、个体化的运动处方。研究发现心肌细胞、肾近曲小管上皮细胞、膀胱上皮细胞、食道、回肠等均有 ACE2 的高表达，因此 SARS-CoV-2 不仅感染呼吸系统，也会影响循环、泌尿、消化系统，危重患者会出现包括心脏在内的多器官损害，心脏损伤可能与低氧血症、呼吸衰竭、炎症以及病毒感染直接损伤心肌有关，在重症和危重症患者中往往发现血液生化指标的异常，如血清心肌坏死标记物-心肌肌钙蛋白 I（cTnI）、肌酸激酶同工酶（Cκ-MB）、乳酸脱氢酶（LDH）、肝酶、肾功能等水平异常。临床实践发现，新冠肺炎患者经常伴有心慌、多汗、纳差、腹泻等多个系统的症状，因此这些躯体功能障碍也需要长期关注，予以综合干预。

（三）心理功能障碍

新冠肺炎患者因对疾病的不确定，往往存在恐惧和焦虑，甚至抑郁，也有部分患者存在因重大疫情带来的创伤性应急反应，均导致心理障碍，临床上常常表现为反复多次询问自己的病情，或对外界反应淡漠，或对疾病充满恐惧和担忧，严重者出现失眠，甚至有自杀倾向，因此积极的心理干预和疏导能帮助患者克服恐惧、焦虑情绪，树立战胜疾病的信心。

（四）社会参与能力障碍

新冠肺炎患者康复的基本点是获得足够的独立，避免依赖，最终回归家庭，回归社会，而新冠肺炎患者以老年人居多，很多人合并高血压、糖尿病、高脂血症等多种基础疾病，加重了出院患者的功能障碍，因此进行 ADL 的训练具有一定的作用和意义。

五、诊疗方案

1. 详细评估新冠肺炎患者

首先对患者进行整体全面的评估，包括以下几方面：①患者的一般情况评价：生命体征、基础疾病、目前病情的严重程度、实验室检查、肺部影像学检查、肺功能检测、核酸检测的结果、康复治疗的可行性、必要性及获益和风险等。②功能障碍的康复评估：呼吸困难评定（改良 Borg 呼吸困难指数自我评估量表、改良医学研究学会呼吸困难量表（mMRC）等）、支气管分泌物清除能力的评定、呼吸肌力测定、心肺功能评定（6 分钟行走距离测定、运动平板或功率自行车运动实验）、汉密尔顿焦虑量表及抑郁量表等、日常生活活动能力及圣乔治医院呼吸问题调查问卷（SGRQ）等。根据评定结果，团队共同制定出针对患者的个体化的康复治疗方案。整个评估及治疗过程必须确保在完整、充分及安全的感染防控下进行。详见图 7-2。

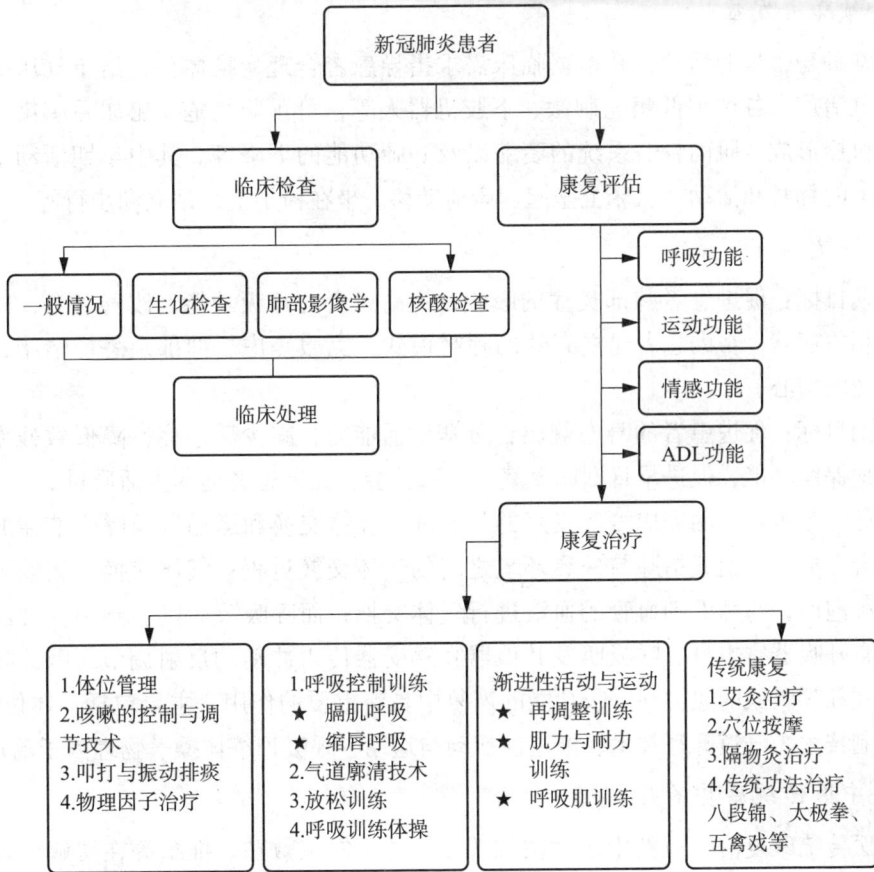

图 7-2　新冠肺炎康复单元诊疗方案

2. 召开 CRN teamwork 小组会议

评估患者的功能障碍及整体功能，讨论患者目前存在的主要问题，根据患者的评估结果和主要问题制定近期康复目标和远期康复目标。

3. 康复护理内容

康复护理主要包括基础护理和新冠肺专科疾病的康复护理，如体温、呼吸、指脉氧、心率及血压，还需要关注患者反映的临床症状，如咳嗽、咳痰、咽喉疼痛、呼吸困难等呼吸系统相关症状；心慌、肢体乏力、出汗、厌食、恶心、腹泻、失眠、头昏等其他脏器相关症状以及焦虑、抑郁、应激性淡漠等心理情感问题，及时向管床医生反映，并做好入院宣教，隔离病房相关要求讲解，密切观察患者的病情，每 4~6 小时监测一次，特别关注血氧饱和度及体温变化，对于病情复杂，基础疾病较多的患者，随时观察病情变化。

4. 治疗措施

根据国家卫生健康委员会和国家中医药管理局联合印发的《新型冠状病毒肺炎诊疗方案（试行第七版）》进行相关治疗。

5. 预防并发症

经常翻身，早期活动，并根据临床需求指导患者合理变换体位，给予气压循环治疗、推拿治疗、各种中低频电刺激、下肢机器人等，可预防压疮、泌尿系感染、下肢深静脉血栓形成、肌肉骨骼系统的萎缩以及心肺功能的下降等。其中早期活动主要包括：床上的翻身和活动、从床上坐起、床椅转移、坐在椅子上，站立和步行等。

6. 康复治疗

短期目标：促进患者肺部炎症的吸收，提高患者的呼吸功能，改善氧合，减轻肺部炎症相关症状，帮助患者建立有效的呼吸模式，克服焦虑、抑郁及恐慌情绪，建立战胜病魔的信心。

长期目标：促进患者的身心健康，重塑生活能力，减少后遗症，降低致残率，最大限度地保留功能，促进早日回归家庭，回归社会，提高患者远期生活质量。

良好的呼吸功能的完成需要良好的肺通气、气体交换和运输以及呼吸节律的调节共同配合完成。肺通气指肺与外界环境之间的气体交换过程；气体交换和运输则指空气进入肺泡后，与肺毛细血管的血液进行气体交换；而呼吸节律则受到中枢神经的调控和来自呼吸器官本身、呼吸肌及其他器官感受器传入冲动的反射调节。因此呼吸的运动模式和呼吸肌的肌力在呼吸功能的恢复中具有重要的作用。主要包括：体位管理、呼吸控制技术、气道廓清技术、渐进性活动与运动、呼吸训练体操、物理因子治疗等。

7. 中医传统康复治疗

中医传统康复治疗包括中医功法训练、灸法、穴位敷贴。推拿等在缓解患者的症状、增强抵抗力、促进心肺功能及体力的恢复、缓解患者焦虑及抑郁情绪方面发挥了积极的作用，有助于患者身心健康的全面恢复。

8. 延伸康复治疗

延伸康复治疗即将患者的康复治疗延伸到患者出院后的居家和社区，患者出院时，可以为患者制定居家及社区康复治疗计划，以微信和视频等互联网的形式进行远程康复指导和监督，以期不断深化和发展康复管理新模式。

第五节　新冠肺炎常见并发症及其处理

一、静脉血栓栓塞

在新冠肺炎救治过程中，一线临床医生发现近20%的患者会出现凝血功能异常，从而通过多种途径影响凝血和纤溶系统，最终导致凝血级联反应的活化和纤溶过程的抑制，促进血栓的形成。关注和预防深静脉血栓形成（deep venous thrombosis，DVT）以及形成后脱落发生肺血栓栓塞症（pulmonary thromboembolism，PTE）具有重要的作用和意义。我们参考《新型冠状病毒肺炎相关静脉血栓栓塞症防治建议（试行）》进行了以下梳理。

静脉血栓栓塞症（vein thromboembolism，VTE）是指血液在静脉内不正常地凝结，使血管完全或不完全阻塞，属静脉回流障碍性疾病。其包括深静脉血栓形成和肺血栓栓塞症，常急性发作，以下肢深静脉血栓形成最为常见，严重时可导致新冠肺炎患者猝死。

（一）VTE 危险因素和风险评估

1. 危险因素

新冠肺炎患者存在腹泻、纳差等消化系统的症状，导致机体出现严重的显性和非显性失水，液体容量不足，血液浓缩出现高血液黏稠度；同时重症患者合并其他感染、长期卧床、肥胖、基础疾病较多及高龄等；危重症患者因低血压或休克、昏迷等致肢体血液回流减慢，血液瘀滞；大量炎性介质的释放、激素及免疫球蛋白的应用；中心静脉置管、手术等导致血管内皮的损伤，均为 VTE 发生的危险因素。

2. 风险评估

（1）年龄≥40 岁，卧床>3 天的新冠肺炎患者，如存在年龄≥75 岁、重症感染或脓毒血症、呼吸衰竭、心力衰竭、肥胖、既往有 VTE 病史、慢性阻塞性肺疾病急性加重、急性脑梗死、急性冠状动脉综合征、慢性肾病、妊娠或产妇等。

（2）对 CRN 病区住院患者建议采用 Padua 评分量表进行 VTE 风险评估，主要包括：活动性恶性肿瘤（3 分）、既往静脉血栓栓塞症（3 分）、制动大于 3 天（3 分）、有血栓形成倾向（3 分）、近期有创伤或外科手术（2 分）、年龄大于 70 岁（1 分）、心脏和/或呼吸衰竭（1 分）、急性心肌梗死和/或缺血性脑卒中、急性感染和/或风湿性疾病（1 分）、肥胖（1 分）、正在接受激素治疗（1 分），如总分≥4 分为高危患者，<4分为 VTE 低危患者。

（二）CRN 病区住院患者 VTE 预防建议

1. 因患者在隔离病区进行治疗，活动时间及活动区域减少，久坐或卧床时间增加，导致下肢静脉血流速度减慢，静脉血流瘀滞易发生下肢 DVT，因此建议多饮水、在安全范围内鼓励尽早下床的活动或指导患者在床上进行主、被动活动，进行机械预防，如间歇充气加压泵（intermittent pneumatic compression，IPC）、分级加压弹力袜（graduated compression stockings，GCS）等，还可给予肢体的推拿治疗促进血液循环。治疗师进行 IPC 治疗时，在监控下使用 IPC，并注意观察下肢肿胀及踝背动脉的搏动情况，如出现 DVT 应立即停止 IPC 治疗；GCS 一般作为 IPC 的辅助治疗，在高出血风险的患者中推荐 IPC 联合 GCS 预防下肢 DVT。

2. 对于合并内科疾病和外科情况的 CRN 病区住院患者，如为 VTE 高危或中高危患者，可考虑药物预防，建议首选低分子量肝素（ultra low molecular weight heparin，LM-WH），使用时间为 7~10 天，或直接危险因素去除。对于合并血小板减少或应用肝素期间出现血小板减少症（Heparin induced Thrombocytopenia，HIT）的患者，推荐应用阿加曲班、比伐卢定、利伐沙班等。

3. D-二聚体监测的作用和意义：对于 CRN 病区住院患者，应尽量进行 D-二聚体或其他凝血指标的动态监测，肺炎早期的升高可能与急性炎症反应有关，而急剧升高伴呼吸衰竭，则提示可能出现炎症风暴，随着病情的控制，则 D-二聚体逐渐恢复正常。如新冠肺炎患者病情稳定，而 D-二聚体进行性升高或恢复过程中又升高，而原发病没有进展，则应完善双下肢静脉超声检查，排除下肢 DVT，如上肢或上腔静脉置管，则应完善双上肢静脉超声检查，排除上肢 DVT。

（三）新冠肺炎并发 DVT

对于临床高度怀疑 DTV（患肢肿胀、周径增粗，疼痛或压痛、浅静脉扩张、皮肤色素沉着、行走后患肢肿胀加重或患肢沉重），应完善床旁上、下肢静脉超声及超声心动图检查，如防护条件允许，建议行 CTA 检查，除外 PTE。

如确诊为 DTV 则按照以下原则进行治疗：

1. **一般治疗** 抬高患肢，少运动，2 周后患肢肿胀逐渐消退后穿戴弹力袜减轻症状。

2. **药物治疗** 急性（起病 2 周内）评估其出血风险较低时，给予抗凝药物治疗；无持续性 VTE 进展因素的患者 3 个月的抗凝治疗为宜。可直接口服抗凝药物（阿加曲班、达比加群、利伐沙班等）、低分子肝素和华法令等，注意药物使用的禁忌证。抗凝首选剂量，如利伐沙班 20mg 口服，每天 1 次；低分子肝素 1 支，每 12 小时皮下注射 1 次；华法令起始剂量 1 片口服，并检测国际标准化比值（INR），维持 INR 2.0~3.0。

3. **其他治疗** 疫情期间，如防护条件许可，出现 PTE 风险较大或 DTV 较广泛者，有抗凝禁忌或抗凝后出现并发症的 DVT 患者可考虑行下腔静脉滤器植入术。

早期尽早活动及相关预防措施是降低 VTE 病死率和发病率的关键。

二、压疮

压疮指新冠肺炎患者因长期卧床制动，或既往有其他基础疾病限制其活动，局部皮肤或软组织长期受压，影响血液循环，而导致皮肤或潜在皮下软组织出现局限性损伤，该压力性损伤可表现为局部组织受损但表皮完整或开放性溃疡，并可伴有疼痛。皮下软组织对压力和剪切力的耐受性受环境、营养、合并症等影响，通常发生在骨隆突处，如骶尾部、脚踝、足跟等部位。

（一）压疮的分期

压疮一般分为以下几期。

1 期压力性损伤：压时红斑不会消失，局部组织表皮完整，出现非苍白发红。

2 期压力性损伤：部分真皮层缺损，伤口床有活力，基底面呈粉红色或红色，潮湿，可能出现完整或破裂的血清性水疱，但不暴露脂肪层和更深的组织。

3 期压力性损伤：皮肤全层缺损，溃疡面可呈现皮下脂肪组织和肉芽组织伤口边缘卷边现象。

4 期压力性损伤：全层皮肤和组织损伤，溃疡面暴露筋膜、肌肉、肌腱、软骨等。

不明确分期的压力性损伤：全层组织被掩盖和组织缺损等。

压疮会带来一系列危害，增加患者的痛苦，延长病程，甚至引起败血症而危害患者生命。

（二）压疮的治疗

1. 一般治疗　定期改变体位，使用特殊的床垫减轻已形成的溃疡，预防压疮的进一步发展。可自行活动的患者，坐位时，每分钟活动一次，每 1 小时变换体位 1 次；不能自行活动的患者，坐位时每 1 小时变换体位 1 次，卧位时每 2 小时变换体位 1 次。使用特殊床垫，如充气床垫、泡沫防护垫和压力调节垫等。

2. 清创　对压疮的创面进行清创换药。

3. 外用敷料　采用薄膜敷料、水凝胶敷料、抗生素敷料、生物敷料等保护伤口免受污染、吸收渗出液、填充坏死腔、减轻水肿，促进压疮愈合。

4. 外用杀菌剂　出现感染症状时，可外涂碘化物、银化物等抗菌剂。

5. 抗生素　当溃疡继发感染，引起败血症、蜂窝组织、脓毒血症等，使用抗生素进行治疗。

6. 止痛药　当溃疡出现剧烈疼痛难以忍受时，可给予非甾体类解热镇痛药缓解疼痛。

7. 生长因子　当溃疡创面难以愈合时，可外用生长因子促进创面愈合。

8. 手术治疗　严重的压疮无法自行愈合时需进行清创术或皮肤修复术促进压疮愈合。

三、泌尿系感染

泌尿系感染主要继发于新冠肺炎长期卧床或留置导尿管的患者，因细菌侵入尿路上皮导致的炎症反应，可伴有菌尿和脓尿。急性单纯性泌尿系感染者，主要表现为尿频、尿急、尿痛等膀胱刺激症状，严重者可出现急迫性尿失禁、混浊尿及血尿等。一旦出现泌尿系感染，应及时进行血常规检查、尿常规检查、尿细菌培养和药敏试验，以指导抗生素的治疗。应避免长期留置尿管，如插导尿管应严格无菌操作，减少泌尿系感染的概率。

四、营养不良

新冠肺炎患者因明显的全身炎症反应，机体处于高分解代谢状态；同时因新冠肺炎感染，患者常常出现纳差、腹泻等消化系统症状；在隔离病房，食物的种类、口味难以满足每一个患者的要求，导致营养不能保证，患者容易出现营养不良，对于伴有慢性基础疾病的患者，营养不良发生的概率更高。而营养不良则会减弱呼吸肌功能、降低患者免疫力，导致疾病进一步恶化。因此在 CRN 病区内，进行新冠肺炎患者营养筛查和评估、指导患者营养的补充具有重要的意义。

1. 新冠肺炎患者营养筛查和评估

推荐采用 NRS2002 进行营养风险筛查，NRS2002 评分 ≥3 分提示有营养风险，需要进行干预。

2. 营养治疗方案的选择

新冠肺炎患者在不同阶段，机体代谢改变以及能量、营养物质需求处于动态的变化中，因此，需根据患者的不同情况，不同阶段予以营养的动态管理。对于能自主进食，无呕吐或误吸风险的患者，优先给予经口进食，总体原则为保证能量、优质蛋白质、必需脂肪酸、维生素、饮水量充足，避免辛辣、刺激性食物。对于食欲较差的患者可给予配方食品、营养素补充剂等以满足需求，同时定时、定量、规律进餐。对于不能进食或进食不能满足日常需求的患者，可给予管饲肠内营养，如仍不能满足需求，应尽早进行肠外营养支持。

五、废用性肌无力及肌萎缩

长期卧床最早、最显著的异常是肌肉系统。新冠肺炎患者废用性肌无力和肌萎缩是指因肌肉不活动所引起的肌容积减少、肌力和耐力下降的现象，以肌红蛋白和肌原纤维蛋白质减少为主，长期卧床休息，肌肉体积显著减少，必然导致肌肉的功能减退；同时患者因长时间卧床，主动运动减少，肌无力的症状可能更显著。研究发现、肌肉力量的下降不仅与肌肉体积减小有关，还受神经肌肉支配能力下降的影响，且其肌肉萎缩程度与主动运动及每天活动量的大小有关。

预防措施：尽早开始活动，如患者运动时，指氧饱和度下降明显，或出现呼吸困难及憋喘等症状，可先进行被动运动，如床上的上、下肢康复机器人、间歇充气加压泵（IPC）、中低频电刺激、肢体的推拿等，逐渐增加主动活动量，从床上的运动开始逐渐恢复到下床活动。

六、关节挛缩

关节挛缩指由于患者的关节、肌肉、软组织缺乏活动，而导致关节的主、被动运动范围受限，可因疼痛、长时间固定的不良体位、害怕活动增加耗氧量及心理因素等原因造成。不论何种原因造成的挛缩其病理基础都是胶原组织的异常。长期制动可引起关节的炎性改变，造成关节内的粘连、滑囊的增殖和纤维化，同时关节固定可导致滑膜的改变和关节内胶原的增殖和缩短，均可引起关节的挛缩。挛缩的实质是结缔组织的异常，包括胶原和基质的异常，而两者又是互相影响的。而主、被动运动是对付挛缩最简单的手段，具有预防和治疗作用。

预防关节挛缩最主要措施：定时变换体位，如翻身、体位的管理、床上及床下转移等；尽可能在可以耐受的范围内进行早期活动；循序渐进，逐步扩大运动范围，增加运动量等。

七、废用性骨质疏松

骨质疏松症（osteoporosis，OP）是骨基质和矿物质由骨内丢失所致的一种骨代谢病，导致骨强度降低，脆性增加，轻微外伤即可引起骨折。新冠肺炎患者因隔离病房内活动的空间减少，或患者对疾病的认识不足，以为长时间卧床休息是对疾病恢复最好的错误认识，导致患者长期卧床，骨骼缺乏负重、重心力及肌肉活动等的刺激，使骨量减少和骨组织的纤维结构退化；长期在隔离病房内，缺乏阳光的照射，则人体内的 7-脱氢胆固醇不能转化成维生素 D_3，从而影响钙质吸收和骨矿化障碍；同时长期的不运动，影响了患者的内分泌系统，使尿中钙的排泄增加，以上均进一步加重了患者的骨质疏松。由于制动而引起的废用性骨质疏松患者，在较短的时间内可丢失全部骨量的 30%~40%，所以对于 OP 来说，预防比治疗更重要。

骨质疏松的预防主要为负重站立，尽早下床活动，有氧训练及耐力训练等均可以改善骨骼肌肉功能的退化，因此将运动疗法、食物疗法结合可以延缓骨的退化和骨质疏松的出现。

参 考 文 献

[1] 国家卫生健康委员会办公厅，国家中医药管理局办公室 . 关于印发新型冠状病毒肺炎诊疗方案（试行第七版）的通知 [EB/OL]. [2020-03-03].

[2] 国家卫生健康委员会，国家中医药管理局 . 关于印发新型冠状病毒肺炎恢复期中医康复指导建议（试行）的通知 [EB/OL]. [2020-02-22].

[3] 中国康复医学会 . 基于新型冠状病毒肺炎的呼吸道感染性疾病疫情期间康复诊疗专家共识 [J]. 中华物理医学与康复杂志，2020，42（2）：97-101.

[4] 喻鹏铭，何成奇，高强，等 . 新型冠状病毒肺炎患者全周期物理治疗操作规范和建议 [J/OL]. 中华物理医学与康复杂志，2020，42. [2020-03-02].

[5] Chan JC. Recovery pathway of post-SARS patients [J]. Thorax，2005，60（5）：361-362.

[6] 国家卫生健康委员会 . 新型冠状病毒感染的肺炎防治营养膳食指导 [EB/OL]. [2020-

02-18].

[7] 高钰琪. 基于新冠肺炎病理生理机制的治疗策略 [J]. 中国病理生理杂志, 1-5 [2020-03-03].

[8] 中华医学会呼吸病学分会肺栓塞与肺血管病学组, 中国医师协会呼吸医师分会肺栓塞与肺血管病工作委员会, 全国肺栓塞与肺血管病防治协作组, 等. 新型冠状病毒肺炎相关静脉血栓栓塞症防治建议 (试行) [J]. 中华医学杂志, 2020, 100 (11): 803.

[9] 邓志高, 刘杰, 赵小妹. 卒中单元的组建于应用. 北京: 人民军医出版社, 2011.

[10] 陈立典. 卒中单元实施手册 [M]. 北京: 人民卫生出版社, 2008.

[11] 廖鸿石. 康复医学理论与实践 [M]. 上海: 上海科学技术出版社, 2000.

[12] 中国康复医学会, 中国康复医学会呼吸康复专委会, 中华医学会物理医学与康复学分会心肺康复学组. 2019 新型冠状病毒肺炎呼吸康复指导意见 (第二版) [J/OL]. 中华结核和呼吸杂志, 2020, 43: [2020-03-03]. DOI: 10.3760/cma.j.cn112147-20200228-00206.

[13] 杨峰, 刘妮, 胡杰英, 等. 新型冠状病毒肺炎患者 4S 呼吸康复指引 [J]. 中华结核和呼吸杂志, 2020, 43 (3): 180-182.

第八章　新冠肺炎康复护理管理

面对新冠肺炎，康复专科护士迎来一个新的挑战。随着康复医学的快速发展而发展起来的康复护理学是一门新兴且独立的学科，有自己独特的理论、内容和任务，与临床基础护理有紧密联系但又有区别。康复护理强调以康复对象为中心，充分调动患者在康复治疗时的主观能动性，指导患者积极参与，重视其社会心理因素的作用，通过康复健康教育、康复心理护理、康复延伸护理指导，从而达到加快患者康复之目的。

第一节　病区组建与管理

一、康复隔离病区的组建

（一）布局合理、科学

2019-nCoV 主要经呼吸道、飞沫和接触传播，可持续人传人，故按照呼吸道传染病患者收治要求，对病区进行了严格划分。遵循"三区二通道"原则，三区分为污染区、半污染区和清洁区；二通道分为工作人员通道和患者通道，工作人员与患者分道出入。同时设立二通道与三区之间的缓冲间，各区之间界限清楚，标识明显。并在病区内临时设置治疗区两间，满足康复治疗需要。

（二）护理人员组建

鉴于 2019-nCoV 的传染病属性及国家建议的防护方案，面对突发疫情和高强度的护理工作，新冠肺炎康复病区开放床位 36 张，治疗区 2 间，由护理部统一调配护理人员共 20 名，其中原康复科护士 12 名，康复专科护士 4 名。

二、康复隔离病区的管理

（一）护理人员的管理

将科内 20 名护士分为 2 个责任组，每组 3 名护理人员，每组设置组长 1 名，且组长为康复专科护士。A 组工作时间 8：00—14：00，B 组工作时间 14：00—20：00，除负责基础护理外，还需个性化制定新冠肺炎康复护理计划并由组长负责带领实施，护士长每周两次护理查房，指导责任组护理工作。其余人员为倒班组及文员组，倒班人员两人一组，综合考虑个人能力、专业及年龄因素，将护士力量相对均匀搭配。每班工作时间均为六小时。

（二）病区消毒隔离管理

所有接触患者进行呼吸康复评估及治疗的康复从业人员，应严格遵照国家卫生健康委员会印发的《医疗机构内新型冠状病毒感染预防与控制技术指南（第一版）》《新型冠状病毒感染的肺炎防护中常见医用防护使用范围指引（试行）》的要求执行。

1. 空气消毒

按照《医院空气净化管理规范》要求进行空气消毒。

有人房间每日开窗通风 2 次，每次 30 分钟；或用空气消毒机每天消毒 4 次，每次 2 小时。普通病房作为隔离病房，空调系统如果为独立设置可以使用，否则应关停。

无人房间每日紫外线灯照射 1 次，每次 1 小时以上。

宜再采用 3% 过氧化氢或 5000mg/L 过氧乙酸或 500mg/L 二氧化氯超低容量喷雾器喷洒消毒，20~30mL/m^2，作用 2 小时，消毒时关闭门窗，并严格按照使用浓度、使用剂量、消毒作用时间及操作方法进行消毒，消毒完毕充分通风后方可使用（至少 1 小时）。

2. 环境物体表面和地面的消毒

（1）严格按照《医疗机构消毒技术规范》进行。

（2）地面、墙壁：有肉眼可见污染物时，应先完全清除污染物再消毒。无肉眼可见污染物时，可用 1000mg/L 的含氯消毒液或 500mg/L 的二氧化氯消毒剂擦拭或喷洒消毒。地面消毒先由外向内喷洒一次，喷药量为 100~300mL/m^2，待室内消毒完毕后，再由内向外重复喷洒一次。消毒作用时间应不少于 30 分钟。

（3）物体表面：诊疗设施设备表面以及床围栏、床头柜、家具、门把手、家居用品等有肉眼可见污染物时，应先完全清除污染物再消毒。无肉眼可见污染物时，用 1000mg/L 的含氯消毒液或 500mg/L 的二氧化氯消毒剂进行喷洒、擦拭或浸泡消毒，作用 30 分钟后清水擦拭干净。

（4）污染物（患者血液、分泌物、呕吐物和排泄物）

①少量污染物可用一次性吸水材料（如纱布、抹布等）蘸取 5000~10000mg/L 的含氯消毒液（或能达到高水平消毒的消毒湿巾）小心移除。

②大量污染物应使用含吸水成分的消毒粉或漂白粉完全覆盖，或用一次性吸水材料完全覆盖后用足量的 5000~10000mg/L 的含氯消毒液浇在吸水材料上，作用 30 分钟以上，小心清除干净。

③清除过程中避免接触污染物，清理的污染物按医疗废物集中处置。患者的排泄物、分泌物、呕吐物等应有专门容器收集，用20000mg/L的含氯消毒剂，按粪药比例1∶2浸泡消毒2小时。

④清除污染物后，应对污染的环境物体表面进行消毒。盛放污染物的容器可用含有效氯5000mg/L的消毒剂溶液浸泡消毒30分钟，然后清洗干净。

3. 可重复使用器械器具和物品的消毒

（1）尽量选用一次性使用的诊疗器械、器具和物品，可重复使用的诊疗器械、器具和物品的清洗、消毒或灭菌应遵循《医疗机构消毒技术规范》进行处置。

（2）听诊器、输液泵、血压计等常用物品每次使用后采用1000mg/L含氯消毒剂进行彻底擦拭消毒；体温计每次使用后采用1000mg/L含氯消毒剂浸泡30分钟，清洗干燥后备用。

4. 医用织物洗涤消毒

可重复使用的医用织物应按照《医院医用织物洗涤消毒技术规范》（WS/T508—2016）进行处置。

（1）在收集时应避免产生气溶胶，建议均按医疗废物集中焚烧处理。

（2）无肉眼可见污染物时，若需重复使用，可用流通蒸汽或煮沸消毒30分钟；或先用500mg/L的含氯消毒液浸泡30分钟，然后按常规清洗；或采用橘红色可溶包装袋密闭包装，做好标识，立即运送至洗涤中心，并做好交接记录。

5. 医疗废物的处理

医疗废物的处置应遵循《医疗废物管理条例》和《医疗卫生机构医疗废物管理办法》的要求，规范使用双层黄色医疗废物袋封装后按照常规处置流程进行处置。

6. 紫外线空气消毒的注意事项

（1）空气消毒：使用时应关闭门窗，房间内应保持清洁干燥，自灯亮5~7分钟后开始计时，有效距离不超过2米，每次消毒时间为60分钟；照射完毕后应开窗通风；必须进入时，应先停止紫外线消毒灯照射。

（2）物品表面消毒：将物品摊开或挂起，使其充分暴露以受到直接照射，紫外线不能穿透物体，灯管距离污染表面不宜超过1米，在灯管紫外线辐射强度符合要求的情况下，照射时间不得少于60分钟。

（3）人员防护：紫外线对人体皮肤黏膜有一定损害，对深部呼吸道、眼睛有刺激作用。使用紫外线消毒灯时，注意眼睛不能直视紫外线光源。眼睛被紫外线灼伤后，5~7小时会出现眼红、怕光、流泪、疼痛等症状，且疼痛会持续24~72小时。

（4）设备管理：紫外线灯使用中应表面清洁，每周用75%酒精棉球擦拭一次，发现灯管表面有灰尘、油污时，应随时擦拭。

7. 使用含氯消毒剂液的注意事项

（1）腐蚀皮肤：含氯消毒剂不可直接对面部喷洒消毒，长期接触含氯消毒剂会腐蚀皮肤，它的化学性质十分活泼，具有毒性，使用含氯消毒剂一定要戴手套，事后要清洗双手。

（2）刺激神经系统与呼吸道：不要在酸性环境下使用含氯的消毒剂，否则会产生有毒的氯气，刺激神经系统和呼吸道。

（3）诱发慢性疾病：氯是一种强烈的刺激性气体，会使眼睛刺痛并流泪、咽喉发痒、呼吸困难。长期吸入会引起慢性中毒、鼻炎、慢性支气管炎、肺气肿和肝硬化。

（4）溶水后不稳定：含氯消毒剂溶于水能产生具有抑制微生物活性的物质，可杀灭各种微生物，包括细菌繁殖体、病毒、真菌、结核杆菌和抗力最强的细菌芽孢。但它易受光、热和潮湿环境的影响尤其是溶于水之后，均不稳定，若使用不当就会造成健康危害。

（三）医务人员防护管理

所有接触患者进行康复治疗及护理的康复从业人员，应严格遵照国家卫生健康委员会印发的《医疗机构内新型冠状病毒感染预防与控制技术指南（第一版）》《新型冠状病毒感染的肺炎防护中常见医用防护使用范围指引（试行）》的要求执行。由医院感染管理办公室统一组织线上及线下的培训指导，由护士长进行科内所有人员穿脱防护用品的考核，负责对每一位出入区域人员的消毒隔离及防护用品的使用情况进行监督检查，特别是治疗师、保洁工作者等人员，针对存在的问题给予现场纠正。

新冠肺炎传染性强，应将强化医护人员防护意识放在首位，上班时由科内专人进行所有当班人员的健康登记，下班后要求护士出隔离区洗热水澡、洗头、用流动水洗手。

1. 防护分级及要求

（1）低风险区域：直接接触患者、患者的污染物及其污染物品和环境表面概率较低的人员。

要求：严格做好标准预防措施；穿工作服、戴一次性工作帽和一次性医用外科口罩；在诊疗工作和脱摘个人防护用品过程中，严格执行手卫生。

（2）高风险区域：直接或可能接触患者、患者的污染物及其污染物品和环境表面的所有医务人员。

要求：严格做好标准预防措施；需穿工作服、防护服，戴医用防护口罩、护目镜/防护面罩、一次性帽子和乳胶手套，必要时穿鞋套。为疑似或确诊患者实施可能产生气溶胶的操作时（如气管插管及相关操作、心肺复苏、支气管镜检、吸痰、咽拭子采样）以及采用高速设备时（如钻、锯、离心等操作），医务人员应采取三级防护，即在二级防护的基础上加用全面型防护面罩。

（3）穿脱防护用品顺序（三级预防）

穿：手卫生→戴医用防护口罩（做密合性检测）→戴一次性圆帽→戴护目镜/防护面罩→戴手套→穿防护服→戴全面性防护面罩或全面型呼吸防护器→穿鞋套→戴第二

层手套。

脱：摘掉外层手套→手卫生→摘全面性防护面罩或全面型呼吸防护器→手卫生→脱防护服和鞋套→手卫生→摘护目镜/防护面罩→手卫生→摘一次性圆帽→手卫生→摘医用防护口罩→手卫生→更换个人衣物。

2. 手卫生

医务人员洗手方法严格按《医务人员手卫生规范》规定的"六步洗手法"执行。

卫生手消毒时首选速干手消毒剂，过敏人群可选用其他手消毒剂；洗必泰（氯己定）不能有效灭活冠状病毒，不建议使用，推荐使用含氯、酒精、过氧化氢等成分的手消毒剂。

戴手套不能代替手卫生，摘手套后应进行手卫生。

第二节　中西医康复护理

一、康复护理目标

第一，提高患者的生活质量，预防呼吸系统的并发症，增进呼吸功能，增强心理健康。

第二，制订个体化护理方案，在制订康复护理方案时要全面了解患者的病情，按病情的不同阶段分步骤教导，向患者宣传有关本病康复护理的知识。调动其主观能动性，积极配合康复治疗与护理，让患者做循序渐进的运动，提高对运动的耐力。

第三，利用中医护理方案改善患者发热、失眠、肠胃失调等问题。

二、康复护理评估

在全面收集患者的主、客观资料的基础上，对新冠肺炎患者进行护理评估应着重注意以下内容。

（一）起病及治疗经过

1. 患病经过

了解患者患病的起始时间，主要症状及伴随症状，如咳嗽、咯痰、呼吸困难、咯血、胸痛等的表现及其特点；询问有无诱因、症状加剧和缓解的相关因素或规律等。

2. 诊治经过

询问患者曾做过何种检查，结果如何。曾用药物的名称或种类、用法、末次用药的时间，是否为医生处方后用药及用药后症状改善情况。

3. 目前状况

患病对患者日常生活及自理能力造成的影响，如呼吸困难可影响患者日常进食、休息及排泄，甚至使生活自理能力下降。

4. 相关病史

与呼吸系统疾病有关的疾病史，如过敏性疾病、麻疹、百日咳及心血管系统疾病等。

（二）心理社会资料

1. 对疾病的认识

患者对疾病的发生、病程、预后及健康保健是否了解。

2. 心理状况

持续存在咳嗽、胸痛、呼吸困难等症状，可能使患者产生不良情绪反应。

3. 社会支持系统

应了解患者的家庭组成、经济状况、教育背景等基本情况。还应询问患者的主要照顾者对患者所患疾病的认识及对患者的关怀和支持程度。

三、康复护理措施

新冠肺炎患者在疾病各期都有可能出现呼吸功能障碍，护理人员除基础护理监测患者生命体征、严密观察血氧饱和度及康复常规治疗护理外，呼吸功能指导、咳嗽训练、体位引流、肌力耐力训练以及心理康复护理指导等康复专科护理技术均能有效帮助患者缓解症状、恢复功能和改善生活质量。

（一）呼吸功能的护理指导训练技术

1. 定义

呼吸功能训练是指保证呼吸道通畅、提高呼吸肌功能、促进排痰和痰液引流、改善肺和支气管组织血液代谢、加强气体交换效率的训练方法。

2. 目的

（1）对于新冠肺炎患者，活动时易出现呼吸困难的症状，通过对呼吸运动的控制和调节来改善呼吸功能，尽可能恢复有效的腹式呼吸。

（2）增加呼吸肌的随意运动，提高呼吸容量，改善氧气吸入和二氧化碳排出。

（3）通过主动训练改善胸廓的顺应性，提高患者心肺功能和体力活动能力。

3. 操作要点

（1）缩唇呼吸训练法

①体位：取端坐位，双手扶膝。

②口唇缩成"吹口哨"状。吸气时让气体从鼻孔进入。每次吸气后不要急于呼出，宜稍屏气片刻再行缩唇呼气；呼气时缩拢口唇呈吹哨样，使气体通过缩窄的口形徐徐将肺内气体轻轻吹出，每次呼气持续4~6秒。吸气和呼气时间比为1：2。每天练习3~4次，每次15~30分钟。

（2）腹式呼吸训练法：强调膈肌呼吸为主的方法，以改善异常呼吸模式，提高膈肌的收缩能力和收缩效率，使患者的胸式呼吸变为腹式呼吸。可运用腹式呼吸+缩唇呼气训练。

①体位：患者取卧位或坐位（前倾依靠位）；也可采用前倾站位。让患者正常呼吸，尽量放松身体。先闭口用鼻深吸气，此时腹部隆起，使膈肌尽量下移，吸气至不能再吸时稍屏息2~3秒（熟练后可适当逐渐延长至5~10秒）；然后缩唇缓慢呼气，腹部尽量回收，缓缓吹气达4~6秒。同时双手逐渐向腹部加压，促进横膈上移；也可将两手置于肋弓，在呼气时加压以缩小胸廓，促进气体排出。

②呼吸要深而缓，要求呼气时间是吸气时间的2~3倍。深呼吸训练的频率为8~10次/分，持续3~5分钟，每天数次，熟练后增加训练次数和时间。

（3）呼吸肌训练

①吸气阻力训练：a）患者持手握式阻力训练器吸气，训练器有各种不同直径的管子。b）不同直径的管子在吸气时气流的阻力不同，管径越窄则阻力越大。c）在患者可接受的前提下，首先选取管径较粗的管子进行吸气训练，开始训练3~5分/次，3~5次/天以后训练时间可逐步增加至20~30分/次。

②呼气肌训练：a）腹肌训练：患者取仰卧位，上腹部放置1~2kg的沙袋，吸气时肩和胸部保持不动并尽力挺腹，呼气时腹部内陷。仰卧位下做双下肢屈髋屈膝，两膝尽量贴近胸壁的训练，以增强腹肌力量。b）吹蜡烛法：将点燃的蜡烛放在口前10cm处，吸气后用力吹蜡烛，使蜡烛火焰飘动，每次训练3~5分钟，休息数分钟，再反复进行。c）患者持手握式阻力训练器进行呼气训练，提高呼气肌能力。

4. 注意事项

（1）患者教育与配合

①训练前要做好患者健康教育，讲解呼吸功能训练的意义、目的；训练时避免患者情绪紧张，做好解释工作，取得患者的配合。

②训练方案应因人而异，在训练过程中循序渐进，鼓励患者持之以恒。

③评估患者，制订具体训练计划。训练时间安排在两餐之间。

④用物准备：简易呼吸训练器、蜡烛。

（2）锻炼体位

①体位的选择：选用放松、舒适的体位。合适的体位可放松辅助呼吸肌群，减少呼吸肌耗氧量，缓解呼吸困难症状，稳定情绪，固定和放松肩带肌群，减少上胸部活动，有利于膈肌移动等。

②头低位和前倾位：a）头低位是让患者仰卧于已调整为倾斜的床上或平板床上，

并同时垫高床脚（同体位引流时姿势）。b）前倾位是患者坐位时保持躯干前倾斜20°~45°，为保持平衡，患者可用手肘支撑于自己的膝盖或桌子上，立位或散步时也可采取前倾位，也可用手杖或扶车来支撑。

（3）呼吸功能训练时注意事项

①每次练习腹式呼吸次数不宜过多，即练习2~3次，休息片刻再练，逐步做到习惯于在活动中进行腹式呼吸。各种训练每次一般为5~10分钟，以避免疲劳。

②放松呼气时必须被动，避免腹肌收缩，将双手置于患者腹肌上，判断腹肌有无收缩。

③注意观察患者的反应：训练时不应该有任何不适症状，锻炼次日晨起时应该感觉正常，如果出现疲劳、乏力、头晕等不适，应暂时停止训练。

④病情变化时应及时调整训练方案，避免训练过程中诱发呼吸性酸中毒和呼吸衰竭。

⑤训练时适当给氧，可边吸氧边活动，以增强活动信心。

（二）有效咳嗽的护理指导训练技术

1. 定义

有效咳嗽训练是指由医务人员指导患者掌握有效咳嗽的正确方法，有助于气道远端分泌物排出，从而有利于改善肺通气，保持呼吸道通畅，减少反复感染，改善患者肺功能。

2. 目的

（1）保持呼吸道通畅，避免痰液淤积。

（2）有效排出气道分泌物，促进病情恢复。

（3）预防感染，减少术后并发症。

3. 操作要点

（1）指导患者采取舒适和放松的体位；指导患者缓慢深吸气，短暂闭气，关闭声门，增加胸膜腔内压；迅速打开声门，用力收腹将气体排出，同时引起咳嗽。一次吸气，可连续咳嗽3声。

（2）停止咳嗽，缩唇将余气尽量呼出。

（3）再缓慢深吸气，重复以上动作，连续做2~3次后，休息和正常呼吸几分钟再重新开始，必要时结合拍背（拍背手法：将手指合拢成杯状，依靠手腕的力量，均匀有节奏地叩击，从下至上、从外至内。力度要适宜，以不使患者产生疼痛感为宜）。

（4）患者排痰液时，指导其用纸巾遮盖，避免喷溅，排痰后取舒适体位，行肺部听诊。

4. 注意事项

（1）患者教育与配合

①有效咳嗽训练前要做好健康教育，讲解有效咳嗽训练的意义、目的；训练时避免患者情绪紧张，做好解释工作，取得患者的配合。

②告知患者，做好准备。

（2）有效咳嗽，体位正确

①根据病情需要，取舒适体位，先行5~6次深呼吸，于深吸气末屏气，继而咳嗽数次使痰液到咽部，再用力咳嗽将痰液排出。

②患者取坐位，两腿上置一枕头，顶住腹部（促进膈肌上升），咳嗽时身体前倾，头颈屈曲，张口咳嗽将痰液排出。

③嘱患者取侧卧深屈膝位，有利于膈肌、腹肌收缩和增加腹压，并经常变换体位，有利于痰液咳出。

（3）有效咳嗽训练时注意事项

①避免阵发性咳嗽，连续咳嗽3声后应注意保持平静呼吸片刻。有脑血管破裂、栓塞或血管瘤病史者应避免用力咳嗽。

②根据患者体型、营养状况、咳嗽的耐受程度，合理选择有效咳嗽训练的方式、时间和频率。一般情况下应安排在患者进餐前1~2小时或餐后2小时，持续鼻饲患者操作前30分钟应停止鼻饲。

③检查患者胸腹部有无伤口，并采取相应的措施，避免或减轻因咳嗽而加重伤口疼痛。嘱患者轻轻按压伤口部位，亦可用枕头按住伤口，以抵消或抵抗咳嗽引起伤口局部的牵拉和疼痛。

④遵循节力、安全的原则：操作过程中密切观察患者意识及生命体征变化。

⑤操作者与患者保持1~2米距离，指导其使用纸巾。

⑥有效咳嗽排痰的评价指标：痰量减少每日<25mL；病变部位呼吸音改善，无湿啰音；患者对治疗反应良好；血氧饱和度好转；胸片改善。

（三）体位引流的护理指导训练技术

1. 定义

体位引流是指对分泌物的重力引流，配合使用一些胸部手法治疗，如拍背、震颤等，多能获得明显的临床效果。

2. 目的

利用重力原理，改变患者的体位有利于分泌物排出，从而有利于改善肺通气，提高通气血流比值，防止或减轻肺部感染，维护呼吸道通畅，减少反复感染，改善患者肺功能。

3. 操作要点

（1）根据病变部位采取不同姿势做体位引流。如病变在两肺上叶，则采取坐位或其他适当姿势；如病变在左肺上叶的前面肺节和右肺中叶取头低足高30°；如病变在左下肺叶和右下肺叶，则取头低足高位45°，以利引流。

（2）若引流5~10分钟仍未咯出分泌物，则进行下一个体位姿势，总时间不超过

30~45分钟，一般上、下午各一次。

4. 注意事项

（1）患者教育与配合

①排痰前讲解体位引流的目的、方法，消除患者的紧张情绪，使患者能很好地配合。

②认真做好康复教育，告诉患者体位排痰期间配合饮温水，使痰液稀释，利于排出。

（2）体位引流的注意事项

①体位引流排痰：适用于支气管-肺疾病有大量痰液的患者。原则是抬高患肺位置，使引流支气管开口向下，根据病变部位及患者自身体验，采取相应体位，先引流痰液较多的部位，然后进行另一部位。引流过程中鼓励患者做深呼吸及有效咳嗽，并辅以叩击震颤，每次引流15分钟，每天1~3次；引流过程中应有护士或家人协助，防坠床；引流中注意观察患者反应，若出现咯血、头昏、发绀、呼吸困难、出汗、脉搏细速、疲劳等情况应立即停止引流。

②体位引流时，尽可能让患者舒适放松，轻松呼吸，不能过度换气或呼吸急促；引流体位不宜刻板执行，必须采用患者既能接受，又易于排痰的体位；随时观察患者面色及表情，患者不适时注意随时调整姿势或停止引流；引流过程中专人守护，备齐吸痰用物，防窒息，防坠床；引流结束后让患者缓慢坐起并休息一会儿，防止出现体位性低血压。

③训练过程中避免阵发性咳嗽，连续咳嗽3声后应注意平静呼吸片刻。有脑血管破裂、栓塞或血管瘤病史者应避免用力咳嗽。

④引流时间应安排在早晨清醒后进行，因为夜间支气管纤毛运动减弱，气道分泌物易于睡眠时潴留。

（四）肌力与耐力增强的护理指导训练技术

1. 定义

增强肌力与耐力训练技术是指运用各种康复训练方法，逐步增强肌力和肌耐力，改善机体运动功能，促进肌肉功能恢复的康复技术。

2. 目的

新冠肺炎患者躯体功能障碍的表现通常为全身乏力、易疲劳、肌肉酸痛，部分可伴有肌肉萎缩、肌力下降等。增强肌力，使原先肌力减低的肌肉通过肌力训练，肌力得到增强；增强肌肉耐力，使肌肉能维持长时间的收缩；功能训练前的准备，通过肌力训练使肌力增强，为以后的平衡、协调步态等功能训练做准备。

3. 操作要点

强化四肢的肌力训练：使用沙袋、哑铃、弹力带或瓶装水等进行渐进抗阻训练，每组 15~20 个动作，每天 1~2 组，每周 3~5 天。在呼气时进行，因为对新冠肺炎患者强化肌肉的耐力比肌力重要，负荷量应在高频率低张力下进行。

4. 注意事项

（1）选择合适的训练方法：增强肌力的效果与选择的训练方法直接有关。训练前应先评估训练部位的关节活动范围和肌力是否受限及其程度，并根据肌力现有等级选择运动的方法。

（2）合理调整运动强度：运动强度包括重量和重复频率。应根据患者的状况随时调整训练的强度、时间，记录患者的训练情况，包括训练时患者对运动负荷的适应能力、训练的运动量是否适合、训练中患者的状况、在训练前后随时测试肌力的进展情况。患者锻炼时的最大抗阻重量应该适当，小于患者肌肉的最大收缩力，施加的重量或阻力应恒定，避免突然的暴力或阻力增加。

（3）避免过度训练：肌力训练时应该在无痛的前提下进行。以训练后第二天不感到疲劳和疼痛为宜，次日晨的酸痛或疲劳增加说明运动量过大。根据患者全身状况（素质、体力）、局部状况（关节活动、肌力强弱），选择训练方法，每天训练 1~2 次，每次 20~30 分钟，可以分组练习，中间休息 1~2 分钟。护理人员应做好解释工作，并详细询问训练当时及次日晨患者的反应，做到及时调整训练方案。

（4）注意心血管反应：运动时心血管将有不同程度的应激反应。特别是等长抗较大阻力运动时，具有明显的升血压反应，加之等长运动伴有对心血管造成额外的负荷。因此，有高血压型心脏病或其他心血管疾病者应禁忌在等长抗运动强度包括重量阻运动时过分用力或憋气。

（五）心理康复护理

新冠肺炎患者常伴随着一系列不同程度的心理功能障碍，如恐惧、焦虑、愤怒、抑郁甚至创伤后应激障碍等压力和负担，改善患者心理问题，促进心理康复是新冠肺炎诊疗过程中的重要环节。护士在工作中针对患者现存的或潜在的心理问题，分析其心理需求，把握其心理状态，发现其心理问题，运用心理学的理论、方法及技术，为患者提供关怀、支持与帮助，减轻或消除负性情绪，增强疾病状态下的适应能力，坚定战胜疾病的信念，从而促进患者的康复。

1. 心理康复护理的目标

心理康复护理的目标可分为阶段性目标和最终目标。阶段性目标是护士与患者建立良好护患关系，实现有效沟通，使患者在认知方面、情感方面和行为方面逐步发生有益的改变；而心理护理期望达到的最终目标是促进患者的发展，包括患者的自我实现、自我接受和自我尊重，提高自信心与个人完善水平，增强建立和谐人际关系和满足需要的能力，获得适应（adaptation）现实的个人目标。具体目标如下：

（1）提高患者的适应能力。

（2）建立和谐的医患关系、护患关系和患者之间的关系。

（3）接受患者角色，认识疾病，正确对待疾病。

（4）减轻或消除患者的不良情绪反应，如紧张、焦虑、悲观、抑郁等，调动其主观能动性，树立战胜疾病的信心，以积极的态度与疾病做斗争。

（5）满足患者的合理需要。

2. 心理康复治疗常用方法

（1）支持性心理治疗。

（2）音乐放松疗法。

（3）合理情绪疗法。

3. 心理康复护理措施

（1）做好支持性的心理护理。

（2）充分利用心理和社会支持，帮助患者培养积极的情绪状态参与集体活动和户外运动，使他们认识到自己的社会价值。应用积极的心理防卫机制，帮助患者化解心理危机。

（3）创造良好的康复环境，促进患者康复。良好的环境包括物理环境、心理环境、社会环境和医疗环境，都可以对患者的心理活动起到积极的影响。

（4）加强与患者家属的沟通，鼓励家属多陪护患者，指导患者家属给予患者更多的关爱和抚慰。我们常说，家人的关心是唤起患者生存意识的最佳途径。

四、中医护理

（一）中药汤剂服用指导

指导患者服用新冠肺炎中药协定方，1 日 2 次，饭后半小时温服，注意服药后反应与效果。

（二）中医护理适宜技术

1. 穴位贴敷

穴位贴敷的目的是改善患者食欲不振、发热、乏力等症状。

（1）操作步骤及注意事项

①备齐用物，患者取适当体位，充分暴露贴敷部位，选好穴位，注意保暖。

②施术者洗手，患者皮肤消毒擦干，将感冒灸按贴于穴位上，贴药后注意防止药贴脱落，必要时外加纸胶布固定，对纸胶布过敏者可改用透明胶布固定（胸腹部穴位一般不易脱落，腿部穴位可适当外加固定）。

③贴敷过程中及敷贴后观察并询问患者局部皮肤有无不适，如有严重的瘙痒感及强烈的灼热感应及时取下。

④建议 3~5 天治疗一次，按照说明书每次敷贴 8 小时，如有不适可缩短敷贴时间，具体时间可以患者体质不同而定。

⑤敷贴治疗后如有部分患者起小水疱可让其自行吸收，大水疱应以消毒针挑破其底部，局部皮肤消毒后外敷纱布以防感染；如有大面积严重皮肤红斑、瘙痒应停止继续治疗，局部皮肤消毒或对症抗过敏处理。

（2）穴位选取：一盒敷贴两片膏药可贴两个穴位，经同事临床试贴后建议以四肢和胸腹部穴位为主较为安全简便，因为此灸贴会发热，贴背腰部怕皮肤受热灼伤后不好处理，且病房无空调等大型取暖设施，穿脱衣物易造成患者感冒，不利于康复。

根据《新型冠状病毒感染的肺炎诊疗方案（试行第七版）》公布的临床辨证分型：

医学观察期：中脘、关元、足三里。

轻型（寒湿郁肺证）、普通型（寒湿阻肺证）：关元、合谷、足三里、太冲。

恢复期（肺脾气虚证）：大椎、肺俞、膈俞、足三里、孔最。

恢复期（气阴两虚证）：足三里、膻中、气海、阴陵泉。

（3）腧穴定位

足三里：位于小腿外侧，犊鼻（此穴位于外膝眼处）下 3 寸，犊鼻与解溪连线上。

阴陵泉：在小腿内侧，当胫骨内侧髁后下凹陷处。

膻中：位于两乳头之间，胸骨中线上，平第四肋间隙。

中脘：位于人体上腹部，前正中线上，当脐中上 4 寸。

气海：位于人体前正中线脐下 1.5 寸处。

关元：位于人体前正中线脐下 3 寸处。

2. 耳穴贴压

耳穴疗法是将贴有王不留行籽的耳豆或揿针贴敷于相应耳穴并稍加压力，以穴位产生酸麻肿胀感或发热为度。目的为改善患者压力过大导致的失眠、肠胃失调、内分泌失调等症状。

（1）穴位选取：内分泌、神门、交感、枕、脾、胃、大肠、交感等。

（2）操作方法：可选王不留行籽或揿针贴压，使患者耳廓感到酸麻胀或发热，贴压后每天自行按压穴位数次，每次 3~5 分钟，每日 3~5 次，每次贴压后保持 2~3 天，两耳交替。

（3）注意事项

①皮肤破溃或皮肤过敏、瘢痕体质者禁用。

②严格按照操作方法进行，以患者能够忍受为度，不可太过。

③严格消毒，防止感染。操作之前按操作规范做好耳部消毒工作。

④需由中医专业知识扎实的人员操作。

（三）情志护理

情志护理自古有之，"以心医心之法，乃是最妙上乘"，解除患者的心理压力，尽量劝说患者不要过于依赖药物，加强精神护理，注意情绪变化，消除不良疑虑，及时开导安慰，保持心情舒畅，以恢复失调的心理、生理功能，促进疾病的康复。在辨证施护的同时应配合中医调养性情的方法。

1. 清静养神法

除给患者创造能够清静养神的客观条件（如安静的居住环境）外，还需提醒患者保持清净的心态，使其少思少念，做到精神内守、心平气和。气功疗法在调摄精神中起主导作用，其强调"入静"，可以达到《黄帝内经》所说的"恬淡虚无，真气从之，精神内守，病安从来"的静的境界。

2. 顺情解郁法

古人云："神者，伸也，人神好伸。"这种方法对于一些内伤情志之病有一定的效果。患者只有将内心的郁闷吐露出来，郁结之气机才得以舒畅。

3. 移情易性法

本法又称移情法或转移法，即通过一定的方法和措施，转移或改变患者的情绪和意志，解脱不良情绪的方法。如音乐歌舞、琴棋书画等兴趣爱好可以寄托情怀，怡养心神，有益于患者的身心健康；还有运动移情法，如交友览胜、种花垂钓等。

4. 疑析解惑法

疑析解惑法是指及时解除患者的误解，避免其沉默寡言，性格抑郁，气机不畅从而加重病情。避免"杯弓蛇影"的事情出现。

5. 志相胜法

志相胜法是指以一种情志压制另一种情志，借以达到协调情志的目的，又称情志制约法。如对于过怒所致疾病，以苦楚之言感之；对于突然或过度喜悦所造成的精神散乱，施恐怖以治之；对于过度思虑所致疾病，以怒激之。

第三节　出院指导及健康教育

一、饮食注意

饮食应选择富含营养、易消化、高热量、高蛋白、高维生素的食物，多食新鲜水果、蔬菜。通过补充和调整饮食来提高营养物质的摄入量，从而改善营养状况和呼吸肌功能。

二、呼吸训练及活动

根据具体情况安排适当活动，将腹式呼吸练习和一般性全身运动相结合，如气功、太极拳、医疗步行等，在疾病缓解期坚持康复运动。

三、疾病预防

防止感冒及呼吸道感染，可采取：①耐寒锻炼，入冬前坚持冷水洗鼻，每天2~3次，每次2~3分钟，还可以用冷水洗脸，自我按摩鼻部、迎香穴，揉风池穴等预防感冒；②提高呼吸道免疫功能：定期注射如全面均衡营养、劳逸结合、经常锻炼、戒烟限酒保持良好生活习惯等；；③冬病夏治，如穴位贴敷等中医治疗。

参 考 文 献

［1］郑彩娥，李秀云．实用康复护理学［M］．2版．北京：人民卫生出版社，2012．

［2］郑彩娥，李秀云．康复护理技术操作规程［M］．北京：人民卫生出版社，2018．

［3］尤黎明，吴瑛．内科护理学［M］．5版．北京：人民卫生出版社，2012．

［4］国家卫生健康委员会办公厅，国家中医药管理局办公室．关于印发新型冠状病毒肺炎诊疗方案（试行第七版）的通知［EB/OL］．［2020-03-03］．

［5］薛秒，谷波，蒋艳，等．新型冠状病毒肺炎疑似患者隔离病房的建立与管理［J］．护士进修杂志，［2020-03-12］．http：//kns.cnki.net/kcms/detail/52.1063.R.20200311.1705.005.html.

［6］国家卫生健康委员会，国家中医药管理局．关于印发新型冠状病毒肺炎恢复期中医康复指导建议（试行）的通知［EB/OL］．［2020-02-22］．

［7］乐贲．中医护理技术临床应用特点、影响因素与展望［J］．中医药管理杂志，2019，27（7）：72-73.

［8］张龙浩，李柏宏，贾鹏，等．新型冠状病毒（SARS-CoV-2）全球研究现状分析［J］．生物医学工程学杂志，2020，37（2）：1-6.

［9］张莉．谈中医情志护理方法［J］．光明中医，2011，26（9）：1904.

第九章　新冠肺炎的临床康复

第一节　康复干预的指导原则与内涵

新冠肺炎患者由于病毒感染导致的全身炎症反应和免疫系统功能紊乱，人体各系统均有可能出现不同程度的损伤。多数患者经积极治疗，症状都能逐渐缓解，但往往存在不同程度的呼吸功能、躯体功能、心理及社会功能等障碍，需要积极的康复干预，促进患者全面康复，提高生活质量。中国康复医学会制定了《新型冠状病毒肺炎疫情期间康复诊疗工作综合指导意见（第二版）》，明确了在做好安全防护的前提下，针对不同新冠肺炎病期患者的心理状态、心肺功能，体能等各方面情况，因人而异、分类指导，给予适当、可行的康复干预。

一、康复指导原则

（一）坚持全程心理干预

通过微信、视频、科普宣传等各种方式，给予不同病期的患者和家属针对性的心理咨询、通过适宜的音乐干预、放松冥想，缓解患者及其家属对疾病的恐惧感，学会自我放松，使其能勇敢地面对现实中遇到的困难，战胜病魔。

（二）安全有效地改善心肺功能

指导患者掌握正确的呼吸方法，采取多种呼吸功能训练的方法，最大限度地提高呼吸功能。

（三）逐步稳妥地提高体能

患者往往因呼吸困难、活动减少而出现身体机能下降，应该因地制宜、因人而异地开展各种康复活动，以提高患者体能。根据患者的病情变化及时进行治疗的调整。在做好严格防控的措施下，给予适宜的物理因子治疗。

二、康复干预的内涵

（一）改善/提高心肺功能

指导患者掌握正确的呼吸方法，如适宜的体位、有效的呼吸模式、各种类型的呼吸操，延缓呼吸功能的减退，最大限度地改善呼吸功能。积极开展中医康复，根据病情及场地，选择性练习太极拳、八段锦、五禽戏等传统功法以改善患者呼吸功能、愉悦身心，强度以患者不出现症状加重或不适为标准。选择性采用针对性的物理因子治疗。使用微热量超短波减轻肺部炎症；采用带有专用内衬的胸部气压装置辅助胸廓运动，改善呼吸功能等。

（二）增强活动能力/体能

因地制宜指导患者开展主动性的肢体活动，提高机体免疫力，促进身体机能逐渐恢复到正常水平。方式包括各种类型的医疗体操、减重下的行走训练，平地行走，等等。结合中医特色开展康复，选择符合患者体能的太极拳、八段锦、五禽戏等传统锻炼，并结合呼吸训练，动静结合，提高患者体能。还可借助于适合患者体能的各种物理因子，利用电动起立床帮助体弱患者练习站立；使用中频电刺激预防患者四肢肌肉萎缩；使用低频电刺激增强患者四肢肌肉力量；借助于功能性踏车和四肢联动设备改善关节活动；等等。

（三）积极健康宣教、康复指导和心理治疗

对患者进行新冠肺炎的临床特点及康复治疗相关知识的宣传教育，增强患者战胜疾病的信心，提高治疗的依从性。帮助患者规律作息，均衡膳食。针对患者出现的恐惧、焦虑、愤怒、抑郁等负面情绪，或不配合、放弃治疗等心理问题，进行心理干预和指导。

第二节 康复诊疗的临床管理

一、康复诊疗中的相关政策及依据

新冠肺炎已被纳入《中华人民共和国传染病防治法》规定的乙类传染病，并采取甲类传染病的预防和控制措施。康复诊疗工作须严格按照国家卫生健康委员会关于《新型冠状病毒感染的肺炎防控方案》《医疗机构内新型冠状病毒感染预防与控制技术指南（第一版）》《新型冠状病毒感染的肺炎防护中常见医用防护使用范围指引（试行）》《医院空气净化管理规范》《医疗机构消毒技术规范》和《医疗卫生机构医疗废

物管理办法》等文件的要求进行管理。

二、康复诊疗的流程管理

新冠肺炎的康复诊疗同其他疾病的康复诊疗一样，诊疗过程中需要较多不同专业的医务人员参与，即使仅仅在康复治疗方面，就涉及了康复医学领域内有较强专业特点的不同的治疗方式，需要各专业的医学工作者以治疗小组的方式进行密切合作、协同工作；加之新冠肺炎又是一种传染性较强的传染性疾病，必须加强新冠肺炎康复诊疗的流程管理。

（一）工作原则

（1）新冠肺炎康复诊疗工作须严格按照国家卫生健康委员会相关文件的要求做好各种防护。

（2）重视对患者功能障碍的评估，使康复治疗过程安全、针对性强，能使患者获益。

（3）因地制宜、因人制宜、中西医并重，开展有针对性的康复诊疗。可采取视频、微信等各种方式进行远程康复指导、康复心理咨询及康复科普宣教。

（二）安全措施

（1）诊疗过程中必须做好防护。一米外的评估和指导进行一级防护；一米内接触患者身体的评估和治疗进行二级防护；需吸痰操作进行三级防护。

（2）严格执行手卫生，预防院内感染。监测医务人员体温及其他相关症状，做好登记。

（3）患者需接受体温检测，在康复过程中需佩戴医用口罩。安排患者治疗时避免聚集。

（4）以主动康复为主，如有需要，在最小化病毒接触情况下可考虑智能化设备提高训练效果。

（5）注意对患者接触物品及环境及时消杀处理。

（三）总体目标

新冠肺炎康复诊疗的总体目标：促进新冠肺炎患者肺部炎症的吸收，减轻肺炎临床症状；提高患者呼吸功能；增强运动耐力及体力；预防并发症（下肢深静脉血栓形成、压疮、骨骼肌肉功能退化等）；缓解焦虑及抑郁情绪；提高日常生活能力，重返家庭及社会；减少后遗症，提高远期生活质量。

（四）工作内容

不同的新冠肺炎患者，可能存在着不同的临床症状和功能障碍，需要采取的康复诊疗工作的内容可能各不相同。总体上来讲，新冠肺炎患者康复诊疗工作的内容包括以下几个方面。

（1）根据病情、心肺功能和体能评估结果，通过体位疗法、呼吸模式训练、徒手治疗、呼吸操，改善呼吸功能。通过穴位按摩、艾灸、隔物灸贴等中医治疗以调畅气机，修复脏腑功能。通过太极拳、八段锦、五禽戏等传统锻炼，动静结合，提高患者体能。

（2）借助功能性踏车和四肢联动设备改善关节活动，提高耐力。如果病人没有主动运动能力，借助电动起立床帮助患者站立、低/中频电刺激预防四肢肌肉萎缩。

（3）开展主动性肢体活动，如医疗体操、减重下的行走训练、平地行走等，促进身体机能逐渐恢复。

（4）给予针对性的心理咨询，缓解患者的恐惧感，帮助患者学会自我放松，勇敢地战胜病魔。

（五）诊疗流程

新冠肺炎患者康复治疗的流程包括门诊康复流程、住院康复流程和居家康复流程（图 9-1～图 9-3）：

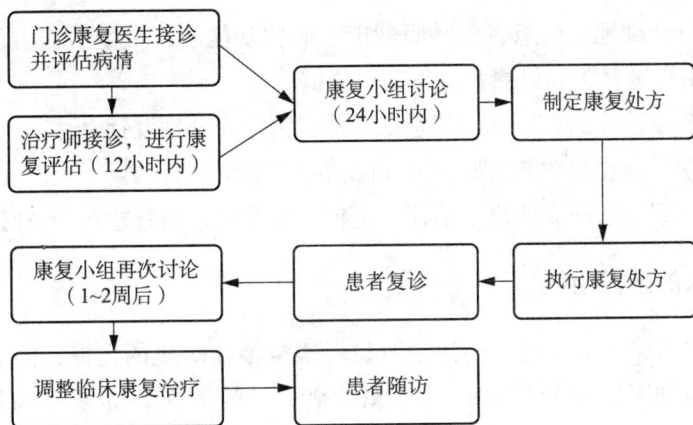

图 9-1　新冠肺炎患者门诊康复流程

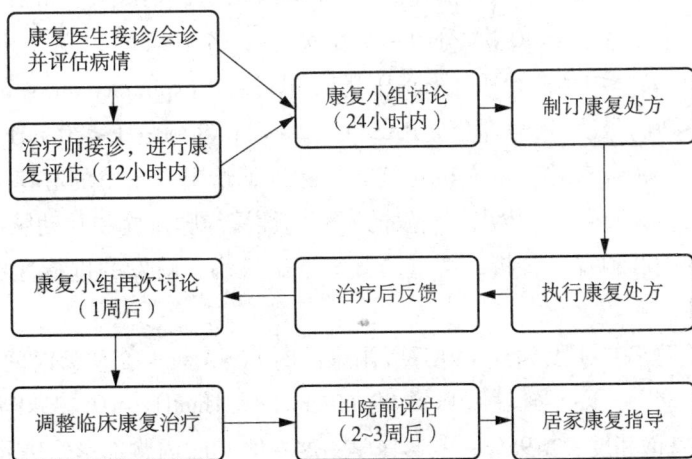

图 9-2　新冠肺炎患者住院康复流程

```
┌──────────────┐     ┌──────────────┐     ┌──────────────┐
│  出院前功能评估  │ ──→ │ 制定居家运动   │ ──→ │ 出院前健康宣教  │
│              │     │   处方       │     │              │
└──────────────┘     └──────────────┘     └──────────────┘
                                                  │
                                                  ↓
┌──────────────┐     ┌──────────────┐     ┌──────────────┐
│  康复医师再评估  │ ←── │  定期复诊     │ ←── │ 通过微信、视频  │
│              │     │              │     │ 监督指导执行   │
└──────────────┘     └──────────────┘     └──────────────┘
      │
      ↓
┌──────────────┐
│  调整运动处方  │
└──────────────┘
```

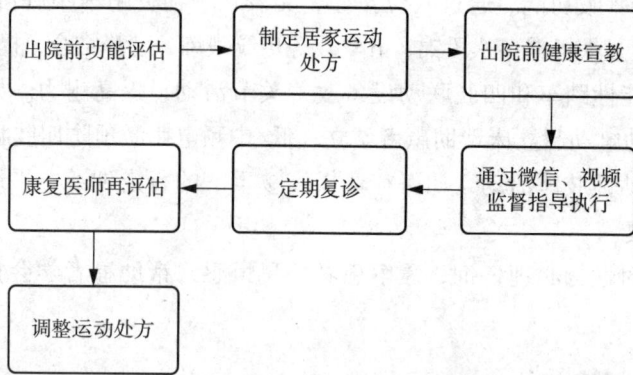

图 9-3　新冠肺炎患者居家康复流程

（六）注意事项

（1）全面、详细地评估患者的呼吸功能、躯体功能、日常生活能力及社会参与方面的障碍及严重程度，为制订康复方案提供依据。

（2）掌握康复治疗的适应证和禁忌证，加强治疗安全性及针对性。

（3）康复治疗应注意功能的监测，保障治疗的安全和有效。

（4）患者出现不适应立即终止治疗，上报康复医师，完善检查，及时处理。

（七）介入的前提条件

新冠肺炎患者康复治疗时，需注意对患者康复治疗时机的把握，需全面评估患者康复治疗的获益和康复治疗的风险，掌握好患者，尤其是重型/危重型和普通型患者康复治疗的前提条件。

（1）重型和危重型患者：①体温≤38.5℃；②呼吸频率：≤40 次/分；③收缩压≥90mmHg 且≤180mmHg；平均动脉压（mean arterial pressure，MAP）≥65mmHg 且≤110mmHg；④心率：≥40 次/分且≤120 次/分；⑤血氧饱和度（SpO_2）≥90%；吸入氧浓度（FiO_2）≤0.6；⑥呼气末正压（positive end expiratory pressure，PEEP）≤10cmH_2O；⑦里斯满躁动-镇静评分（RASS）-2~+2；⑧颅内压<20cmH_2O；⑨没有不安全的气道隐患；⑩没有呼吸机人机对抗。排除以下情况：新发的心律失常和心肌缺血、伴随血乳酸≥4mmol/L、休克、新发的不稳定性深静脉血栓和肺动脉栓塞、主动脉狭窄、不稳定的四肢和脊柱骨折、严重的肝肾基础疾病、新发的进行性加重的肝肾功能损害、活动性出血。

（2）普通型患者：①发病到出现呼吸困难的时间>3 天；②初诊时间>7 天；③体温：<38.0℃；④血压：静态血压>90/60mmHg（1mmHg=0.133kPa）且<140/90mmHg；⑤血氧饱和度：>95%；⑥影像学：24~48 小时内胸部影像进展<50%。

（八）康复治疗的暂停或退出

新冠肺炎患者康复治疗过程中需注意监测生命体征及其他相关临床指标，及时发现病情加重的情况，一旦发现患者病情变化，可暂停甚至退出康复治疗。

（1）重型和危重型患者出现以下情况应该立即停止治疗：①呼吸频率：>40 次/分；②收缩压：<90mmHg 或>180mmHg；平均动脉压（MAP）<65mmHg 或>110mmHg，或较基线值变化超过 20%；③心率<40 次/分或>120 次/分；④意识状态变差或烦躁不安；⑤心悸、呼吸困难或气短加重，疲劳乏力不能耐受；⑥血氧饱和度：<90%或较基线值变化下降>4%；⑦出现呼吸机人机对抗，人工气道脱离或者移位；⑧新发的心律失常和心肌缺血；⑨身上的任何治疗和监测管线的脱离。

（2）普通型患者出现下述情况之一，应立即终止呼吸康复：①Borg 呼吸困难评分>3（总分 10 分）；②出现胸闷、憋气、头晕、头痛、视物不清、心悸、大汗、不能保持平衡等情况。

第三节　不同临床类型及阶段的康复治疗

一、新冠肺炎住院患者的康复治疗

由于新冠肺炎住院患者的病情不同，可能存在的功能障碍各异，临床上应根据患者的特点给予全面的康复评估，进行准确分型，及时发现患者的功能障碍及其严重程度，进行相应的综合康复治疗。

（一）轻型新冠肺炎患者的康复治疗

轻型患者是指符合《关于印发新型冠状病毒肺炎诊疗方案（试行第七版）的通知》疑似病例/确诊病例的诊断标准。症状较轻，影像学无肺炎表现的患者。往往采取单间隔离和医学观察。

1. 康复治疗目标

改善患者的临床症状，建立正确咳嗽模式，提高患者的免疫力，预防感冒，预防发生肺炎和肺功能下降，建立战胜疾病的信心。

2. 康复治疗方法

（1）体位管理：主要目的是通过对体位的调整降低呼吸做功和增加有效肺容量，减轻平卧体位对肺通气和灌注的不利影响。可多采取靠坐位（床头抬高 60°）或长坐位休息；坐位或站立位时身体前倾位。

（2）咳嗽训练：深吸气、快速度、强力收缩腹肌并使劲将气呼出，配合发出"哈"

"哈"的声音，以帮助患者有效咳嗽，排出痰液。需要注意的是咯痰时需用密闭的塑料袋遮挡，将气道分泌物放入专门容器内处理，以避免传染他人。

（3）运动疗法：运动疗法的主要目的在于提高肌力，缓解乏力，提高日常生活活动能力，消除抑郁，减少焦虑并有助于睡眠。在运动疗法的选择上可进行上肢和下肢的力量训练和耐力训练，以第2天不出现疲劳为宜，15~45分钟/次，2次/天。具体形式可采用交叉步行训练、呼吸康复操、太极拳等方式，以尽量满足独立日常生活活动的量来保持运动功能，可分成小段进行以利于自我观察，严格避免疲劳。如患者无法站立，可选择坐位/半卧位/卧位，在教育视频和小册子指导下，进行四肢及躯干的轻量活动。

（4）理疗：目前尚无明确的循证医学证据证明理疗对该病的治疗作用，可试行：①超短波疗法：肺部对置，无热或微热量，每次10~15分钟，每日1次，10次为一疗程。体温高于38℃不宜使用该疗法。②紫外线疗法：胸部或背部皮肤弱红斑量照射，每日1次，4次为一疗程。

（5）作业治疗：目的是阻断精神紧张和肌肉紧张所致的呼吸短促的恶性循环，减少机体能量的消耗，改善缺氧状态。改善患者的焦虑、紧张、恐惧等情绪。主要选择自我放松作业活动。具体可选择缓慢、深长的呼吸；坐位或行进中双上肢前后自然摆动、音乐疗法等方式。

（6）患者教育：就新冠肺炎的病因、临床表现、预后、康复治疗的重要性、方法、目的、注意事项等进行宣传教育，让患者了解疾病知识，增强患者战胜疾病的信心，最大限度提高患者或其家属的依从性。帮助患者规律作息，充足睡眠，均衡膳食，戒烟。

（7）心理干预：由于患者对疾病不了解，往往会出现恐惧、焦虑、愤怒、抑郁、失眠等，或不配合、放弃治疗等心理问题，可寻求精神心理专业人士或心理热线介入干预。

（二）普通型新冠肺炎患者的康复治疗

普通型新冠肺炎患者是指符合《关于印发新型冠状病毒肺炎诊疗方案（试行第七版）的通知》疑似病例/确诊病例的诊断标准。具有发热、呼吸道症状，影像学有肺炎表现的患者。

1. 康复治疗目标

对症处理临床症状、清洁气道；建立良好的呼吸模式，降低呼吸能耗，减少呼吸做功；维持或改善患者呼吸系统功能；防止发生急性呼吸窘迫综合征；避免深静脉血栓等并发症的发生，提高患者的运动耐受和日常活动能力；心理调适，建立战胜病魔的信心。

患者进行康复治疗时运动活动的强度不宜过大，治疗介入和退出的时机需在康复医师的指导下进行。

2. 康复治疗方法

（1）体位管理：有助于膈肌活动，减轻平卧体位对肺通气和灌注的不利影响；适当的体位有助于优化动脉血的氧合和 V/Q 比。方式同轻型。有痰液潴留可行体位引流技术，以针对受累肺叶行体位引流（依据疾病累及肺的不同部位，进行相应的体位引流）。

（2）气道清洁技术：可采用深吸气阶段扩张的方法。此时避免使用振动排痰机震动排痰，以免造成血氧饱和度下降和心律失常的风险。

（3）呼吸控制训练：对出现呼吸困难的卧床患者可在床上采取60°靠坐位进行，可在膝关节下垫一个枕头，保证膝关节屈曲，并略微高于髋关节的位置；可下床活动的患者可在坐位下进行。放松肩颈部辅助吸气肌群，经鼻缓慢吸气，经口缓慢呼气，并注意观察下胸部扩张情况，强度介于静息和轻度体力活动之间，每日2次，饭后1小时开始，每次15~45分钟。也可间歇进行。

（4）体位变换训练：进行体位变换训练时先向左，然后向右，从仰卧位到侧卧位、俯卧位，返回仰卧位；从仰卧位到床上长坐位，从床上长坐位到床边坐位，最后从床边坐位到床边站位，每一个体位停留5秒钟左右，再绕床行走一圈，完成以上五个体位变换为一组。每天2~3次，循序渐进，逐渐把体位变换运动从每天2~3次，每次1组增加到3组。患者有气促且 Borg 评分>3 即停下休息，消失后再进行。

（5）渐进性活动与运动训练：无法站立的患者，可选择坐位/半卧位/卧位，在教育视频和小册子指导下进行握拳、举臂、踝泵、足跟后滑、抬腿、股四头肌及臀肌等长收缩等活动。确定病情稳定时，也可设计坐起、起立、伸腰、抬腿、迈步、交叉步行训练等动作编排活动，分成小段进行以利于自我观察，每日活动时间争取累计在1小时以上，严格避免疲劳。

（6）理疗：可继续给予理疗，促进病情改善：①超短波疗法：肺部对置，无热或微热量，每次10~15分钟，每日1次，10次一疗程。②紫外线疗法：胸部或背部皮肤弱红斑量照射，每日1次，4次一疗程。

（7）作业治疗：通过经过设计的选择性自我放松作业活动阻断患者精神紧张和肌肉紧张所致的呼吸短促症状，打破患者的恶性循环，减少机体能量的消耗，改善患者的缺氧状态。方式可包括缓慢、深长的呼吸；坐位或行进中双上肢前后自然摆动、音乐疗法等。

（8）患者教育：继续加强宣传教育，让患者对疾病知识有更进一步的了解，增强患者战胜疾病的信心，最大限度地提高患者或其家属的依从性，积极配合临床治疗。

（9）心理干预：此型患者，临床症状及功能障碍较轻型重，患者恐惧、焦虑、愤怒、抑郁、失眠等，或不配合、放弃治疗等心理问题更明显，需更加注意及时发现，给予心理干预，必要时可继续寻求精神心理专业人士或心理热线介入干预。

（三）重型/危重型新冠肺炎患者的康复治疗

重型/危重型新冠肺炎患者是指符合《关于印发新型冠状病毒肺炎诊疗方案（试行第七版）的通知》疑似病例/确诊病例的诊断标准。

重型：成人有下列任何一条：①呼吸窘迫，RR≥30 次/分；②静息状态下，指氧饱和度≤93%；③动脉血氧分压（PaO_2）/吸氧浓度（FiO_2）≤300mmHg（1mmHg = 0.133kPa）。肺部影像学检查 24～48 小时内病灶明显进展＞50%者按重型管理。

危重型：出现下列任何一条：①呼吸衰竭，且需要机械通气。②休克。③合并其他器官功能衰竭需 ICU 监护治疗。

1. 康复治疗目标

促进呼吸道分泌物排出，改善肺泡通气；改善呼吸功能；防止肌肉萎缩、关节挛缩、心肺功能下降、深静脉血栓等并发症。

患者进行康复治疗时运动活动的强度不宜过大，治疗介入和退出的时机需在康复医师的处方下进行。如患者贫血或凝血功能异常，在进行呼吸康复治疗前应检查血红蛋白和凝血功能指标，避免活动引起组织缺氧、出血等问题。对于卧床患者，可指导踝泵运动或使用弹力袜，以防止下肢深静脉血栓的发生。

2. 康复治疗方法

（1）体位管理：呼吸康复治疗需在临床治疗团队共同讨论后指导变换体位。由抬高床头的半卧位，逐渐过渡到床上长坐位。体位性治疗每次 30 分钟，每天 3 次。急性呼吸窘迫综合征的患者可早期使用每日＞12 小时的俯卧位，以改善通气血流比、减轻肺水肿、增加功能残留量及降低插管的可能。俯卧位通气效果不佳考虑体外膜肺氧合（ECMO）。定期翻身，每 1～2 小时一次。严重 ARDS 患者建议进行肺复张。

（2）气道清洁：可采用哈咳技术和深吸气阶段扩张的方法，注意不引起患者产生剧烈刺激性咳嗽和呼吸做功增加。还可采用正压呼气治疗/震荡正压呼气治疗、高频胸壁振动等方法，能使患者更容易排出气道分泌物，改善肺功能和预防肺部并发症，注意避免引起或加重支气管痉挛。意识障碍或者镇静的患者，通常采用 10Hz、12Hz 和 14Hz 三个不同的频率，分别治疗 10 分钟。治疗后需由护士吸痰。

（3）呼吸控制训练：保证充足的给氧。避免造成患者与呼吸机断离的康复治疗技术。患者意识清楚还可行下胸部扩张呼吸训练。如有必要，终末期患者有必要接受姑息性药物治疗来缓解呼吸困难。

（4）早期活动：患者在进行活动时需要保证给予充足的氧气。防止连接患者的管线脱离，全程监测生命体征。如 SpO_2＜88%，则需终止康复治疗。卧床患者可在床上进行渐进性的肢体主动活动或器械被动活动，定期的床上翻身和活动，给予主动/被动全关节范围内运动训练。可离床患者可在使用呼吸控制技术的帮助下，从床上坐起、床-椅转移、坐在椅子上、站立和原地踏步，逐步进阶，在不增加疲劳的情况下每天

1~2次。所有活动以不引起血氧饱和度和血压下降为原则。转移障碍者，利用助行器、牢固的椅子或床挡进行，或在治疗师辅助下进行。因使用镇静剂或存在意识认知障碍或生理条件限制的患者，选取床旁下肢被动功率车、被动关节活动和牵伸以及神经肌肉电刺激。总的训练时间单次不超过30分钟，以不引起疲劳加重为限。

（5）运动疗法：患者意识清醒，可循序渐进进行主动活动的肢体运动。根据患者的具体情况，在运动疗法的选择上可进行上肢和下肢的渐进性力量训练和耐力训练，以不引起疲劳为限。

（6）肺复张治疗：指呼吸机过度通气技术（VHI）、复张手法（RM）和深呼吸训练。通过复张塌陷的肺泡来纠正低氧血症和保证呼吸气末正压（positive end-expiratory pressure，PEEP）效应，它能有效增加肺容积、改善肺的顺应性、优化通气血流比值和减轻肺水肿。对急性呼吸窘迫综合征的患者尤为重要。

（7）肌力训练：采用床旁上、下肢被动功率自行车运动训练。

（8）患者教育：进一步教育及安抚患者，使其了解疾病发展的转归，最大限度提高患者依从性，减轻患者精神负担。

二、新冠肺炎患者出院后的康复治疗

对于新冠肺炎患者，经治疗后症状缓解，达到临床痊愈后，可能面临着不同的功能障碍，出院后对康复治疗有着不同的需求。需根据患者不同的临床康复需求给予相应的康复治疗，促进患者功能障碍的进一步改善，提高患者的生活质量。

轻症及普通型出院患者，多数患者肺功能损害轻微或无持续残留的肺功能问题，且住院时间较短，产生身体功能障碍的可能性较小，但疾病对患者造成的心理上的不良影响可能在较长的时间内存在。出院后康复目标以恢复体适能和心理调整为主，方式主要以在康复专业人员指导下的居家康复为主；康复治疗的具体内容以循序渐进的有氧运动为主，可选择患者以往偏好的运动形式或尊重患者意愿和现实条件选择合适的运动形式，制定有氧运动处方，注意运动处方的科学性、可执行性，逐步使患者恢复至发病前的活动能力水平，以便患者早日回归社会。

对重型/危重型出院患者，需要针对性地对患者存在的肺功能损害的情况进行评估，根据评估的结果制订长期的循序渐进的运动、心理、营养等方面的综合的个性化呼吸康复方案，特别要强调评估的全面性、科学性和针对性。康复评估必须明确新冠肺炎患者出院后呼吸功能、躯体功能、日常生活功能及社会参与方面的障碍类型及严重程度，并为相应康复方案提供治疗框架。评估项目应针对患者存在的功能障碍进行评估，项目包括但不限于以下几个方面。

第一，对患者的生命体征、呼吸系统体征、呼吸模式、呼吸肌力量、有氧活动能力、四肢肌力、关节活动度、肢体围度、营养状态、心理状态等方面进行详细的检查评估。

第二，通过问卷量表评估患者的呼吸系统症状、肌肉骨骼症状、疼痛评分、平衡功能、活动功能、生活质量、营养状态及心理状况。

第三，完善辅助检查：以胸部影像学、肺功能以及血液生化指标为基础，并根据实际条件以及功能障碍类型安排膈肌超声、心肺运动功能测试、骨密度、肌肉核磁等辅助检查项目。

需要特别指出的是即使是临床痊愈的患者，也不除外再感染的可能，因此，对于这部分患者，首要的还是加强防护，嘱患者遵守康复医师医疗观察的医嘱，同时注意预防感冒等其他感染性疾病。

（一）轻型/普通型出院患者的康复治疗

1. 康复治疗目标

康复治疗的目标在于减少呼吸急促，增加运动耐力，改善与恢复呼吸功能，预防复发，恢复患者日常生活活动能力、职业适应能力、心理适应能力及社会参与能力。

2. 康复治疗方法

（1）患者教育：出院后，继续进行14天自我健康状况监测，佩戴口罩，有条件的居住在通风良好的单人房间，减少与家人的近距离密切接触，分餐饮食，做好手卫生，避免外出活动。预防感冒，继续做好自我防护与预防复发。

（2）有氧运动训练：交叉步行训练、步行、快走、慢跑或游泳、呼吸操。每周3~5次，每次20~30分钟。运动强度：Borg评分不超过3分或者感觉气促疲劳即停止运动。可以在监测血氧的情况下循序渐进地增加活动强度到中等强度。

（3）功率自行车：每周3~5次，每次时间20~30分钟。运动强度同上。

（4）力量训练：针对靶肌群进行肌力训练，每周3~5次。

（5）中医康复：在排除禁忌证，如四肢功能障碍、意识异常等情况下，可进行八段锦、简式太极拳、呼吸导引操、六字诀等训练。

（6）ADL干预：对轻症出院后患者，必须对转移、修饰、如厕、洗澡等日常活动能力进行重点评估，以了解在进行这些日常活动时是否存在疼痛、呼吸困难及力弱等因素而导致的日常活动能力障碍；出院后的两周内，对可能的日常生活能力障碍进行针对性康复治疗。与此同时，还要评估患者的社会参与度等较高级别日常活动能力，对工具性日常活动能力包括购物、外出活动、食物烹调、家务活动、洗衣服、服用药物、通讯设备使用、财务处理能力等，并给予针对性治疗，在治疗过程中需综合考虑患者在完成这些活动时的心理及躯体功能能力，通过模拟实际场景的方式进行训练，寻找出任务参与的障碍点，在作业治疗师指导下进行有针对性的干预。

（二）重型/危重型出院患者的康复治疗

1. 康复治疗目标

康复治疗的目标在于进一步改善症状，恢复肌肉力量与耐力，改善肺功能、运动功能，降低再入院风险，恢复患者日常生活活动能力、社会参与能力及心理适应能力。

2. 排除标准和运动终止标准

在重型/危重型出院患者的康复治疗开始时和进行过程中需特别注意对患者的生命体征和治疗反应的观察，掌握好康复治疗的排除标准和运动终止标准。

（1）排除标准：①心率>100次/分；②血压<90/60mmHg或>140/90mmHg；③血氧饱和度≤95%；④其他不适合运动的疾病。

（2）运动终止标准：①体温出现波动，>37.2℃；②呼吸症状、疲劳感加重，休息后不缓解；③出现以下症状应立即停止活动并咨询医生：胸闷、胸痛、呼吸困难、剧烈咳嗽、头晕、头痛、视物不清、心悸、大汗、站立不稳等症状。

3. 康复治疗方法

（1）患者教育：①对病毒感染后肺实变的认识，对重症患者出院后身体机能降低后可能出现的身体、心理改变进行提前宣教。内容包括：指导患者定期复诊、注意事项、营养支持、氧疗、呼吸肌训练的意义、日常生活的节能方式等，可采用制作手册或视频的方式进行，提高患者对疾病知识的掌握度。②对于呼吸康复治疗的正确认识，了解呼吸康复的重要性，增加患者的依从性。内容包括：呼吸康复对于患者出院后的作用介绍，呼吸康复的具体内容，呼吸康复所能产生的效果，呼吸康复中的注意事项等。③健康生活方式教育，定期随访患者参与呼吸康复的情况、进展及收益等，参与家庭和社会活动的情况。

（2）呼吸训练：①主动循环呼吸技术：包括呼吸控制、胸廓扩张运动和用力呼气技术。②呼吸模式训练：包括体位管理、调整呼吸节奏（吸：呼=1:2）、胸廓活动度训练、腹式呼吸训练等技术。③吸气肌训练：如存在吸气肌功能障碍建议进行吸气肌训练，利用呼吸训练器，采用30%~50%MIP负荷，7次/周，30吸/次，每吸间隔不少于6秒。④排痰训练：在清洁气道时可采用哈咳技术帮助排痰减少排痰耗能，也可通过呼气正压（PEP）/OPEP等器械辅助。每次训练5分钟，一天训练3次。患者每次呼气时间应超过3秒。

（3）有氧运动训练：有氧运动采用FITT（frequency频率、intensity强度、time时间、type类型）原则制定运动处方，具体可参见前述康复治疗技术相关章节。

（4）力量训练：肌力下降者针对靶肌群进行肌力训练，推荐使用渐进抗阻训练，每个目标肌群的训练负荷为8~12RM（repetition maximum，即每组重复8~12个动作的负荷），1~3组/次，每组训练间歇为2分钟，频率为2~3次/周，训练6周，每周增加5%~10%。

（5）平衡训练：合并平衡功能障碍的患者，应予以介入平衡训练，如康复治疗师指导下的徒手平衡训练、平衡训练仪等。

（6）作业治疗：在出院后2~4周内主要提高基础日常生活活动能力。主要关注的问题是因卧床制动等因素产生的挛缩、软组织损伤导致的疼痛以及关节活动的受限，主要通过药物、物理因子、支具及牵伸等方法进行综合治疗。对于常见的肢体力弱导致的基础日常活动障碍，主要通过以力量训练及作业治疗训练的方式进行干预，以改善患者的肌肉力量及肌耐力。对于呼吸困难而导致该日常生活活动障碍，需要针对性地评估患者呼吸功能、有氧活动能力、肢体力量等因素，对患者进行节能技术训练或者节能辅助具代偿的方式进行干预。

出院后 4 周以上主要提高患者的工具性日常生活活动能力。出院 1 个月以后需对患者进行工具性日常活动能力的评定，以了解患者社会参与度等较高级别日常活动能力，还要综合考虑患者在完成这些活动时的心理及躯体功能能力，寻找出任务参与的障碍点，采取针对性治疗。可采取模拟实际场景的方式进行。

参 考 文 献

[1] 国家卫生健康委员会办公厅，国家中医药管理局办公室. 新型冠状病毒肺炎诊疗方案（试行第七版）[EB/OL].［2020-03-03］.

[2] 国家卫生健康委员会办公厅，医政医管局. 国家卫生健康委办公厅关于做好新型冠状病毒肺炎出院患者跟踪随访工作的通知［EB/OL］.［2020-02-17］.

[3] 中国康复医学会. 新型冠状病毒肺炎疫情期间康复诊疗工作综合指导意见（第二版）[EB/OL].［2020-02-18］.

[4] 国家卫生健康委员会办公厅，医政医管局. 医疗机构内新型冠状病毒感染预防与控制技术指南（第一版）[EB/OL].［2020-01-22］.

[5] 国家卫生健康委员会办公厅，医政医管局. 新型冠状病毒感染的肺炎防护中常见医用防护使用范围指引（试行）[EB/OL].［2020-01-26］.

[6] 国家卫生健康委员会办公厅. 国家卫生健康委办公厅关于印发新型冠状病毒感染的肺炎防控方案（第三版）的通知［EB/OL］.［2020-01-28］.

[7] 中国康复医学会，中国康复医学会呼吸康复专委会，中华医学会物理医学与康复学分会心肺康复学组. 2019 新型冠状病毒肺炎呼吸康复指导意见（第二版）[J/OL]. 中华结核和呼吸杂志，2020，43.［2020-03-03］.

[8] 喻鹏铭，何成奇，高强，等. 新型冠状病毒肺炎患者全周期物理治疗操作规范和建议[J]. 中华物理医学与康复杂志，2020，42（2）：102-104.

[9] 国家卫生健康委办公厅关于印发新冠肺炎出院患者康复方案（试行）的通知国卫办医函［2020］189 号（2020 年 3 月 4 日）.

[10] 中华医学会呼吸病学分会呼吸危重症医学学组，中国医师协会呼吸医师分会危重症医学工作委员会. 成人重症新型冠状病毒肺炎患者气道管理推荐意见（试行）[J]. 中华医学杂志，2020，100（00）：E004.

[11] 国家卫生健康委员会. 关于印发新型冠状病毒感染的肺炎疫情紧急心理危机干预指导原则的通知［OL］.［2020-01-26］.

［12］中国康复医学会．基于新型冠状病毒肺炎的呼吸道感染性疾病疫情期间康复诊疗专家共识［J］．中华物理医学与康复杂志，2020，42（2）：97-101.

［13］李德坤，邹瑜聪，金子开，等．中医结合现代康复对于新冠肺炎患者康复思路探讨［J/OL］．中医药临床杂志：1-10.［2020-03-24］.

［14］徐诚，成颜琦，唐凌，等．重型/危重型新型冠状病毒肺炎机械通气患者的肺康复策略［J/OL］．上海中医药杂志：1-4.［2020-03-24］.

第十章 新冠肺炎的心理康复

第一节 心理障碍评估

新冠肺炎作为一种致命的、迅速传播的全球传染性疾病，如 SARS 一样给人类造成了巨大的心理压力。新冠肺炎患者常伴随着一系列不同程度的心理功能障碍，如恐惧、焦虑、愤怒、抑郁、孤独、羞耻甚至急性应激障碍、创伤后应激障碍、自杀等心理危机和继发性创伤，严重影响患者的身心健康和肺炎的康复。2020 年 1 月 27 日，国家卫生健康委员会发布《新型冠状病毒感染的肺炎疫情紧急心理危机干预指导原则》明确将心理危机干预纳入疫情防控体系，而心理干预的第一步便是进行科学的心理评估。心理评估（psychological assessment）是指在生物、心理、社会、医学模式的共同指导下，综合运用谈话、观察、测验的方法，对个体或团体的心理现象（心理、行为及精神价值观）进行全面、系统和深入分析的总称。心理评估有助于医护人员评估患者在疾病发生、发展过程中的心理过程，发现现存或潜在的心理或精神健康问题，为心理干预的重要前提和依据。本部分主要介绍常用的心理障碍评估方法，以帮助临床中快速识别心理问题和评价治疗效果。

一、心理障碍评估的作用与目的

（一）心理障碍评估的作用

1. 筛查目标干预人群，是心理干预的重要前提和依据，评定心理障碍康复、预后效果。确定患者的精神状态和能力水平、确定自我或对他人伤害的危险性，为下一步干预做准备。

2. 心理评估可以对心理干预的效果做出判定。

3. 心理评估配合诊疗其他疾病，单独或协助临床诊断。

4. 提供患者信息，为临床干预、治疗服务。

5. 心理评估是医学科学研究和心理学研究的重要手段。

6. 心理评估在医学心理学的其他领域的作用。

7. 心理评估帮助确定可能的解决方法、应对方式、支持系统和其他资源。

8. 预测灾后精神卫生问题及服务需求。

9. 本身也是干预过程。

（二）心理障碍评估的目的

1. 详细了解被评估者在新冠肺炎疫情期间的心理问题、问题的起因及发展、可能的影响因素、被评估者早年的生活经历、家庭背景以及当前的适应、人际关系等。

2. 对一些特殊问题、重点问题进行深入了解和评估。

3. 分析、处理所收集的资料。

二、心理障碍评估的适宜人群及人群心理特点

1. 新冠肺炎疫情波及人群广泛，急需及时的精神卫生评估及干预。《新型冠状病毒感染的肺炎公众心理自助与疏导指南》将肺炎疫情影响人群分为四级。其干预重点从第一级人群开始，逐步扩展；评估的重点也依此展开。

第一级人群：新冠肺炎确诊患者（住院治疗的重症及以上患者）、疫情防控一线医护人员、疾控人员和管理人员等。是心理障碍评估及干预的重点对象。

第二级人群：居家隔离的轻症患者（密切接触者、疑似患者），到医院就诊的发热患者。

第三级人群：与第一级、第二级人群有关的人，如家属、同事、朋友，参加疫情应对的后方救援者，如现场指挥、组织管理人员、志愿者等。

第四级人群：受疫情防控措施影响的疫区相关人群、易感人群、普通公众。

2. 面对新冠肺炎疫情，人们可能会出现各种情绪、生理、认知、行为的变化，甚至出现精神问题，如急性应激反应、急性应激障碍和创伤后应激反应。这些心理和精神问题也是新冠肺炎患者评估的重点内容。

（1）情绪反应：焦虑、恐惧、抑郁、愤怒、怀疑、悲伤、愧疚、易波动、精疲力竭、麻木和"英勇无比"等。

（2）生理反应（躯体症状）：各种生理不适（消化功能减退、疲劳、疼痛）、失眠（入睡困难、做噩梦等）、自主神经功能紊乱（头晕、口干、出汗、胸闷、心慌、气短等）等。

（3）认知改变：偏执、灾难化、强迫思维、敏感多疑等。

（4）行为变化：逃避与回避行为、退化与依赖、敌对与攻击行为、无助与自怜、惊慌、强迫行为、睡眠变化、借助物质、人际变化。

三、心理评估方法

心理评估是运用系统的方法对收集到的信息进行相关分析，包含以下几类方法。

（一）会谈法（interview）

会谈法，也称访谈法、晤谈法，是心理评估最常用的基本方法。会谈法通过咨询者与来访者之间面对面的双向互动来评估来访者心理功能的各个方面，并进行相关的

治疗计划。会谈的形式包括自由式会谈和结构式会谈。访谈技术包括言语沟通和非言语沟通（如表情、姿态等）两个方面。

（二）观察法（observation）

观察法在心理咨询中是获得信息的常用手段，通过对被评估者行为表现直接或间接（通过摄影录像设备）的观察或观测而进行心理评估的一种方法。观察法可分为自然观察法与控制观察法。前者指在自然情境（如家庭、学校、幼儿园或工作环境）中，被评估者的行为不受观察者干扰，按照其本来方式和目标进行所得到的观察。后者指在经过预先设置的情境中所进行的观察。

（三）作品分析法（work analysis）

作品分析法又叫产品分析法，是对调查对象（明确总体和样本）的各种作品，如笔记、作业、日记、文章等进行分析研究，了解情况，发现问题，把握特点和规律的方法。通过该方法，可以了解人的知识、技能、技巧、对事物的态度、智力、能力的水平等。可反映患者的心理发展水平、心理特征、行为模式以及当时的心理状态。

（四）心理测量学方法

心理测验（psychological test）是指用心理学的理论和技术对人们的心理状态和行为表现进行客观的标准化的测量，从而确定心理现象在性质和程度上的差异。包括特定的与某种障碍有关的认知、情感和行为反应方面的测验，以及更广泛的测量人格特点的测验等。测查心理障碍的测验必须符合严格的标准：可信的、有效的、标准化的，即有信度、效度和标准化的要求。

主要包含以下几种：

1. 人格测验

也称个性测验，测量个体行为独特性和倾向性等特征。最常用的方法有问卷法和投射技术。常用人格问卷有艾森克人格问卷（EPQ）、明尼苏达多项人格测验（MMPI）和卡特尔16因素人格测验（16PF）。主要的几种投射技术包括：罗夏克墨迹测验、逆境对话测验、语句完成测验、房树人测验等。

2. 评定量表

通过观察对某个人的某种行为或特质确定一个分数的方法，用来表达评定结果的标准化程序叫评定量表。主要的评定量表：美国的精神病学会出版的《精神障碍诊断和统计手册》和国际健康组织出版的《国际疾病分类诊断指导手册》以及我国发展的《中国精神疾病诊断标准》和《心理卫生评定量表手册》。

（1）精神状态评定量表：精神状态是被评估者当时的心理状况，新冠肺炎患者常出现恐惧、焦虑、抑郁等。可用的评估量表，如自评量表：90项症状自评量表、抑郁自评量、焦虑自评量表；他评量表：汉密尔顿抑郁量表（hamilton depression scale，HAMD）、汉密尔顿焦虑量表等（hamilton anxiety scale，HAMA）。

（2）与应激和应对有关的评定量表：部分新冠肺炎患者会出现应激功能障碍，可用特质应对方式问卷、生活事件量表、领悟社会支持量表等。

（3）其他：如适应行为评定量表、神经心理测验等。

3. 其他

如能力测验，又称为智力测验：张厚粲修订的瑞文标准推理测验，林传鼎、张厚粲修订的韦氏儿童智力测验；神经心理评估。

（五）医学检测法

1. 体格检查

心率、脉搏、呼吸等。

2. 实验室检查

明确有无激素代谢紊乱，因身体状况的异样有时候与心理上的障碍有关。如甲状腺机能亢进（甲状腺过于活跃）可能会产生与广泛性焦虑障碍很相似的症状；甲状腺机能减退（甲状腺过于不活跃）可能产生与抑郁相似的症状。

3. 生理心理评估

可提供大量有关个体对给定情境做出的身体反应方面的信息。如用心电图测量各种与应激相关的影响心血管系统状况的危险水平；肌电扫描器，测量肌肉的电活动水平，评估和治疗与紧张有关的障碍。其他还包括脑电图（EEG）和事件相关电位（ERPs）等仪器设备检测脑的电活动变化，如 EEG 活动反映的是个体警觉、休息、睡眠或者做梦的程度，也显示着的那个个体参与特定心理任务时的特定脑电波模式；ERPs 能反映不同应激阶段下大脑的电生理变化，来评价人类认知过程。

4. 脑成像技术

脑成像就是通过最新技术使得神经科学家可以看到"活体脑的内部"。这些脑成像方法可以在以下方面为神经科学家提供帮助：理解脑特定区域与其功能之间的关系。对受神经疾病影响的脑区进行定位。发明新方法治疗脑部疾病。现在成熟的脑成像技术主要有 CT、PET、MRI 和 fMRI。

四、新冠肺炎患者的心理评估

（一）情绪、情感的评估

焦虑和恐惧、抑郁等在 COVID-19 患者中很常见，因此，建立心理危机的动态评估与预警非常重要。可采用会谈法来评估情绪和情感，其他方法还包括观察与测量患者情绪与情感的外部表现与生理变化，采用评定量表测评。因为新冠肺炎具有传染性，目前 Xixi Jiang 等报道在心理危机干预（psychological crisis intervention，PCI）中通过远程（电话和互联网）和/或现场医疗服务，来帮助医务工作者、患者和其他受影响的人克服任何心理困难。方贻儒等也建议在疫情期间为减少交叉感染风险，可积极开展远程网络、电话咨询或服务等模式。

以下介绍两种常用的情绪评估量表：抑郁自评量表（self-rating depressive scale，SDS）和焦虑自评量表（self-rating anxiety scale，SAS）。两种量表从量表构造的形式到具体评定的方法都十分相似，是分析患者主观症状的相当简便的临床工具。适用于具有抑郁和焦虑症状的成年人，具有广泛的应用性。

（二）应激的评估

1. 会谈法

（1）应激源：通过询问下列问题了解患者近1年内是否经历重大生活事件和日常生活困扰及其对个体影响的主次顺序。目前让你感到有压力或紧张焦虑的事情有哪些？近来你的生活有哪些改变？由于疾病、住院、生活改变或家庭事件，你经历了哪些压力？你所处的环境是否让你紧张不安或烦恼？什么原因？你与家人的关系如何？有无不和？有无使你感到痛苦或烦恼？你是否感到工作压力很大，无法胜任？你的经济状况如何？是否感到入不敷出？

（2）应激心理中介因素：①对应激源的认知评价：这件事对你意味着什么？你是如何看待的？你认为自己是否有能力应对这件事？如果你无法控制这件事，你会有何感觉？②应对方式：通常你采取什么方式缓解紧张或压力？告诉我下列措施中最能描述你应对方式的是哪种：与他人交谈、想办法解决问题、抱怨他人、寻求帮助、从事体力活动、祈祷、试图忘却、用药或酗酒、睡觉、什么都不做、认命或其他。③社会支持：当你遇到困难时，你的家人、亲友和同事中谁能帮你？当你遇到困难时，你是否主动寻求家人、亲友或同事的帮助？你对家人、亲友或同事的帮助是否满意？④个性特征：一般你面对困难时采取什么样的态度和行为？你做事情和做决定是独立完成还是依赖他人？遇到不开心的事，你是喜欢说出来还是闷在心里？

（3）应激反应：通常你能否解决你的问题和烦恼？你采取的措施是否有用？你是否觉得身心疲惫？

2. 评定量表测评

（1）应激源强度的评估：①生活变化单位：霍尔姆斯和拉厄（Holmes & Rahe，1967）编制的社会再适应评定量表（Social Readjustment Rating Scale），也可称为应激评定量表，分为成年人版和未成年人版。该量表用生活变化单位（life change unit，LCU）来反映生活事件可能引起的应激的强度，测评近1年来不同类型的生活事件对个体的影响，预测个体出现健康问题的可能性。用于该量表的评价标准为生活事件单位，总和>300分，80%的患病可能性（严重的健康风险）；总和为200~299分，50%的患病可能性（中度的健康风险）；总和为150~199分，30%的患病可能性；总和<150分，没有重大问题，受试者面临的生病风险微不足道。②生活事件量表（life event scale，LES）：由杨德森和张亚林于1986年编制，适用于16岁以上的人群。该量表在神经症、心身疾病、各种躯体疾病患者以及重度精神病的病因分析上具有良好的效果，

能够有效了解受测者的精神负荷和生活质量，能够有效甄别高危人群，也能够有效指导心理治疗和危机干预。LES 评价标准为总分越高，个体承受的精神压力越大。③住院患者压力评定量表：用于测评住院患者所经历的应激，评价标准为累计分越高，压力越大。

（2）应激心理中介因素评估：①应对方式评定量表。②社会支持量表。③人格测验。

3. 应激反应的评估

由于应激常致焦虑和抑郁，因此测量焦虑和抑郁的量表可作为测量应激反应的有效工具。

（三）观察与医学检测

1. 一般状态与行为

观察有无厌食、胃痛、多食、疲乏、失眠、睡眠过多、头痛或胸痛等应激所致的生理反应，有无记忆力下降、思维混乱、解决问题能力下降等应激所致的认知改变，有无焦虑、抑郁、无助和愤怒等情绪反应，有无行为退化或敌对、物质滥用、自杀或暴力倾向等应激所致的行为反应。

2. 全身各系统的变化

观察有无心率、心律、血压改变；呼吸频率和形态的变化情况；消化道功能情况，有无厌食、腹痛等主诉；肌张力和身体活动情况；皮肤的温度、湿度和完整性等情况。

五、展望

新冠肺炎疫情是重大突发传染病、公共卫生危机事件，严重威胁公众健康。在疫情下四级人群中心理障碍的评估是急切而重要的，但是心理障碍评估与研究存在一定的困难，如会谈法存在交叉感染风险，在自然状态下进行研究的方法学问题，伦理问题等。因此，可借助线上远程会诊、评估为主的方式，为心理干预夯实基础。另外，新冠肺炎与 2003 年中国发生的严重急性呼吸系统综合征（SARS）、2008 年汶川地震的自然灾害、2013 年人感染 H7N9 禽流感均是突发公共事件，在这些事件中都会出现类似的心理功能障碍，因此，可从中得到一定的借鉴。

第二节　心理障碍治疗

心理障碍康复治疗是在良好的治疗关系基础上，由经过专业训练的康复心理治疗师运用康复心理学有关理论和技术对慢性病或伤残患者进行心理帮助的过程。新冠肺炎人群普遍易感，波及人群广泛，造成了多个群体不同程度的恐惧、愤怒、焦虑、抑郁等情绪问题。促进受新冠肺炎疫情影响的广大群体的心理康复也是新冠肺炎疫情防控工作中的重要一环。

一、心理康复的目标

稳定康复对象的情绪、减少或消除负性行为、增强康复的信心、改善人际关系、提高心理调节能力、建立新的适应性行为，帮助康复对象更好地重返家庭，重新融入社会，提高生活质量。

二、心理康复的对象

新冠肺炎疫情影响人群分为四级（如第一节所述），应积极有效地将心理障碍康复治疗技术应用于该四级人群的心理健康防护。

三、心理康复的治疗原则

（1）医务人员工作中须严格按照国家卫生健康委员会关于新冠肺炎防控的文件要求做好各种防护。

（2）维持良好的医患关系，这是心理治疗的基础。

（3）以稳定患者情绪、增强患者信心为首要目的。

（4）无条件的尊重：康复治疗师对患者表现出来的异常情绪和行为要无条件接纳，要充分尊重和理解他们的心理感受。

（5）以患者为中心：康复医生、康复治疗师、康复护士、患者家属积极共同参与患者康复过程。

（6）注意保密原则：这不仅是职业素质的要求，也是保证患者进行有效心理康复治疗的基础。

（7）注意语言沟通技巧，对于敏感问题采取灵活办法进行交流。

四、心理康复的治疗方法

1. 心理支持疗法

支持性心理治疗是一种基于心理动力学理论，利用诸如建议、劝告和鼓励等方式来对心理严重受损的患者进行治疗。基本原则是一方面直接改善症状；另外维持、重建自尊，或提高自信、自我功能和适应技能。治疗师的目标是维护或提升患者的自尊感，尽可能减少或者防止症状的反复，以及最大限度地提高患者的适应能力。

具体可通过以下方法进行：

（1）倾听：了解和掌握患者存在的心理问题和心理障碍，使患者使用言语/非言语的方式宣泄负性情绪，释放内心的痛苦体验，应注意技巧，如多用开放式问题少用封闭式问题提问，及时用简单肯定的词语及躯体语言回应谈话。

（2）解释：使用通俗易懂的语言实事求是地向患者说明道理，解释清楚其所存在问题的原因、性质、程度、处理方案及转归等，消除患者因对疾病知识缺乏而带来的心理压力。对那些心情稳定、开朗而又意志坚强的，可坦诚相告病情，以求最大限度地调动他们的积极性来配合治疗，并要让患者知道不良性格和心理状态对康复的影响。非言语交流的途径包括身体姿态、肢体运动、目光接触、面部表情、皮肤接触、言语表情等。

（3）鼓励：针对患者的具体情况，进行鼓励，不主张鼓励患者去做实际上办不到的事。

（4）保证：治疗者尽量客观明确地说出疾病的可能预后，以唤起患者的希望，但是，只能根据病情做出有限的保证，切不可轻易许诺以及做出不切实际的保证。对患者的检查和治疗结果做出患者能接受的保证，以坚定他们战胜疾病的信心。如一些患者关心自己的病能否治好，我们可以肯定地告诉他们，随着时间的推移，功能会进一步恢复，疾病可以恢复，只是需要一个很长的时间，同时，我们可以举一些典型的、奇迹般恢复和康复的病例，以增强患者信心。

（5）指导：指点和示意患者做什么、怎么做，以减轻心理压力。

（6）改善环境：改善不利于患者心理问题解决的生活环境，主要是人际关系。

2. 焦点解决模式

亦称焦点解决短期治疗（solution-focused brief therapy），指以寻找解决问题的方法为核心的短程心理治疗技术，是在积极心理学背景下发展起来的一种充分尊重个体、相信其自身资源和潜能的心理治疗模式。广泛地应用于家庭服务、公众社会服务、社区治疗中心、儿童福利、学校和医院等领域，并得到积极的肯定。治疗师需要具备时间敏感性（time-sensitive），并使咨询具有时效性（time-effective），把每一次的治疗都看作最后一次治疗。该治疗方法是以目标为导向，而不是以问题为导向，强调寻找如何解决问题的方法，而非发现问题的原因，并以正向的、朝向未来的、朝向目标的积极态度促使改变的发生。

主要通过各种提问来寻找问题的焦点。如预设性询问技术，采用一些语言来产生暗示性，以影响或者改变患者的想法，引导其往积极方向思考；采用刻度化询问技术（评分技术），利用数值协助患者将一些抽象的概念或体验以比较具体的、形象的方式加以描述；在心理治疗的过程中，当患者出现积极的变化或治疗师发现了积极的因素时，予以发自内心的赞许；改变最先出现的迹象；奇迹询问；例外询问，帮助患者找到例外，通过例外引发患者产生对解决方案的思考，增加患者的自信；关系询问、应对询问等。

3. 音乐疗法

音乐疗法指运用音乐的艺术手段所进行的心理的、生理的和社会活动治疗，也是一种康复、保健、教育活动。音乐疗法的方式分为被动性和主动性两种，可改善患者的身心状态，最终起到情绪发泄、松弛交感神经紧张状态的作用，达到非语言交流的效果。

具体音乐的选择应因人制宜，职业不同的人选择不同的音乐，情绪状态不同的人亦适合不同的音乐。如在喧闹的工厂中工作的人，应选古典交响曲；急躁的人宜听节奏慢、让人思考的乐曲，可以调整心态；消极的人宜多听雄伟、令人振奋的歌曲，可增强信心；产妇宜多听诗情画意、充满信心的音乐。

音乐治疗室内光线要明亮柔和、空气清新、植物茂盛、富有生气。建议在开始听音乐前要洗漱整洁，头脑清醒，双手按摩面部，进行简单的头部按摩手法。音乐疗法在听音乐前可配合简单的静息运动或深呼吸运动。

4. 认知治疗

认知过程是行为和情感的中介，适应不良的行为和情感与适应不良的认知有关。情绪以人的认知为基础，情绪问题往往源于不正确的认知。改变了不良的认知，情绪问题就可能得以缓解。

具体治疗方法如下：

（1）问题解决：这是认知调整的中心部分。

（2）分级任务布置：对于抑郁患者特别重要。

（3）活动监测：要求患者记录自己每小时做的事情，根据活动过程中的情绪、愉快等进行分级评分。

（4）制订活动计划。

（5）心理教育：是认知调整的关键要素。

（6）增强信心。

（7）自我功能比较，对存在抑郁情绪者是很重要的技巧。

（8）引导性发现：目的是改正患者不良认知。功能不良想法记录，能让患者系统地记录自己的想法并进行反应。

（9）行为实验：是帮助患者测试那些预测形式出现的自动想法。

（10）回应患者真实的想法：有时患者的想法是真实的。

（11）权衡利弊：当患者决定某件事时常常比较纠结，不知道怎么选择，这时治疗师可以帮助他们分辨、记录、权衡其中的利弊。

（12）制定应对卡。

（13）想象练习：特别是对图像方式体验自动想象的人。治疗师可以利用想象技术帮助患者减轻困扰。

（14）放松练习：对焦虑性患者进行放松练习非常有用。如肌肉放松、呼吸控制等。

（15）逐级暴露：经常用于焦虑患者。患者事先会建立一张恐惧登记表，然后逐级地让自己暴露于恐怖情境中，并使用学到的认知和行为技术来减轻焦虑，获得控制感。

注意：运用认知心理治疗方法时，最好在康复患者情绪比较稳定后使用。认知功能低下及儿童不适合使用此法。且认知治疗的方法最好与行为治疗的方法结合使用，效果可能会更好。

5. 行为矫正疗法

行为矫正疗法指患者可以通过学习和训练，调整与改变原来的异常行为，代之以新的健康的行为，从而治愈疾病。通过评估，与患者共同确定需要矫正的不当行为，确立矫正目标。对不同的人、不同性质的问题，用不同的方式解决，选择适当的应用方法，以达到选择的目标。

理论上通过以下方法进行：

（1）予以强化刺激：在一个行为发生后，如果紧跟着一个强化刺激，这个行为就会再次发生。如正强化，即给予一个愉快刺激；负强化，即撤销一个厌恶刺激。

（2）在患者出现某一不良行为后，立即给予某种惩罚物，或使之失去正在享用的正强化物。被惩罚的行为应是具体行为，而非笼统的行为范畴。选择有效惩罚物，其物要因人而异，并具有适当的强度。需创设良好的教育情景，惩罚必须及时，使用惩罚时，务必找出与不良行为相对抗的良好行为，以良好行为来代替不良行为，并对替换的良好行为给予大量的正强化，加速不良行为的自然消失。

（3）消退法：通过削弱或撤除某些不良行为的强化因素来降低该项不良行为的发生率。一般常用漠视、不理睬等方式，达到减少和消除不良行为的目的。

治疗师应首先按示范向患者示范一个正确的行为，相当于一个正确的动作。在示范时要做到：①要获得患者的注意力，患者具备模仿力。②对所示范的动作给出恰当的描述。注意：每一动作准确到位；在整个示范这过程中，给予患者重复指导。③给患者安排大量的实习机会，是保证患者掌握技能的重要环节。④反馈，包括对正确行为的模仿行为的强化和对错误行为削弱的指导。注意在患者模仿行为出现错误时，给予矫正。

常用方法包括：系统脱敏疗法，暴露疗法，厌恶疗法，行为塑造法训练（肯定性训练、果敢训练），放松训练等。

6. 放松疗法

放松疗法亦称松弛疗法、放松训练，是指按一定的练习程序，学习有意识地控制或调节自身的心理生理活动，以达到降低机体唤醒水平，调整那些因紧张刺激而发生紊乱的各方面功能。

包括以下几种方法：

（1）肌肉放松训练：最常用的是渐进式的肌肉放松训练，康复对象感受其肌肉先紧张后松弛时的差异，如通过握紧拳头，然后紧张双臂、肩膀、胸、腹、臀部和双腿等，在做每一步时伴随着放松。通过循序渐进地放松每组肌肉群，最后使全身达到放松状态。

（2）呼吸控制训练与腹式呼吸：采用鼻子吸气，鼻（嘴）呼气，腹式呼吸。双肩自然下垂，慢慢闭上双眼，一手放于腹部，另一手放于胸部。呼气时间是吸气时间的2倍，体会"深深地吸进来，慢慢地呼出去"的感觉。

（3）想象放松：想象最能让自己感到舒适、惬意、放松的情境，通常是在大海边。

（4）其他：如冥想、自我催眠、生物反馈辅助下的放松等。

多种放松疗法可联合使用，如腹式呼吸和肌群放松同时进行。另外，放松疗法常与系统脱敏法或其他心理疗法结合使用，也可以单独使用，广泛应用于各种焦虑性神经症、恐惧症等的治疗。

7. 集体心理治疗

集体心理治疗是治疗师把具有同类心理问题的来访者组织起来进行心理治疗。一般把来访者分成几个小组，每个小组由数个或十几个来访者组成，并选出组长。

集体心理治疗的主要方法是讲课、活动与讨论。治疗师根据患者中普遍存在的心理因素及观点，深入浅出地对来访者讲解有关的症状表现、病因、治疗和预后等。使来访者了解问题发生发展的规律，消除顾虑，建立信心；或组织组员进行活动，之后大家分组讨论。

注意集体心理疗法有局限性，如个人深层次问题不易暴露、组长的认知有限等，所以集体心理治疗不适合所有康复对象。

8. 家庭治疗

将家庭作为一个整体进行心理治疗，治疗者通过与家庭中全体成员有目的的接触与交谈，促使家庭发生变化，并通过家庭成员影响患者，减轻或消除患者症状。

患者症状以家庭为对象实施的团体心理治疗模式，其目标是协助家庭消除异常、病态情况，以执行健康的家庭功能。

一般家庭治疗程序：

（1）收集家庭资料，了解家庭背景：如评估家庭动力学特征、家庭交互模式、社会文化背景、家庭代际结构等。

（2）确立治疗的目标：消除家庭中回避冲突的惯常模式，引入良好的应对方式，改变代际关系家庭成员间的交流，给家庭提供新的思路和选择。

（3）治疗时间：治疗师应经常和家庭成员沟通，每次 1~2 小时，间隔 1 周左右，也可根据具体情况进行安排。

9. 生物反馈疗法

对肌电活动、脑电、心率、血压等生物学信息进行处理，然后通过视觉和听觉等人们可以认识的方式显示给人们。即使用肌电反馈仪、皮电反馈仪、脑电反馈仪等，辅助受试者行放松训练。

生物反馈法一般包括两方面的内容：一是康复对象学习放松训练，以便能减轻过度紧张，使身体达到一定程度的放松状态；二是当康复对象学会放松后，再通过生物反馈仪，使其了解并掌握自己身体内生理功能改变的信息，进一步加强放松训练的学习，直到形成操作性条件反射，解除影响正常生理活动或病理过程的紧张状态，以恢复正常的生理功能。

10. 物理因子治疗

重复经颅磁刺激治疗（repetitive transcranial magnetic stimulation，rTMS）是一种无创性神经调制技术，安全性高。大量研究表明 rTMS 对抑郁、焦虑、睡眠障碍、强迫等精神症状具有较好的缓解作用。2008 年美国食品和药物管理局（food and drug administration，FDA）正式批准 rTMS 可用于治疗抑郁症，特别是药物治疗效果不佳的患者。

如左侧大脑背外侧前额叶高频（≥5Hz）rTMS刺激或右侧背外侧前额叶低频刺激（1Hz）rTMS刺激可缓解抑郁症状。另外，也有较多研究结果显示经颅直流电刺激也可明显促进心理康复。

11. 运动训练

不同类型运动，如有氧运动、无氧运动、个人/团体运动，均有益于改善心理障碍。可根据个体自身文化、身体素质、心境状态等的不同，制订不同强度、频率、持续时间、干预时间的运动训练方案。

12. 作业治疗

作业疗法是一种以患者为中心，通过作业活动来促进患者健康和提高其幸福感的疗法，让患者参与到日常生活活动中，以支持和帮助其回归家庭和社会。逐步帮助患者提高自信心，降低自我挫败感及无力感。同时，作业活动具有改善认知损害的作用，可以帮助患者改善认知能力，增加知识技巧，提高自我生活的能力，增强自我认知及解决问题的能力。因此，作业疗法不仅可以用于改善伤、残患者生活自理能力，还可以用于治疗心理精神方面的疾病。设计可产生愉悦效应及转移注意力的作业疗法，达成调整情绪、疏解压力的目的。可根据个人的爱好、工作及家庭环境等制订个性化的作业治疗方案，以更好地促进身心健康。

13. 中医治疗

研究表明，传统中医针灸疗法、电针、中药处方等有助于抑郁、失眠症状的调控，且有加强心理疏导的作用。近年来，针灸配合中西药物、中药配合心理治疗、穴位注射联合心理治疗、针灸联合心理疏导等联合治疗在临床治疗心理障碍治疗中均取得了一定的进展。

14. 传统运动疗法

气功、五禽戏、八段锦、太极拳、易筋经等是中国特色传统运动疗法，并且均包含不同等级强度的练习方案，适用人群广泛。不仅能够增强体质，也有助于促进身心健康。

15. 药物疗法

改善心理障碍的药物，根据主要适应证分为：抗精神病药，抗抑郁药，抗躁狂药或心境稳定剂，抗焦虑药，精神兴奋剂。需向专业的精神科医生会诊，经过专业心理评估，进而制订精神科药物治疗方案。

16. 健康教育

对康复对象进行心理健康教育，指导其学习心理自助与疏导的方法，如通过呼吸放松法（如缓慢腹式呼吸）、改变身体的姿势来给自己的身体进行减压放松（例如做手指操、颈部操，八段锦、瑜伽或泡个热水澡等）；建议其多做平时喜欢的事情，丰富自己的生活，转移注意力；用电话、短信、微信或视频等方式加强与亲友的交流；保持正常作息饮食，确保睡眠质量等。

五、心理康复治疗处方的制订

（一）确诊新冠肺炎患者

1. 隔离治疗初期

患者主要表现为麻木、否认、愤怒、恐惧、焦虑、抑郁、失望、抱怨、失眠或攻击等。心理干预的原则：支持、安慰为主。宽容对待患者，稳定患者情绪，及早评估自杀、自伤、攻击风险。可采用心理支持疗法、焦虑解决短期治疗、作业治疗等综合康复治疗方案。必要时请精神科会诊，判断是否需行精神科药物治疗。

2. 隔离治疗期

患者除了治疗初期可能出现的心态以外，还可能出现孤独，或因对疾病的恐惧而不配合、放弃治疗，甚至对治疗的过度乐观和期望值过高等。心理干预的原则：积极沟通信息、必要时请精神科会诊。可采用心理支持疗法、焦虑解决短期治疗、音乐疗法、作业治疗、认知干预等综合康复治疗方案。必要时请精神科会诊，判断是否需行精神科药物治疗。

（二）发生呼吸窘迫、极度不安、表达困难的患者

患者主要表现为濒死感、恐慌、绝望等。心理干预的原则：安抚、镇静，注意情感交流，增强治疗信心。可采用心理支持疗法、认知干预、行为矫正等综合康复治疗方案。必要时请精神科会诊，判断是否需行精神科药物治疗。

（三）居家隔离的轻症患者，到医院就诊的发热患者

患者主要表现为恐慌、不安、孤独、无助、压抑、抑郁、悲观、愤怒、紧张，被他人疏远躲避的压力、委屈、羞耻感或不重视疾病等。心理干预的原则：健康宣教，鼓励配合、顺应变化。可采用运动疗法、音乐疗法、健康教育等综合康复治疗方案。必要时线上咨询专业的精神心理科医生。

（四）疑似患者

该类患者主要表现为侥幸心理、躲避治疗、怕被歧视，或焦躁、过度求治、频繁转院等。心理干预的原则：及时宣教、正确防护、服从大局、减少压力。可采用运动疗法、音乐疗法、放松训练、健康教育等综合康复治疗方案。必要时线上咨询专业的精神心理科医生。

（五）医护及相关人员

主要表现为过度疲劳和紧张，甚至耗竭，焦虑不安、失眠、抑郁、悲伤、委屈、无助、压抑、面对患者死亡挫败或自责。担心被感染、担心家人、害怕家人担心自己。

过度亢奋，拒绝合理的休息，不能很好地保证自己的健康等。心理干预的原则：定时轮岗，自我调节，有问题寻求帮助。可采用心理支持疗法、放松训练、运动疗法、音乐疗法、健康教育等综合康复治疗方案。必要时线上咨询专业的精神心理科医生。

（六）与患者密切接触者（家属、同事、朋友等）

主要表现为躲避、不安、等待期的焦虑；或盲目勇敢、拒绝防护和居家观察等。心理干预的原则：宣教、安慰、鼓励借助网络交流。可采用心理支持疗法、放松训练、运动疗法、音乐疗法、健康教育等综合康复治疗方案。必要时线上咨询专业的精神心理科医生。

（七）不愿公开就医的人群

主要表现为怕被误诊和隔离、缺乏认识、回避、忽视、焦躁等。心理干预的原则：解释劝导，不批评，支持就医行为。可采用心理支持疗法、放松训练、运动疗法、音乐疗法、健康教育等综合康复治疗方案。必要时线上咨询专业的精神心理科医生。

（八）易感人群及大众

主要表现为恐慌、不敢出门、盲目消毒、失望、恐惧、易怒、攻击行为和过于乐观、放弃等。心理干预的原则：健康宣教，指导积极应对，消除恐惧，科学防范。可采用心理支持疗法、放松训练、运动疗法、音乐疗法、健康教育等综合康复治疗方案。必要时线上咨询专业的精神心理科医生。

六、心理康复咨询的形式

心理障碍康复咨询形式多种多样，适用于各类人群，以确保各级人群均能得到有效的心理支持。

1. 按照咨询对象人数的多少，分为个体心理咨询、团体心理咨询。

2. 按照心理咨询的途径，可分为门诊咨询、现场咨询、电话咨询、信函咨询、专题咨询、互联网咨询、线上门诊等。

参 考 文 献

[1] Ko CH, Yen CF, Yen JY, et al. Psychosocial impact among the public of the severe acute respiratory syndrome epidemic in Taiwan [J]. Psychiatry Clin Neurosci, 2006, 60 (4): 397-403.

[2] Xiang YT, Yang Y, Li W, et al. Timely mental health care for the 2019 novel coronavirus outbreak is urgently needed [J]. Lancet Psychiatry, 2020, 7 (3): 228-229.

[3] 韩惠民，崔光成，赵阿勋，等. 抑郁症早醒与事件相关电位的关系研究 [J]. 心理科学，2011 (6): 242-245.

［4］ 马慧，王志红，严进，等．事件相关电位在心理应激相关疾病中的应用进展［J］．中华行为医学与脑科学杂志，2006，15（5）：477-478．

［5］ Meyer BM，Rabl U，Huemer J，et al. Prefrontal networks dynamically related to recovery from major depressive disorder：a longitudinal pharmacological fMRI study. Translational psychiatry［J］．Transl Psychiatry，2019，9（1）：64．

［6］ Xu K，Cai H，Shen Y，et al.［Management of corona virus disease-19（COVID-19）：the Zhejiang experience］［J］．Zhejiang da xue xue bao Yi xue ban，2020，49（1）：0. PMID：32096367．

［7］ Jiang X，Deng L，Zhu Y，et al. Psychological crisis intervention during the outbreak period of new coronavirus pneumonia from experience in Shanghai［J］．Psychiatry research，2020，286：112903．

［8］ 重大突发传染病（新型冠状病毒肺炎）防控期间精神障碍诊治流程和路径专家建议［OL］．中华医学会精神医学分会．2020；DOI：10. 3760/cma. j. cn113661-20200219-00039．

［9］ Lau JT，Yang X，Tsui HY，et al. Positive mental health-related impacts of the SARS epidemic on the general public in Hong Kong and their associations with other negative impacts［J］．J Infect，2006，53（2）：114-124．

［10］ XY C，J C，X S，et al. Trajectories of maternal symptoms of posttraumatic stress disorder predict long-term mental health of children following the Wenchuan earthquake in China：A 10-year follow-up study［J］．Journal of affective disorders. 2020，266：201-206．

［11］ Shibata A，Okamatsu M，Sumiyoshi R，et al. Repeated detection of H7N9 avian influenza viruses in raw poultry meat illegally brought to Japan by international flight passengers［J］．Virology. 2018，524：10-17．

［12］ 祁双翼，西英俊，马辛．中国人心理健康研究综述［J］．中国健康心理学杂志，2019，27（6）：947-953．

［13］ 谭乔芮．作业疗法治疗抑郁症应用进展［J］．中国疗养医学，2019，28（1）：50-53．

［14］ 王爱华，王娟，甘博文．抑郁症的中医药治疗研究进展［J］．解放军医药杂志，2019，31（6）：112-116．

［15］ Downar J，Daskalakis ZJ. New targets for rTMS in depression：a review of convergent evidence［J］．Brain Stimulat，2013，6（3）：231-240．

［16］ 国家卫生健康委员会．新型冠状病毒感染的肺炎公众心理自助与疏导指南［OL］．［2020-02-03］．

［17］ 国家卫生健康委员会．关于印发新型冠状病毒感染的肺炎疫情紧急心理危机干预指导原则的通知［OL］．［2020-01-26］．

第十一章 新冠肺炎营养不良评估与治疗

第一节 概 述

营养不良是指由于疾病或老龄化所导致的宏观营养素、微观营养素不足以及蛋白质和能量储备不足的一种状态。

营养不良按类型可分为以下三类：①蛋白质缺乏性营养不良：见于病前营养状况良好而突发严重疾病者，患者的分解代谢明显增加而营养素摄入相对不足，导致血浆白蛋白、转铁蛋白降低，同时伴有机体免疫功能下降。但体重、三头肌皮褶厚度正常。②蛋白质-热量缺乏性营养不良：由于较长时间的蛋白质-热量摄入不足而逐渐消耗机体的肌肉组织和脂肪，特点为体重显著降低，而血浆蛋白尚可维持正常。③混合性营养不良：由于长期营养不良而表现有上述两种营养不良的特点。骨骼肌和内脏的蛋白质均有显著下降，内源性脂肪和蛋白质储备减少，并伴有多种器官功能受损，是一种严重的营养不良状态。

根据目前所报道的新冠肺炎患者的病理生理学表现，很多重症患者存在明显的全身炎症反应，甚至发生炎症风暴，肺、脾、肝脏、心脏及肾脏等多器官功能障碍，疾病状况及炎性反应引起机体分解代谢增加，导致机体代谢紊乱及机体自身组织消耗增加，使新冠肺炎患者临床上产生营养不良。新冠肺炎患者发生营养不良会引起诸多不良后果，如增加死亡率、住院时间延长、医疗费用增加、生存质量下降等，尤其对于一些基础状况差、免疫力低下的老年人和合并多种慢性疾病患者在感染后病情更加危重，死亡风险更高。

新冠肺炎患者营养不良发生的原因在于供求失衡，根据患者病理生理的特点，营养不良发生的原因可能有以下几点：

（1）患者出现感染、发热等症状，部分患者进展为 ARDS，机体处于高分解代谢状态，导致糖异生增加，胰岛素抵抗，随之蛋白质分解代谢增加，机体出现负氮平衡，能量及蛋白质的需求进一步增加，从而导致能量供求失衡。

（2）重症患者由于机体氧供少于氧耗，致使肠道功能受损，营养吸收障碍。

（3）肠道也是 2019-nCoV 侵袭的靶器官之一，临床上很多患者合并有腹泻等消化道症状，同时抗病毒药物，如阿比多尔、克力芝，也会引起食欲减退、腹泻等消化道症状。

（4）许多重型和危重型患者接受无创机械通气，这类患者往往胃泡胀气严重，增加腹内压，引起肠内营养不耐受和误吸风险；此外，亦能导致呼吸力学改变，影响无创通气疗效。

新冠肺炎患者营养不良会影响通气功能、呼吸肌结构和功能及机体的免疫应答反应。其中，重症及危重症患者的营养不良状态会对其呼吸肌功能造成更严重的损害，使呼吸肌强度逐渐减弱，影响患者的通气功能，使感染控制困难，增加器官功能衰竭的风险。目前对于新冠肺炎患者没有特效药物，除呼吸、循环支持外，给予患者对症支持治疗成为整体治疗的重要组成部分，而其中很重要的一部分就是营养支持治疗。营养支持可以有效保证机体细胞代谢的需要，维持组织器官结构及功能，提高患者的免疫力。

本章主要讨论新冠肺炎患者营养评估及营养支持治疗，旨在增强新冠肺炎患者饮食与营养均衡的意识，协助临床医生对新冠肺炎患者提供高质量的营养评估与治疗，从而提高新冠肺炎患者的治疗效果，尤其是提高危重症患者的治愈率，降低死亡率。

第二节　营养不良评估

目前，营养不良已经成为新冠肺炎患者，尤其是重症患者不可忽略的并发症，对新冠肺炎患者而言，导致患者营养不良的原因有摄入不足和需求增加两个方面。由于营养物质摄入不足引起的营养不良可以通过营养支持得到纠正。但是在疾病分解代谢增强期，能量负平衡和负氮平衡却无法单独通过营养支持得到纠正，即使摄入大量营养物质也无法纠正，只有在有效控制原发病及控制感染，炎症反应消退时，人体组织进入合成代谢阶段，才能有效改善机体的营养状况，获得良好的临床结局。科学合理的营养支持能有效改善新冠肺炎患者营养状况、减少并发症、增强免疫力，从而改善患者的预后。通过营养评估可及时发现营养不良或有潜在营养不良危险的患者，以便及时给予营养支持。因此，早期以及系统的营养评估对指导个体化营养支持治疗显得尤为重要。

营养评估的目的：①判断患者是否存在营养不良或潜在营养不良的风险；②评估营养不良的严重程度；③为营养支持治疗提供依据。

营养风险筛查与评估：营养评估的第一步是营养筛查，是最基本的一步，对筛查有风险的患者需要进一步做营养评估，从而对营养不良做出精确的诊断。

一、营养风险筛查

营养风险筛查首先要了解患者的病史，如体重减轻情况、进食情况等。针对新冠肺炎患者营养不良风险的筛查，临床常用的为 NRS-2002（nutrition risk screening, NRS-2002）评分量表。

NRS-2002 评分量表是 2002 年在欧洲肠外肠内营养学会上推出的用于筛查成年住

院患者营养评估的量表，该量表分为初筛表和最终筛查表。评估内容见表11-1。

表 11-1 营养风险筛查 NRS-2002 评分表

评价指标	评分	如"是"打√
疾病状态		
骨盆骨折或慢性病患者合并以下疾病：肝硬化、慢性阻塞性肺疾病、长期血液透析、糖尿病、肿瘤	1	☐
腹部重大手术、卒中、重症肺炎、血液系统肿瘤	2	☐
颅脑损伤、骨髓抑制、ICU患者（APACHE Ⅱ评分>10分）	3	☐
合计		
营养状态		
正常营养状态	0	☐
3个月内体重减轻>5%或最近1周进食量（与需要量相比）减少20%~50%	1	☐
2个月内体重减轻>5%或BMI 18.5~20.5kg/m² 或最近1周进食量（与需要量相比）减少50%~75%	2	☐
1个月内体重减轻>5%（或3个月内减轻>15%）或BMI<18.5kg/m²（或人血清白蛋白<35g/L）或最近1周进食量（与需要量相比）减少70%~100%	3	☐
合计		
年龄		
≥70岁	1	☐
评价：以上3部分总分<3分，无营养风险；3~5<分，存在营养风险；≥5分，存在高营养风险		

注：NRS-2002评分为营养风险筛查2002评分；ICU为重症监护病房；APACHE Ⅱ评分为急性生理及慢性健康状况评分；BMI为体质指数。

1. NRS-2002 评估量表对于营养状况降低的评分及其定义

（1）0分：定义——正常营养状态。

（2）轻度（1分）：3个月内体重丢失5%或食物摄入为正常需要量的50%~75%。

（3）中度（2分）：2个月内体重丢失5%或前一周食物摄入为正常需要量的25%~50%。

（4）重度（3分）：1个月内体重丢失5%（3个月内体重下降15%）或BMI<18.5或者前一周食物摄入为正常需要量的0~25%。

注：3项问题任一个符合就按其分值，几项都有以高分值为准。

2. NRS-2002 评估量表对于疾病严重程度的评分及其定义

（1）1分：慢性疾病患者因出现并发症而住院治疗。患者虚弱但不需要卧床。蛋白质需要量略有增加，但可以通过口服补充剂来弥补。

（2）2分：患者需要卧床，如腹部大手术后，蛋白质需要量相应增加，但大多数人仍可以通过肠外或肠内营养支持得到恢复。

（3）3分：患者在加强病房中靠机械通气支持，蛋白质需要量增加而且不能被肠外或肠内营养支持所弥补，但是通过肠外或肠内营养支持可使蛋白质分解和氮丢失明显减少。

3. NRS-2002评估量表评分结果与营养风险的关系

（1）总评分≥3分（或胸水、腹水、水肿且血清蛋白<35g/L者）表明患者有营养不良或有营养风险，即应该使用营养支持。

（2）总评分<3分：每周复查营养评定。以后复查的结果如果≥3分，即进入营养支持程序。

（3）如患者计划进行腹部大手术，就在首次评定时按照新的分值（2分）评分，并最终按新总评分决定是否需要营养支持（≥3分）。

NRS-2002评分量表的优点：可预测患者营养不良潜在风险，动态判断患者营养状态变化。临床上医生和护士都可进行此量表的操作，简便易行，患者容易接受。

4. 新冠肺炎患者NRS-2002评分意义

NRS 2002评分≥3分，提示有营养不良风险，需要进行营养干预；NRS-2002评分≥5分，提示为高营养不良风险患者，要尽早给予营养治疗；所有入住ICU的重症新冠肺炎患者，均应尽早对患者启动营养不良风险评估。

二、营养评估常用的营养状态评价指标

人体形态测量学指标（比如小腿围度、皮下褶皱厚度等）、去脂体重（FFM）以及脂肪量（FM）、体重下降程度，以及是否存在引起厌食症的其他原因（如疾病、药物和年龄等）、生化指标（白蛋白等）。

（一）营养史

记录患者的进食日志（如3~7天的饮食摄入记录）对评估营养状况很有帮助。另外，要求患者回忆最近1日的进食情况也可辅助评估。

（二）人体测量

1. 体重与体重指数

营养评估中最简单、直接又可靠的指标，可从总体上反映人体营养状况。短时间的体重下降是病情急性恶化和需要机械通气的重要预测因素。

评定标准：只要符合以下任何一种情况，即可诊断营养不良。

（1）BMI$<18.5kg/m^2$。

（2）在明确时间段内，体重非人为因素下降>10%，或者3个月内体重下降>5%；在此基础上，符合以下两点之一即可诊断：①BMI$<20kg/m^2$（年龄<70岁）或BMI$<22kg/m^2$（年龄≥70岁）；②FFMI$<15kg/m^2$（女性）或FFMI$<17kg/m^2$（男性）。

2. 三头肌皮褶厚度（triceps skinfold thickness，TSF）

正常参考值：男性为 8.3mm，女性为 15.3mm。实测值为正常值 90% 以上为正常，80%~90% 为轻度营养不良，60%~80% 为中度营养不良，<60% 为重度营养不良。

3. 上臂肌肉周径（arm muscle circle，AMC）

AMC＝臂周径（cm）－［TSF（mm）×0.314］

上臂肌肉周径实测值为正常值 90% 以上为正常，80%~90% 为轻度营养不良，60%~80% 为中度营养不良，<60% 为重度营养不良。

4. 人体成分测量法

包括生物电阻抗法和双能 X 线吸收测量法。

（1）生物电阻抗法目前已成为一种广泛应用的测量评估人体成分的方法，此方法无创、简单易操作。通过将微弱的交流信号传入人体，并测定电流阻抗来分析人体构成成分，可评估人体脂肪含量和肌肉质量。

①测量方法：测试者打开电源，输入受试者相关信息，站在测试台上面，两手握住测试仪的两个手柄位置，分别向体侧打开，与身体呈 30° 左右的夹角，然后点击测试即可。

②观察指标：水分总量、蛋白质、无机盐、体重（kg）、身体脂肪（BF）、身体脂肪比率、腰臀脂肪分布比率、骨骼肌（kg）、去脂肪体重、肌肉量、身体质量指数（BMI）。

③优点：检测时间短、操作简单且无创，显示的营养不良状况和电解质变化要先于体重变化或血生化的变化，这样就给临床治疗提供了先机，提高了患者的救治力。同时，进行生物电阻抗检测，还可以估测瘀滞液体的体积和分布，进而评估心、肺及肾脏系统的功能状态。

（2）双能 X 线吸收测量法是通过低剂量 X 射线可较为精确地测定人体脂肪组织、肌肉组织及全身骨密度等，特别在测定四肢骨骼肌质量时具有较高的准确度。

①测量方法：受检者去除身上金属物件，仰卧在测量床上，上肢伸展，平放于体侧，两足微并，脚尖向上。

②观察指标：全身骨矿盐含量、全身脂肪含量、瘦组织含量、腰腹部区域脂肪含量、髋部区域脂肪含量、全身脂肪百分比、腰腹部区脂肪百分比、髋部区脂肪百分比、腰腹部区与髋部区脂肪比值。同时测量受检者的身高、体重，并计算 BMI。

③优点：具有安全、方便、放射线吸收剂量低、检查时间短等特点。

（三）实验室检查

1. 血清蛋白水平测定

包括白蛋白、前白蛋白、转铁蛋白和视黄醇结合蛋白等。患者低蛋白血症持续存在，是判定营养不良的可靠指标，一般可反应最近 2~3 周的营养状态，白蛋白初次测定数值低于 25g/L 提示预后不良。但由于白蛋白半衰期较长，不能用于连续监测，而前白蛋白和视黄醇结合蛋白的半衰期短，对于营养状态的动态评估和营养治疗的疗效评价较好。重症新冠肺炎患者营养状况相关指标往往出现不同程度的降低，如新冠肺炎重症患者血清前白蛋白水平往往低于100g/L，部分危重症患者更是低于70g/L，甚至低于50g/L。

2. 肌酐-身高指数（CHI）

CHI随摄入的蛋白质水平变化而变化，只要每日摄入蛋白质的量稳定，可以用于监测身体的营养状况。CHI可反应机体蛋白质的摄入及体内蛋白质的合成及分解状态，与肌肉总量、体表面积及体重密切相关，不受水肿等并发症的影响。CHI在60%~80%为轻度蛋白质缺乏，CHI在40%~59%为中度蛋白质缺乏，CHI<40%为重度蛋白质缺乏。因此，对于肾功能正常的患者，CHI可作为营养评估的实验室指标。

3. 血清氨基酸比值

血清氨基酸比值=甘+丝+谷+牛/亮+异亮+蛋+缬>3提示营养不良。

4. 免疫功能指标

免疫功能指标包括淋巴细胞总数和迟发型超敏反应。淋巴细胞总数易受病毒感染、免疫抑制及脾功能亢进等多因素影响，因此不能准确地反映患者的营养状态。

第三节　营养支持治疗

目前，针对新冠肺炎患者缺乏非常有效的抗病毒药物。重型及危重型患者，除给予有效的呼吸、循环支持外，营养支持治疗对于提高患者机体免疫功能、缩短病程、降低患者死亡率具有重要意义。基于《新型冠状病毒（2019-nCoV）感染的肺炎诊疗快速建议指南（标准版）》建议全程营养管理，动态评估患者的营养风险，及时给予营养支持，强调尽快达到目标能量。

在充分评估者的营养状态后，需对患者的营养需求制定营养计划，使患者营养状态维持正常水平。营养支持包括肠内营养和肠外营养，用于营养治疗的主要营养素包括碳水化合物、蛋白质、脂肪、电解质、维生素、水等。

一、新冠肺炎患者的医学营养治疗建议

关于新冠肺炎患者的医学营养治疗，中华医学会肠内肠外营养学会专家组有以下建议：

（1）原则：营养治疗是基础治疗手段，是新冠肺炎患者综合治疗措施的核心内容之一；营养治疗应该基于营养诊断。

（2）方法：按照五阶梯方法实施营养治疗，膳食+营养教育、口服营养补充、管饲、补充性肠外营养及全胃肠外营养。

（3）能量：根据疾病危重程度不同，推荐按照20~30kcal/（kg·d）供给。

（4）蛋白质：患者蛋白质需求增加，推荐按照1.0~2.0g/（kg·d）供给，提高支

链氨基酸供给。

（5）脂肪：优先使用中长链脂肪酸，提高 n-3 脂肪酸、n-9 脂肪酸比例。

（6）非蛋白供能比：葡萄糖与脂肪乳之比为（50~70）%：（30~50）%；非蛋白热卡（kcal）与氮量（g）之比为（100~150）：1。

（7）液体量：注意维持液体平衡，对大面积肺实变及老年患者，建议控制静脉输液量。

（8）微量营养素：常规补充多种维生素、矿物质。

（9）免疫营养素：注意权衡利弊，掌握适应证。

（10）监测：密切观察不良反应，评估治疗效果，动态调整治疗方案，注意个体差异。

二、新冠肺炎患者的营养治疗方案

（一）营养治疗目的

首先在于减少患者的体重下降及机体蛋白质分解，最后达到增加体重和机体蛋白质的目的。对于存在慢性呼吸功能不全的患者，营养治疗目的在于逐步纠正患者的营养不良及负氮平衡，改善肌肉蛋白质合成，减轻呼吸肌疲劳。

（二）营养治疗总原则

对于大部分新冠肺炎患者，建议营养治疗总原则为：①给予高蛋白、高脂肪、低碳水化合物的膳食或胃肠外营养；②蛋白质、脂肪、碳水化合物的热量占比为 20%、20%~30%、50%~60%；③每日蛋白质的供应量为 1.0~1.5g/kg，危重患者应增加至 1.5~2.0g/kg；④每日适量补充各种维生素及微量元素，依据临床情况调整电解质使用量，特别要补充影响呼吸肌功能的钾、镁、磷等微量元素。

（三）新冠肺炎患者营养治疗途径

根据中华医学会肠外肠内营养学分会《关于新型冠状病毒肺炎患者的医学营养治疗专家建议》，推荐五阶法实施营养治疗：膳食+营养教育、口服肠内营养（oral nutritional supplement，ONS）、管饲肠内营养、补充性肠外营养（supplemental parenteral nutrition，SPN）及全肠外营养（total parenteral nutrition，TPN）。新冠肺炎患者应根据病情严重程度、胃肠功能和呼吸支持方式合理选择营养喂养途径。

（1）轻症可自主进食的患者，首选经口进食或口服肠内营养；若无法自主进食，则建议 48 小时内启动肠内营养。

（2）重症患者常因严重感染使机体处于高分解代谢状态，合成代谢减弱，免疫功能低下，加之摄入不足，很容易出现营养不良，如果营养补充不及时，会加重蛋白质的消耗，影响器官的结构和功能，从而出现器官功能衰竭，增加死亡率。如果患者的胃肠结构和功能无损，应首选肠内营养。因食物刺激肠内神经，可激活肠道神经内分泌免疫系统，对维持肠道免疫功能有帮助，可预防肠道感染，如气管插管后无法进食，可从鼻胃管给予食物。如果重症患者合并未控制的休克、严重低氧血症、严重酸中毒、上消化道出血或胃残余量>500mL/6h、肠缺血、肠梗阻及腹腔间隔室综合征等情况，应暂缓实施肠内营养。对存在经口进食或肠内营养禁忌证的患者，需3~7天内启动肠外营养。在肠内营养摄入不足时联合肠外营养可避免能量摄入不足和全肠外营养可能导致的血糖、血脂升高的风险。同时为避免过度喂养，重症患者的肠内营养和肠外营养应在3~7天内逐渐达到目标喂养量。

（3）无创通气的患者建议在进食时更换为鼻罩或暂时更换成经鼻高流量氧疗，以降低进食过程中出现低氧血症的风险；无创通气患者优先推荐"钮式"面罩，因该型面罩上设有胃管出口，不影响无创通气效率，同时更有利于肠内营养的顺利实施。如果患者出现胃泡严重胀气，推荐幽门后喂养。

（4）有创机械通气或接受体外膜肺氧合（ECMO）的患者，若无肠内营养的禁忌证，建议尽早行管饲肠内营养。经胃为首选的管饲营养喂养通道，如出现胃潴留，可用红霉素100~250mg，每日3次促进胃肠蠕动或胃复安10mg，每日3次，并于72小时后减量至1/3，若仍不能缓解，可选择幽门后喂养；如患者合并以下高误吸风险，如气道保护能力丧失、年龄>70岁、意识水平下降、口腔护理较差、俯卧位、胃食管反流、单次负荷量，给予肠内营养可首选幽门后喂养。鉴于目前新冠肺炎疫情严重，护理力量相对不足，使用幽门后喂养不失为较好的营养方式。

（四）新冠肺炎患者营养喂养量

国内外指南和新冠肺炎快速建议指南中推荐：根据新冠肺炎严重程度的不同，推荐20~30kcal/（kg·d）供给量并尽快达到目标能量；重症患者，推荐25~30kcal/（kg·d），以低剂量起始喂养，如喂养不耐受，可考虑滋养型喂养（输注速度：10~20kcal/h或10~30mL/h）。需强化蛋白质供给，增加蛋白质的摄入，根据国家卫生健康委员会《新冠病毒肺炎重型、危重型病例诊疗方案（试行第二版）》推荐按照1.5~2.0g/（kg·d）［氮0.25~0.33g/（kg·d）］供给，提高支链氨基酸供给，从而促进蛋白的合成。当蛋白质摄入量不足时，建议在标准整蛋白制剂基础上额外添加蛋白粉，改善呼吸肌功能和机体免疫功能。合并ARDS的重症新冠肺炎患者应减少糖的摄入。葡萄糖是常用来补充的能量物质，但是高浓度的葡萄糖会使二氧化碳产生增多，呼吸通气负担加重，从而加重呼吸衰竭，减少糖的摄入可以减轻患者肺的负荷。部分重症新冠肺炎患者在给予肠内营养治疗后出现不耐受时，需积极改善体位、减缓输注速度，还可选用以下几类营养制剂：①选用低渗或等渗配方。②选用易消化吸收的脂肪组合：如加入中链脂肪酸（MCT）及有助于长链脂肪酸（LCT）消化吸收的特殊营养素如左旋肉碱，优先使用中长链脂肪酸，提高n-3脂肪酸、n-9脂肪酸比例。③含可溶性膳食纤维，如低聚果糖（FOS）的配方。对于$BMI<14kg/m^2$、过去3~6个月体重下降20%或15天以上营养摄入显著降低的重症新冠肺炎患者给予肠内或肠外营养治疗时，

应持续监测患者血清电解质尤其是血磷的水平，若出现血清磷水平的显著降低，应警惕再喂养综合征。为避免喂养过程中出现再喂养综合征，建议缓慢增加肠内营养热卡量，5天以后达到目标热卡的80%，同时补充磷酸盐或高剂量（＞100mg或200mg）硫胺素。

（五）重症新冠肺炎患者特殊营养成分摄入推荐

（1）鱼油成分：欧洲临床营养与代谢学会《ESPEN重症营养指南》及美国肠外肠内营养学会和美国重症学会《ASPEN/SCCM重症营养指南》均推荐合并呼吸衰竭的重症患者可使用肠内和/或肠外营养添加鱼油的营养配方，但肠内营养仅限于每日500mgEPA+DHA的使用量，高于其3~7倍的鱼油添加量是有害的，肠外营养可按照0.1~0.2g/（kg·d）给予鱼油。

（2）微量营养素：即微量元素和维生素，是碳水化合物、蛋白质和脂类代谢所必需的营养底物，在改善免疫功能和抗氧化、调节内分泌、DNA合成、DNA修复和细胞信号传导方面发挥重要作用。对重型和危重型患者，建议动态监测血清微量营养素浓度，给予正常的饮食摄入量补充。因使用质子泵抑制剂的重症患者极有可能出现维生素 B_{12} 的吸收障碍，应关注此类患者的维生素 B_{12} 的补充。若重症新冠肺炎患者血清25-羟基-维生素D的水平低于12.5ng/mL或50nmol/L，应在一周内补充500000 IU大剂量的维生素 D_3。在重症新冠肺炎合并急性呼吸衰竭患者的诊疗中，由于氧化应激反应的增加，以及患者自身摄入的维生素C减少，在治疗中可增加维生素C的给予量，可增加至6g/d。因此，对于高危重症患者需严格注重维生素 B_1、维生素C、叶酸、维生素D等的补充。科学合理的营养治疗对于重症新冠肺炎患者疾病恢复、预后改善至关重要，应重视营养治疗在重症患者的核心治疗地位。

第四节 膳食指导

中国营养学会联合中国医师协会、中华医学会肠外肠内营养学分会，针对新冠肺炎防控和救治特点，并根据《中国居民膳食指南》（2016年版）和国家卫生健康委员会发布的《新型冠状病毒感染的肺炎诊疗方案（试行第四版）》，研究提出营养膳食指导。

一、新冠肺炎不同人群的膳食指导

（一）普通型或康复期患者的营养膳食

（1）能量要充足：每天可摄入谷薯类食物250~400g，包括大米、面粉、杂粮、薯类等；保证充足的蛋白质摄入，主要摄入优质蛋白质类食物（每日150~200g），如瘦肉、鱼、虾、蛋、大豆等，有条件的尽量保证每天一个鸡蛋，300g 的奶或奶制品（酸奶可以提供肠道益生菌，可多选）；通过多种烹调植物油增加必需脂肪酸的摄入，特别是单不饱和脂肪酸的植物油，总脂肪供能比达到膳食总能量的 25%~30%。

（2）多给予新鲜蔬菜和水果：每日摄入蔬菜量 500g 以上，水果每天 200~350g，建议多选深色蔬果。

（3）保证充足饮水量：每天 1500~2000mL，多次少量，主要饮白开水或淡茶水。饭前饭后菜汤、鱼汤、鸡汤等也是不错的选择。

（4）坚决杜绝食用野生动物，少吃辛辣刺激性食物。

（5）食欲较差进食不足者、老年人及慢性病患者，可以通过营养强化食品、特殊医学用途配方食品或营养素补充剂，适量补充蛋白质以及 B 族维生素和维生素 A、维生素 C、维生素 D 等微量营养素。

（6）保证充足的睡眠和适量身体活动，每日身体活动时间不少于 30 分钟。适当增加日照时间。

（二）重症型患者的营养治疗

重症型患者常伴有食欲下降、进食不足，使原本较弱的抵抗力更加"雪上加霜"，要重视危重症患者的营养治疗，为此提出序贯营养支持治疗原则。

（1）少量多餐：每日 6~7 次利于吞咽和消化的流质食物，以蛋、大豆及其制品、奶及其制品、果汁、蔬菜汁、米粉等食材为主，注意补充足量优质蛋白质。病情逐渐缓解的过程中，可摄入半流质状态、易于咀嚼和消化的食物，随病情好转逐步向普通膳食过渡。

（2）如食物未能达到营养需求，可在医生或者临床营养师指导下，正确使用肠内营养制剂（特殊医学用途配方食品）。对于危重症型患者无法正常经口进食，可放置鼻胃管或鼻空肠管，应用重力滴注或肠内营养输注泵泵入营养液。

（3）在食物和肠内营养不足或者不能的情况下，对于严重胃肠道功能障碍的患者，需采用肠外营养以保持基本营养需求。在早期阶段可以达到营养摄入量的 60%~80%，病情减轻后再逐步补充能量及营养素达到全量。

（4）患者营养方案应该根据机体总体情况、出入量、肝肾功能以及糖脂代谢情况而制订。

（三）一线工作者营养膳食指导

根据平衡膳食原则，一线工作者的营养膳食要做到以下几个方面。

（1）保证每天足够的能量摄入。建议男性能量摄入 2400~2700kcal/d、女性 2100~2300kcal/d。

（2）保证每天摄入优质蛋白质，如蛋类、奶类、畜禽肉类、鱼虾类、大豆类等。

（3）饮食宜清淡，忌油腻，可用天然香料等进行调味以增加医护人员的食欲。

（4）多吃富含 B 族维生素、维生素 C、矿物质和膳食纤维等的食物，合理搭配米面、蔬菜、水果等，多选择油菜、菠菜、芹菜、紫甘蓝、胡萝卜、西红柿及橙橘类、苹果、猕猴桃等深色蔬果，菇类、木耳、海带等菌藻类食物。

（5）尽可能每日饮水量达到 1500~2000mL。

（6）工作忙碌、普通膳食摄入不足时，可补充性使用肠内营养制剂（特殊医学用途配方食品）和奶粉、营养素补充剂，每日额外口服营养补充能量 400~600kcal，保证营养需求。

（7）采用分餐制就餐，同时避免相互混合用餐，降低就餐过程的感染风险。

（8）医院分管领导、营养科、膳食管理科等，应因地制宜、及时根据一线工作人员身体状况，合理设计膳食，做好营养保障。

（四）一般人群防控用营养膳食指导

（1）食物多样，谷类为主：每天的膳食应有谷薯类、蔬菜水果类、畜禽鱼蛋奶类、大豆坚果类等食物，注意选择全谷类、杂豆类和薯类。

（2）多吃蔬果、奶类、大豆：做到餐餐有蔬菜，天天吃水果。多选深色蔬果，不以果汁代替鲜果。吃各种各样的奶及其制品，特别是酸奶，相当于每天液态奶 300g。经常吃豆制品，适量吃坚果。

（3）适量吃鱼、禽、蛋、瘦肉：鱼、禽、蛋和瘦肉摄入要适量，少吃肥肉、烟熏和腌制肉制品。坚决杜绝食用野生动物。

（4）少盐少油，控糖限酒：清淡饮食，少吃高盐和油炸食品。足量饮水，成年人每天 7~8 杯（1500~1700mL），提倡饮用白开水和茶水；不喝或少喝含糖饮料。成人如饮酒，男性一天饮用酒的酒精量不超过 25g，女性不超过 15g。

（5）吃动平衡，健康体重：在家也要天天运动，保持健康体重。食不过量，不暴饮暴食，控制总能量摄入，保持能量平衡。减少久坐时间，每小时起来动一动。

（6）珍惜食物，按需备餐，提倡分餐和使用公筷、公勺。选择新鲜、安全的食物和适宜的烹调方式。食物制备生熟分开、熟食二次加热要热透。学会阅读食品标签，合理选择食品。

二、中医药膳指导

中医药是我国的传统瑰宝。为固本强身，按照中医治未病理论，广东省中医院专家制订了针对新冠肺炎患者的药食同源方案。三道药膳及其煎服方法如下：

（一）1 号方

适用人群：适用于体质平和人群（平素身体健康，无明显寒热偏颇者）。
组成（3 人分量）：黄豆、黑豆各 50g，北杏仁（打碎）15g，瘦肉 250g，陈皮 1 片，生姜 30g，紫苏叶 10g。
煎煮方法：豆类用清水浸泡 30 分钟；猪瘦肉洗净切成肉末备用；瘦肉及紫苏叶之

外的各种食材加水 2000~3000mL，大火滚开后转小火煮 40 分钟，加入肉末及紫苏叶，再煮 5~10 分钟，加入适量食盐调味后即可食用。

服用方法：煲汤饮用，饭后 1 小时温服。近 1 个月可以每周连续服用 3 天，或每 2~3 天服 1 次。

（二）2 号方

适用人群：适用于体质偏虚夹湿型人群（平素怕冷怕风，四肢偏凉，不耐寒凉，胃口欠佳，大便稀烂者）。

组成（3 人分量）：黑豆 50g，黄豆 50g，紫苏叶（鲜品更佳，干品亦可）15g，葱白 3~4 根（南方小葱的白色部分，包含须、根），生姜（切片）50g，炒白扁豆 30g，陈皮 10g，红枣约 25g，生甘草 10g。

煎煮方法：豆类用清水浸泡 30 分钟；所有食材加水 1500mL，大火滚开后转小火煮 40 分钟，大约煮成 800mL。

服用方法：7~17 岁每天服用 150~200mL，18 岁以上每天服用 200~300mL，饭后 1 小时温服。近 1 个月可以每周连续服用 3 天，或每 2~3 天服 1 次。

（三）3 号方

适用人群：适用于体质偏实夹湿热型人群（平素口干口苦，大便干结或黏腻不爽，颜面油腻，容易咽痛、口腔溃疡者）。

组成（3 人分量）：黄豆 50g，北杏仁（去皮苦杏仁，打碎）15g，生姜（切片）30g，薏苡仁 15g，淡豆豉 15g，青皮 10g，陈皮 5g，葛根 20g，蒲公英 10g，生甘草 10g。

煎煮方法：黄豆、薏苡仁先用清水浸泡 30 分钟，所有食材加水 1500mL，大火滚开后转小火煮 40 分钟，大约煮成 800mL。

服用方法：7~17 岁每天服用 150~200mL，18 岁以上每天服用 200~300mL，饭后 1 小时温服，可以连续服用 3 天。

注意：高尿酸血症及痛风患者，处方请去黄豆，加芦根 15~20g。3 号方孕妇慎用。

参 考 文 献

[1] 国家卫生健康委员会. 新型冠状病毒感染的肺炎防治营养膳食指导［EB/OL］.［2020-02-18］.

[2] 于恺英，石汉平.《新型冠状病毒肺炎患者的医学营养治疗专家建议》解读［J］. 中华医学杂志，2020，100（10）：724-728.

[3] 中华医学会肠内肠外营养学分会专家组. 关于新型冠状病毒肺炎患者的医学营养治疗专家建议［J/CD］. 中华普通外科学文献（电子版），2020，14（1）：1.

[4] Pierre S, AnnikaB, MetteMB, et al. ESPEN guideline on clinical nutrition in the intensive care unit［J］. Clinical Nutrition，2018，38（1）：48-79.

［5］窦祖林.吞咽障碍评估与治疗［M］.北京：人民卫生出版社，2009.

［6］石汉平，赵青川.营养不良的三级诊断［J］.肿瘤代谢与营养电子杂志，2015，2（2）：31-36.

［7］孟申，陈思远.肺康复［M］.北京：人民卫生出版社，2007.

［8］石汉平，许红霞，李苏宜，等.营养不良的五阶梯治疗［J］.肿瘤代谢与营养电子杂志，2015，2（1）：29-33.

［9］中华医学会肠外肠内营养学分会.成人口服营养补充专家共识［J］.中华胃肠外科杂志，2017，20（4）：361-365.

［10］刘嘉，黄华.肝硬化营养不良评估方法研究进展［J］.现代医药卫生杂志.2020，36（2）：532-535.

第十二章　新冠肺炎社区康复和居家康复

部分新冠肺炎患者达到出院标准后仍存在气短、无力、心慌等躯体功能障碍，以及心理功能、日常生活能力及社会参与能力障碍，院内康复只能是一个短暂的过程，患者出院后应在社区及家庭进行进一步康复治疗，使其逐渐恢复正常的生活状态。

社区康复不同于院内康复，能更好地整合、利用社会资源，调动新冠肺炎患者的积极性。适当的社区康复干预是对新冠肺炎患者分层精细化管理中的重要一环。根据患者的不同需要，社区应具备基本的管理、指导和康复干预能力，以改善患者的整体功能状况，促进其生活质量的全面提高，最终回归家庭和社会。

居家康复是指康复及相关医务人员进入街道或家庭，为有需求的功能障碍患者提供专业的、连续的康复、用药、护理等综合指导。居家康复主要是根据对有需求的人进行相应的评定（包括居住环境、肢体功能及精神状态）从而制订相应的计划，进而进行指导。患者的自我康复管理也是居家康复的重要组成部分。

第一节　社区康复

社区康复是世界卫生组织在 1976 年提出的概念，是一种经济、有效、方便的康复服务途径，能扩大康复服务覆盖面，使发展中国家的残疾人也能享有康复服务。国内已逐渐开展的远程会诊及网上诊疗工作为后期进一步开展社区康复及居家康复提供了便利条件。疫情工作接近收尾，防疫工作以新发新冠肺炎患者的救治转为病患康复，大量遗留呼吸及躯体等功能障碍的患者可以根据各自需求采取分类诊疗。社区康复是院内康复与居家康复的纽带，与居家康复相辅相成，互相渗透。

一、需开展康复治疗的功能障碍

（一）日常生活能力及社会参与能力障碍

日常生活能力根据 Barthel 指数评定，内容包括日常生活自理能力，即能否独立完成大便、小便、用厕、吃饭、床椅转移、步行、穿衣、上下楼、洗澡等。与外界交往是人生存的基本能力，社会参与能力是综合能力的表现，临床中已发现部分患者由于长时间求医，逐渐表现出无法实现正常的人际交往进而无法重返工作岗位，这需要更长时间的康复与社会更多层面的帮助。

（二）呼吸功能障碍

呼吸功能障碍为肺部受损后的遗留症状，主要包括咳嗽、咳痰、呼吸困难、活动后气促，可伴有呼吸肌无力及肺功能受损等。目前对患者呼吸功能障碍持续时间的数据统计尚不充分，部分患者出院后至今已有 2 月余，使用 Barthel 指数评定的日常生活能力达到 100 分，但仍存在上述呼吸功能障碍，严重影响患者生活质量，故需尽早给予社区康复。

（三）躯体功能障碍

躯体功能障碍主要表现为乏力、易疲劳、肌肉酸痛，部分可伴有肌肉萎缩、肌力下降等。主要由于肺部组织受损引起机体摄氧能力下降，前期救治过程中，尤其是危重及重型患者为减少耗氧采取制动静养，进而引起肌肉组织萎缩。有条件的医院已开展恢复期院内康复，但有些未接受过院内康复的患者，躯体功能障碍会更加明显，需要引起重视。

（四）心理功能障碍

大部分新冠肺炎患者存在心理功能障碍，持续时间及严重程度因人而异，心理功能障碍会引起躯体化症状，因此心理功能障碍大多伴有躯体功能障碍。单纯心理功能障碍症状包括恐惧、愤怒、焦虑、抑郁等情绪问题。短期的情绪问题有利于调节释放压力，在陌生的医疗环境中经历长时间的治疗及隔离过程，有些情绪调节能力差的患者会出现病态，需要药物控制。需要药物控制的心理功能障碍患者，社区康复也更为合适。

二、康复目标

1. 改善和消除患者功能障碍。
2. 提高患者肌力、耐力及体力，改善患者的呼吸功能。
3. 预防并发症和后遗症。
4. 调节患者不良情绪，恢复正常的心理状况。
5. 提高患者日常生活活动能力和社会适应能力，使患者回归家庭及社会。

三、康复流程

```
康复对象 → 社区康复中心 → 康复需求调查 → 康复评估 → 康复转介

实施康复服务 ← 建立康复档案 ← 制定康复计划 ← 确定康复对象
```

| 医疗康复 | 职业康复 | 家庭康复 | 康复护理 | 机构康复 | 护具适配 | 心理疏导 | 家友指导 | 知识普及 | 康复咨询 |

```
再次评估，调整康复方案 ← 康复效果评估 → 回归家庭社会
```

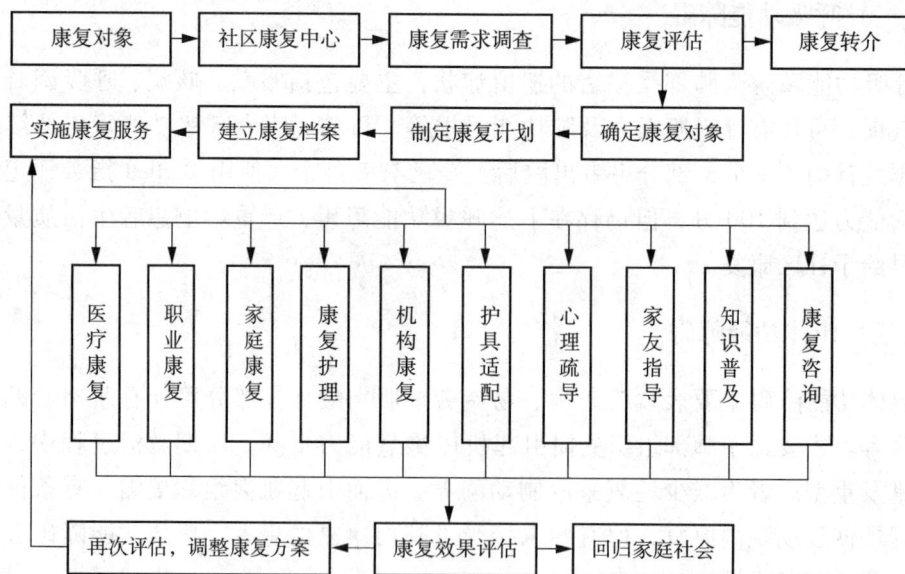

四、康复治疗实施

根据不同社区的医疗水平和资源状况条件应有所不同，包括但不限于社区卫生服务中心、养老院、疗养中心、家庭等。得益于目前互联网及社交方式的更新，通过 QQ 群、微信群及视频会议等交流方式，部分康复治疗场地可分散至患者家庭内，社交软件也可以作为社区康复管理平台。

社区康复成员包括社区的组织者和领导者、社区康复医师、康复治疗师、康复护士、社区志愿者、患者及其家属。所有成员以患者为中心，社区为基础，家庭为依托，以患者的功能状况和康复需求为导向，利用"互联网+"实现资源共享，形成社区康复训练服务网络，为患者提供就近方便、及时有效的康复训练与服务。

五、康复内容

（一）康复评定

康复评定主要包括呼吸功能、躯体功能、心理功能、日常生活活动能力和社会适应能力等评估。呼吸功能评估采用改良医学研究学会呼吸困难量表（mMRC）等，有条件的社区可行肺功能检查。躯体功能评估采用 Borg 自觉疲劳量表、徒手肌力检查等进行评估。心理功能评估采用汉密尔顿抑郁量表（HAMD－17）、焦虑自评量表（SAS）、汉密尔顿焦虑量表（HAMA）、匹兹堡睡眠质量指数（PSQI）等。日常生活活动能力评估可采用巴氏指数评定表等，具体评估方法见第六章。

（二）康复治疗

新冠肺炎患者社区康复可借鉴 COPD 社区综合康复治疗措施，应强调多措施、多学科综合干预，将多重手段结合在一起，各方人员的共同参与，促进综合康复产生良好效果。

轻症患者康复治疗主要以恢复体能和心理调整为主，可以根据患者过去的运动习惯和爱好选择循序渐进的有氧训练，逐渐恢复到发病前的活动能力。重症患者出院后部分人可能在一段时间内存在容易疲劳、气短、肌肉萎缩及一些心理问题。根据患者的评估结果，制订相应的康复方案，利用各种物理因子、康复器械、功能训练等现代康复治疗技术，以及中药或中成药、中医外治技术、传统功法等中医康复治疗技术帮助患者恢复其功能状况，具体康复治疗技术见第六章及第七章。

1. 指导康复训练

包括指导患者掌握正确的训练方法，如适宜的体位摆放、有效的呼吸模式以改善患者的呼吸功能；选择适合患者的动作和体能锻炼方式，如八段锦、太极拳等传统功法，提高患者肌力和肌肉耐力，增强免疫力；指导患者进行主动性的肢体活动，如自我按摩、器械锻炼、医疗体操、步行训练等，促进患者的康复。

2. 心理干预

通过了解、支持、鼓励、劝说等方式进行心理干预或专业的心理咨询，调整患者的不良情绪及心理状况，具体心理康复方法见第十一章。

3. 其他治疗

如运动疗法、氧疗、营养指导、音乐治疗、患者教育和社会与行为干预、改善居住环境等。

4. 转介

患者出现严重的不良反应和症状时应及时转介。

（三）辅助器具配置及使用

常见的辅助器具包括震动按摩器（振动排痰）、哑铃、杠铃、弹力带等运动器械（肌力训练）、跑步机（耐力训练）等。

1. 培训社区康复人员

社区康复人员需接受辅助器具的培训，包括辅助器具的种类、目的、功能、获得机构及使用等。此外还需为新冠肺炎患者提供正确的信息、转介和教育。

2. 建立个人及家庭的使用能力

社区康复人员应帮助新冠肺炎患者及其家属了解辅助器具的种类，正确掌握和安全使用辅助器具。

3. 应对环境障碍

社区康复人员应了解使用辅助器具的环境障碍，与新冠肺炎患者及社区共同识别和应对。

（四）健康教育

在社区康复人员的专业指导下，充分利用广播、微信、QQ 群等方式，积极发挥"互联网＋"的作用，有针对性地开展新冠肺炎防护知识的宣传。积极采取线上服务和线上咨询方式，对患者的居家锻炼、饮食卫生、心理健康等方面进行在线指导。

1. 患者康复锻炼期间仍应采取有效的隔离措施，避免出入人员密集场所。

2. 康复医师团队应指导患者及其家属，采取有效的康复锻炼方案，以有氧运动锻炼为主，合理膳食，按时作息。

3. 做好卫生防护工作，定期消毒，注意预防其他感染性疾病。

4. 密切关注患者抑郁、焦虑和自我认知偏差等常见心理问题，可采取网上问卷和量表的方式进行评估，及时进行心理干预和疏导。

5. 可联系当地政府和教育部门，组织进行专业的职业教育康复。

6. 定期对患者的功能状况进行检查。

第二节　居家康复

居家康复便民、利民，通过网上诊疗或专业人员深入家庭，为广大居民提供便利的康复指导，可以利用家庭中简单的用具完成康复训练。康复治疗以患者自己完成为主，康复人员定期对患者进行系统评估，综合患者身体状况及时调整康复治疗处方。患者的自我康复管理主要通过传统功法、呼吸功能康复技术、躯体功能康复技术及ADL 干预等方式改善肺功能，恢复体力，提高生活能力，辅以心理及饮食调整，促使患者全面康复。呼吸及躯体康复治疗技术等在其他章已经详细介绍，本章重点介绍易于患者居家康复、自我管理的康复锻炼手段。

一、传统功法

通过梳理中医传统功法在调节机体免疫、改善心肺功能、提高生活质量、纠正不良情绪等方面的研究概况，新冠肺炎患者根据自身恢复情况在专业康复医师指导下选择适当的传统功法，如八段锦、太极拳、五禽戏、易筋经等。传统功法根据患者喜好与接受程度选择，每次完成一套，每天 1~2 次。

（一）八段锦

八段锦操作视频二维码

连同预备式、收势共十式，见第六章。

1. 双手托天理三焦

十字交叉小腹前，翻掌向上意托天，左右分掌拨云式，双手捧抱式还原，式随气走要缓慢，一呼一吸一周旋，呼气尽时停片刻，随气而成要自然。（图12-1）

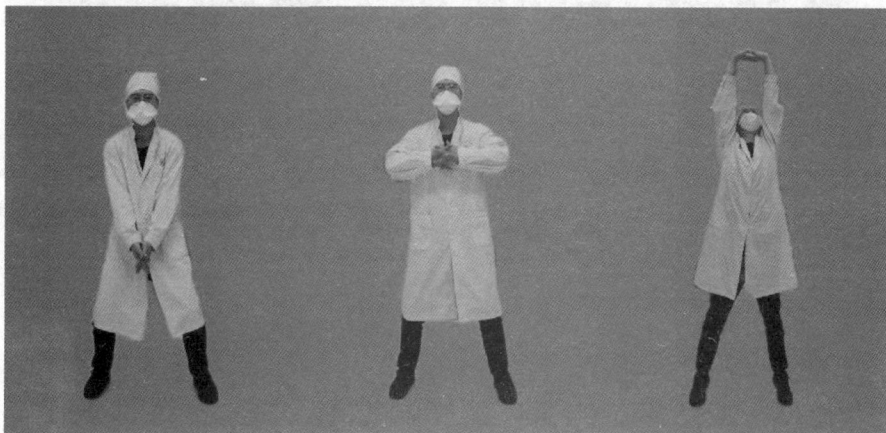

图 12-1　双手托天理三焦

2. 左右开弓似射雕

马步下蹲要稳健，双手交叉左胸前，左推右拉似射箭，左手食指指朝天，势随腰转换右式，双手交叉右胸前，右推左拉眼观指，双手收回式还原。（图12-2）

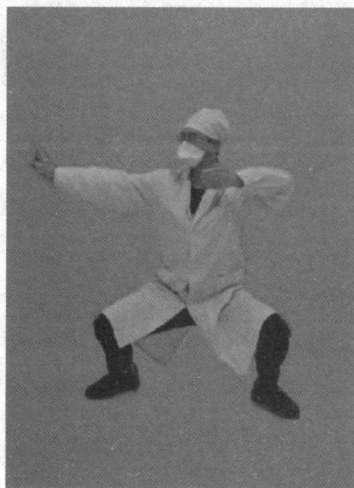

图 12-2　左右开弓似射雕

3. 调理脾胃须单举

双手重叠掌朝天，右上左下臂捧圆，右掌旋臂托天去，左掌翻转至脾关，双掌均沿胃经走，换臂托按一循环，呼尽吸足勿用力，收式双掌回丹田。（图12-3）

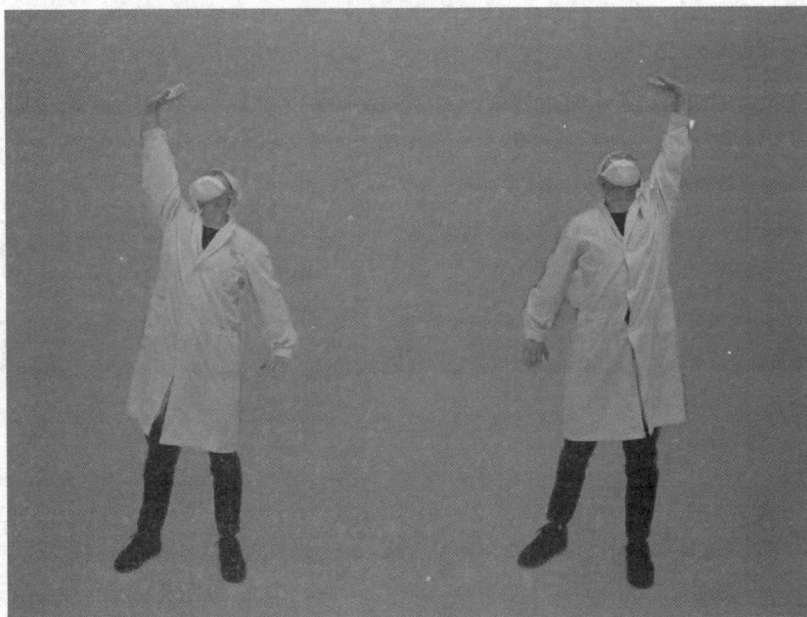

图 12-3 调理脾胃须单举

4. 五劳七伤往后瞧

双掌捧抱似托盘，翻掌封按臂内旋，头应随手向左转，引气向下至涌泉，呼气尽时平松静，双臂收回掌朝天，继续运转成右式，收式提气回丹田。（图 12-4）

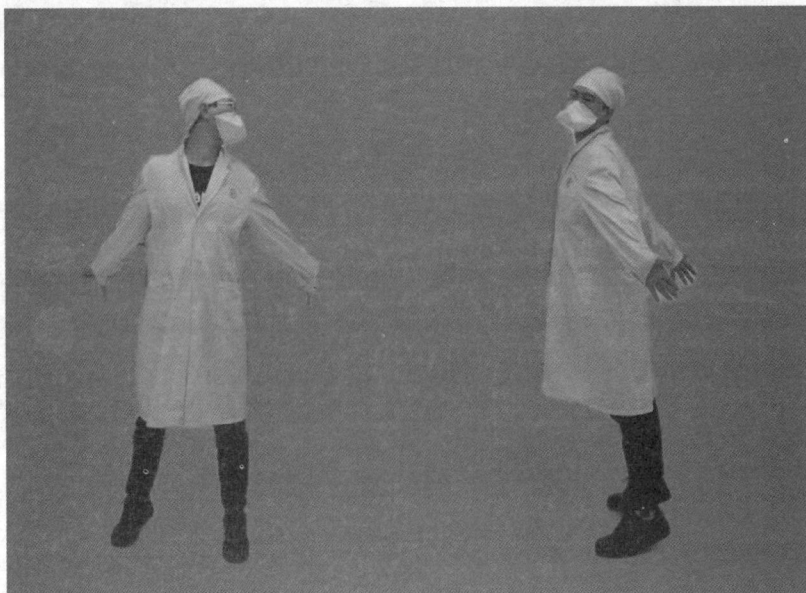

图 12-4 五劳七伤往后瞧

5. 摇头摆尾去心火

马步扑步可自选，双掌扶于膝上边，头随呼气宜向左，双目却看右足尖，吸气还原接右式，摇头斜看左足尖，如此往返随气练，气不可浮意要专。（图12-5）

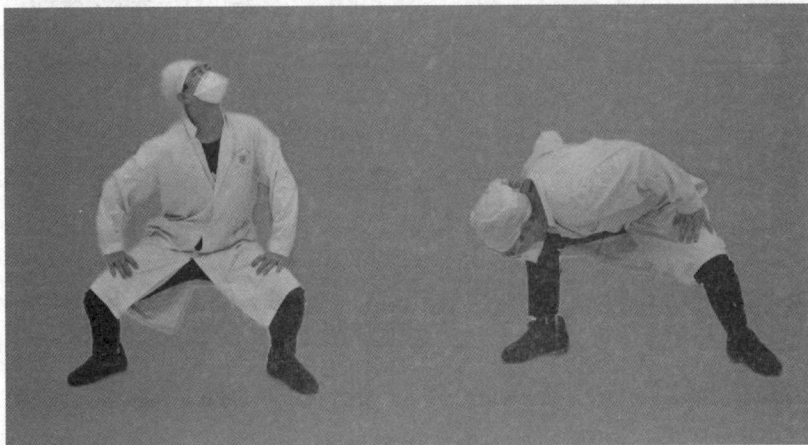

图12-5 摇头摆尾去心火

6. 两手攀足固肾腰

两足横开一步宽，两手平扶小腹前，平分左右向后转，吸气藏腰撑腰间，式随气走定深浅，呼气弯腰盘足圆，手势引导勿用力，松腰收腹守涌泉。（图12-6）

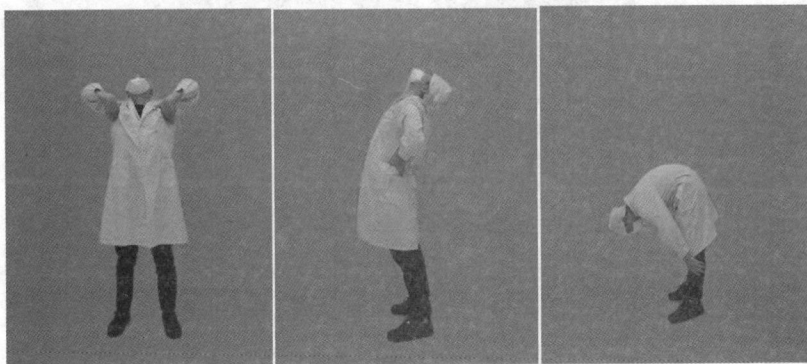

图12-6 两手攀足固肾腰

7. 攒拳怒目增气力

马步下蹲眼睁圆，双拳束抱在胸前，拳引内气随腰转，前打后拉两臂旋，吸气收回呼气放，左右轮换眼看拳，两拳收回胸前抱，收脚按掌式还原。（图12-7）

8. 背后七颠百病消

两腿并立撇足尖，足尖用力足跟悬，呼气上顶手下按，落足呼气一周天，如此反复共七遍，全身气走回丹田，全身放松做颠抖，自然呼吸态怡然。（图12-8）

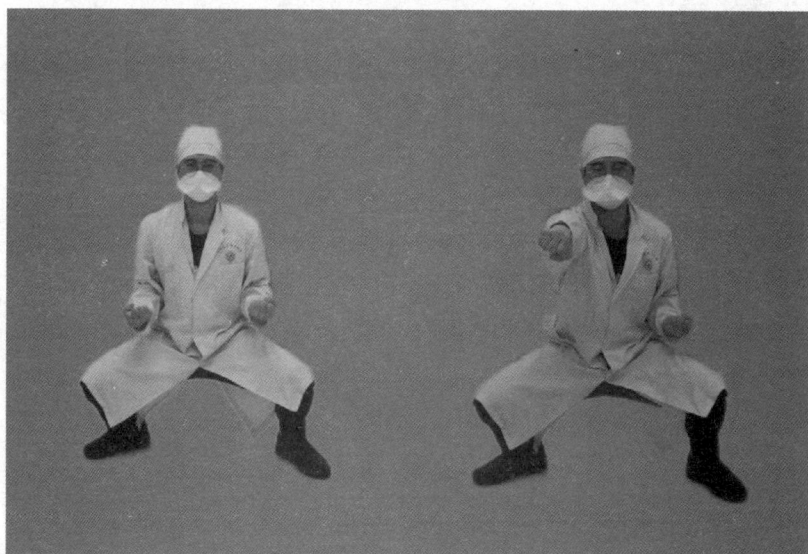

图 12-7　攒拳怒目增气力

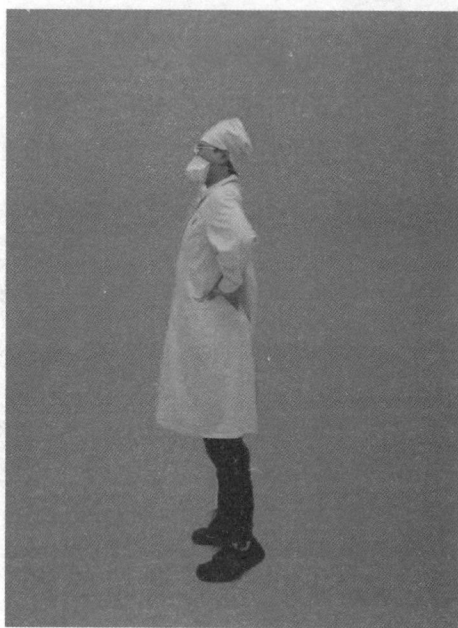

图 12-8　背后七颠百病消

（二）简化太极拳

简化太极拳也叫 24 式简化太极拳。其内容精练，是国家体育总局于 1956 年组织太极拳专家汲取杨氏太极拳之精华编制而成，充分体现太极拳的运动特点。太极拳动作缓慢、平稳，讲究呼吸与动作配合。动作在起身、屈臂、手臂向内收、蓄劲时，采用吸气配合；动作在下蹲、伸臂、蹬脚及手臂向外开、发劲时，采用呼气配合。

简式太极拳共24式，同第七章。民间有较多太极拳教学视频，在此不详细展开叙述。

（三）五禽戏

在锻炼时要注意全身放松，意守丹田，呼吸均匀，做到外形和神气都要像五禽，达到外动内静、动中求静、有刚有柔、刚柔并济、练内练外、内外兼备的效果。

1. 熊戏

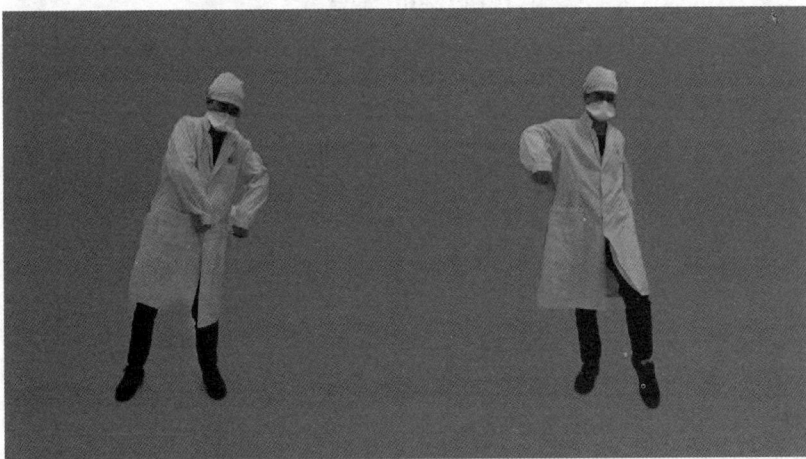

图12-9 熊戏

模仿神态：如熊样浑厚沉稳，表现出熊敦厚、沉稳之神态，笨重中寓轻灵。

熊掌：拇指压在食指端上，其余四肢并拢弯曲，虎口撑圆。

动作：身体自然站立，两脚平行分开与肩同宽，双臂自然下垂，两眼平视前方。先右腿屈膝，身体微向右转，同时右肩向前下晃动，右臂亦随之下沉，左肩则向外舒展，左臂微屈上提。然后左腿屈膝，其余动作与上左右相反。如此反复晃动，次数不限。（图12-9）

2. 鹤戏

模仿神态：仿其昂然挺拔，悠然自得，表现出亮翅、轻翔、落雁、独立之神态。

鸟翅：五指伸直，拇指、食指、小指向上翘起，无名指、中指并拢向下。

动作：两脚平行站立，两臂自然下垂，两眼平视前方。分左右式，左式如下，右式同左式，唯左右相反。

①左脚向前迈进一步，右脚随之跟进半步，脚尖虚点地，同时两臂慢慢从身前抬起，掌心向上，与肩平时两臂向左右侧方举起，随之深吸气。

②右脚前进与左脚相并，两臂自侧方下落，掌心向下，同时下蹲，两臂在膝下相交，掌心向上，随之深呼气。（图12-10）

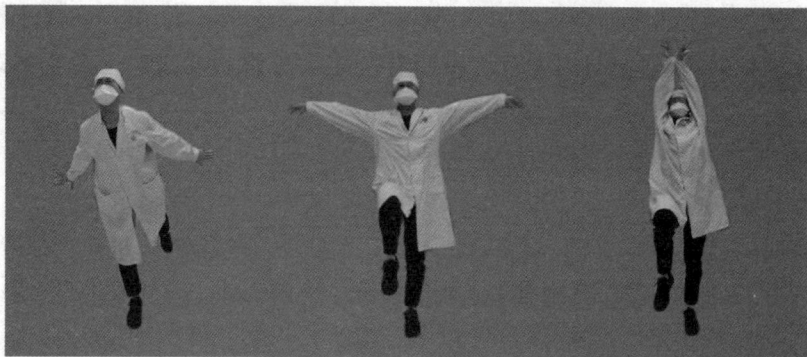

图 12-10　鹤戏

3. 鹿戏

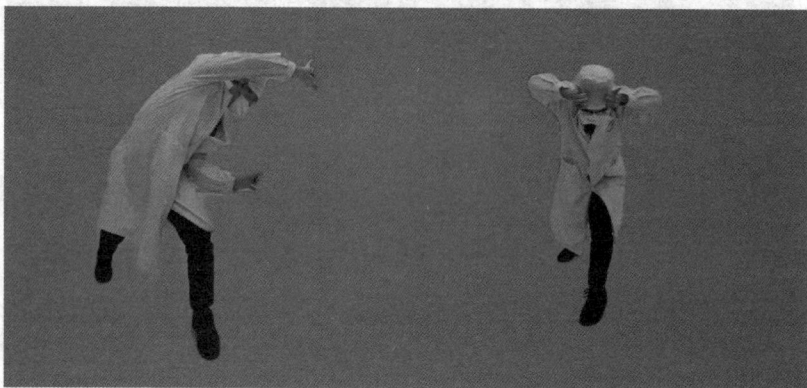

图 12-11　鹿戏

模仿神态：如鹿样心静体松，姿态舒展，表现其探身、仰脖、奔跑、回首之神态。

鹿角：拇指伸直外张，食指、小指伸直，中指、无名指弯曲内扣。

动作：身体自然直立，两臂自然下垂，两眼平视前方。分左右式，左式如下，右式同左式，唯左右相反，绕环旋转方向亦有顺逆不同。

①右腿屈膝，身体后坐，左腿前伸，左膝微屈，左脚虚踏；左手前伸，左臂微屈，左手掌心向右，右手置于左肘内侧，右手掌心向左。

②两臂在身前同时逆时针旋转，左手绕环较右手大些，同时要注意腰胯、尾骶部的逆时针方向旋转，久而久之，过渡到以腰胯、尾骶部的旋转带动两臂的旋转。（图12-11）

4. 虎戏

模仿神态：目光炯炯，摇头摆尾、扑按、转斗等动作表现出虎威猛神态，要刚劲有力，刚中有柔，刚柔并济。

虎爪：虎口撑圆，五指张开，第一、二指关节弯曲内扣。

动作：脚后跟靠拢成立正姿势，两臂自然下垂，两眼平视前方。分左右式。

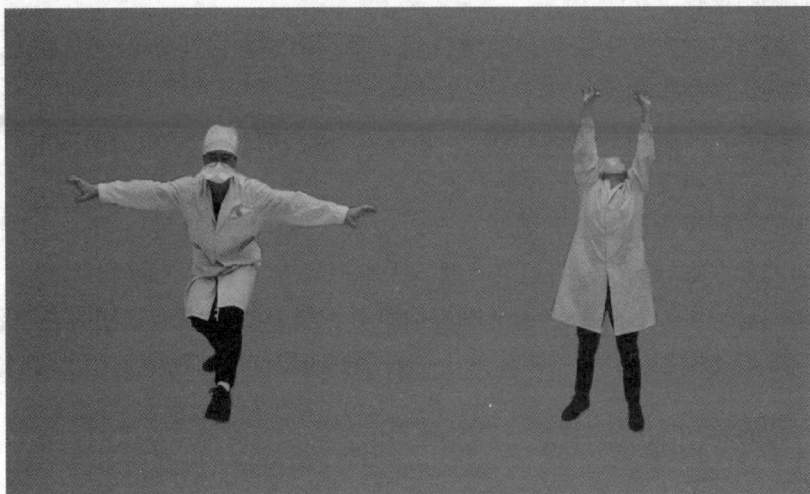

图 12-12　虎戏

（1）左式

①两腿屈膝下蹲，重心移至右腿，左脚虚步，脚掌点地、靠于右脚内踝处，同时两掌握拳提至腰两侧，拳心向上，眼看左前方。

②左脚向左前方斜进一步，右脚随之跟进半步，重心坐于右腿，左脚掌虚步点地，同时两拳沿胸部上抬，拳心向后，抬至口前两拳相对翻转变掌向前按出，高与胸齐，掌心向前，两掌虎口相对，眼看左手。

（2）右式

①左脚向前迈出半步，右脚随之跟至左脚内踝处，重心坐于左腿，右脚掌虚步点地，两腿屈膝，同时两掌变拳撤至腰两侧，拳心向上，眼看右前方。

②与左式2同，唯左右相反。如此反复左右虎扑，次数不限。（图 12-12）

5. 猿戏

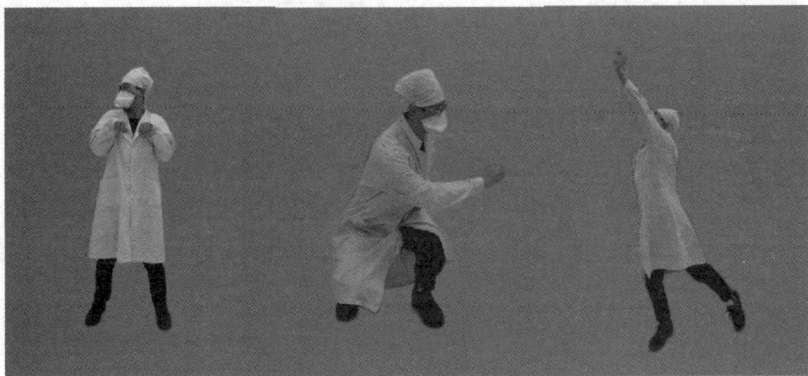

图 12-13　猿戏

模仿神态：模仿猴子敏捷好动，表现出纵山跳涧、攀树蹬枝、摘桃献果之神态。

猿勾：五指捏拢，屈腕。

动作：脚跟靠拢成立正姿势，两臂自然下垂，两眼平视前方。分左右式，右式动作与左式相同，唯左右相反。

①两腿屈膝，左脚向前轻灵迈出，同时左手沿胸前至口平处向前如取物样探出，将达终点时，手掌撮拢成勾手，手腕自然下垂。

②右脚向前轻灵迈出，左脚随至右脚内踝处，脚掌虚步点地，同时右手沿胸前至口平处时向前如取物样探出，将达终点时，手掌撮拢成勾手，左手同时收至左肋下。

③左脚向后退步，右脚随之退至左脚内踝处，脚掌虚步点地，同时左手沿胸前至口平处向前如取物样探出，最终成为勾手，右手同时收回至右肋下。（图 12-13）

（四）易筋经

易筋经共包含 12 式，练习时要求精神放松，形神合一，呼吸自然，刚柔相济，循序渐进。每次 1 套，每天 1~2 次。

1. 韦驮献杵式

口诀：立身期正直，环拱手当胸，气定神皆敛，心澄貌亦恭。

自然呼吸，两腿挺膝，两足跟内侧相抵，脚尖外撇，成立正姿势，躯干正直，头顶之百会穴与裆下的长强穴要成一条直线；两掌自然下垂于体侧；目平视，定心凝神；然后双手向前分抬合十，停于胸前膻中穴外，式定后约静立一分钟。（图 12-14）

2. 横担降魔杵式

口诀：足指拄地，两手平开。心平气静，目瞪口呆。

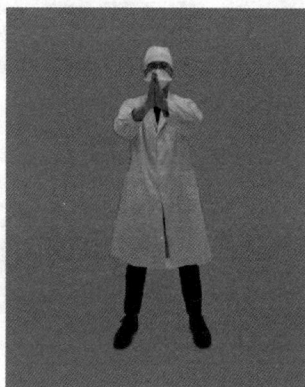

图 12-14　韦驮献杵式

接上式；自然呼吸，两掌从胸前向体侧平开，手心朝上，成双臂一字状；同时两足后跟翘起，脚尖着地，两目瞪睛平视；心平气和。式定约静立半分钟。（图 12-15）

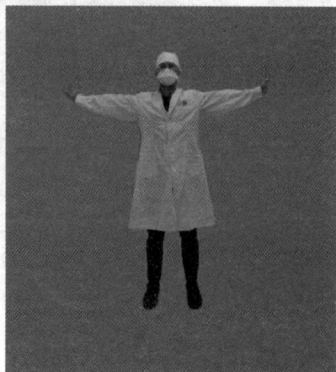

图 12-15　横担降魔杵式

3. 掌托天门式

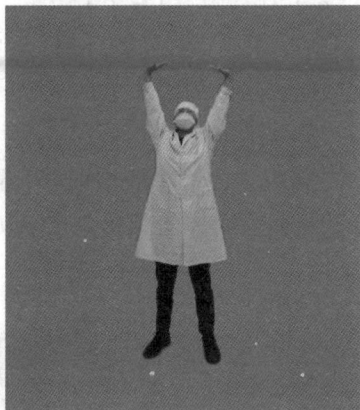

图 12-16　掌托天门式

口诀：掌托天门目上观，足尖着地立身端。力周腿胁浑如植，咬紧牙关不放宽。舌可生津将腭舐，鼻能调息觉心安。两拳缓缓收回处，用力还将挟重看。

接上式；逆呼吸，两掌分别上抬，至双臂成 U 字状时，双肘微弯，掌心朝上，尽力上托；同时咬齿，舌抵上腭，气布胸际。式定后约静止半分钟。（图 12-16）

4. 摘星换斗式

口诀：只手擎天掌覆头，更从掌内注双眸。鼻端吸气频调息，用力回收左右侔。

右式：接上式；逆呼吸单吸不呼，两脚后跟落地，全脚掌着地。左掌回收于背后，掌心朝下，尽力下按；同时扭项，目视右掌。式定后要气布胸际，深长鼻吸。

左式：左右手势互换，右掌下落于背后，掌心朝下，尽力下按，同时左掌自体后擎天而起，扭颈，目视左掌。式定后用逆呼吸单吸不呼，约静立半分钟。（图 12-17）

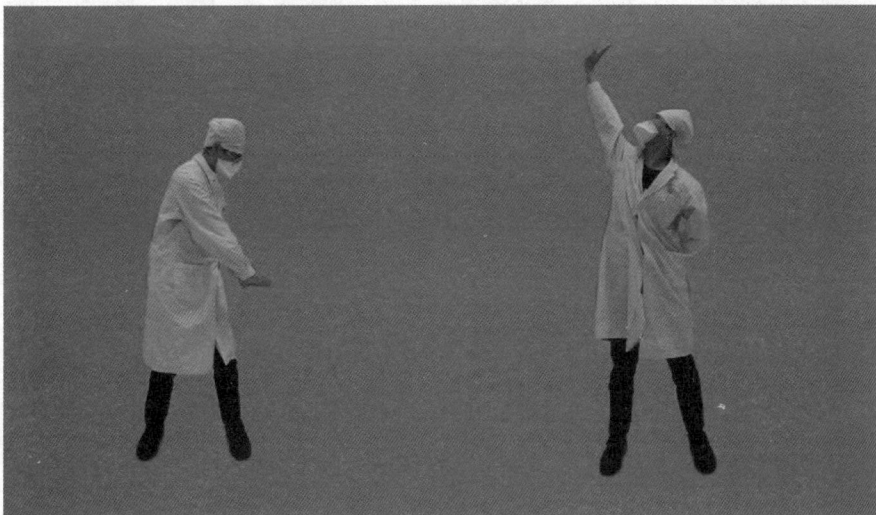

图 12-17　摘星换斗式

5. 倒拽九牛尾式

口诀：两腿后伸前屈，小腹运气放松；用力在于两膀，观拳须注双瞳。

右式：接上式；逆呼吸；右脚跨前一步，成右弓步，同时右掌从体后向体前变握拳，翻腕上抬，拳心朝上停于面前。左掌顺式变拳，拳心朝上停于体后，两肘皆微屈；力在双膀，目视右拳。式定后约静立半分钟。

左式：左右手腿势互换，左腿蹬力，身体随之前移，重心落于右腿，继左脚提起跨前一步，成左弓步，同时左拳从体后向体前翻抬，右拳从面前向体后翻落，成左式；式定后约静立半分钟。（图12-18）

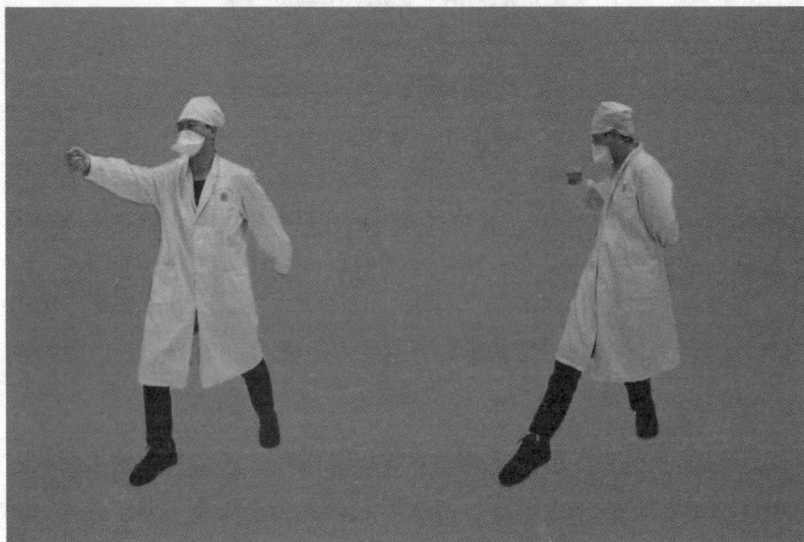

图 12-18　倒拽九牛尾式

6. 击爪亮翅式

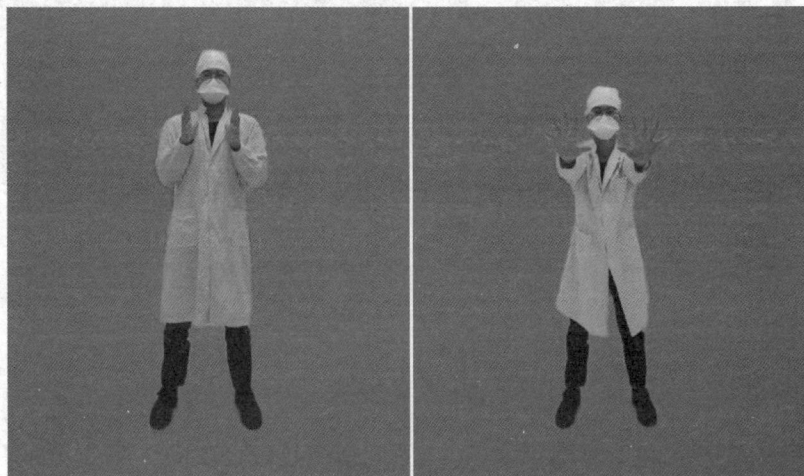

图 12-19　击爪亮翅式

口诀：挺身兼怒目，推手向当前；用力收回处，功须七次全。

接上式；逆呼吸，左腿蹬力，提左脚落于右脚内侧成立正姿势；同时双拳回收于腰际，拳心朝上，继而鼻吸气，挺身，怒目，双拳变立掌，向体前推出，掌心朝前，掌根尽力外挺；然鼻呼气，双掌再变握拳，从原路回收于腰际，拳心向上；再鼻吸气，双拳变五掌前推，如此反复七次；意在天门。（图 12-19）

7. 九鬼拔马刀式

口诀：侧首弯肱，抱顶及颈；自头收回，弗嫌力猛；左右相轮，身直气静。

右式：接上式；顺呼吸；右拳变掌从腰际外分上抬，至大臂与耳平行时，拔肩，屈肘，弯腰，扭项，右掌心朝内停于左面侧前，如抱头状；同时左拳变掌，回背于体后，尽力上抬。式定后约静立半分钟。

左式：左右手势互换，左臂伸直，左掌从体后向体侧上抬，同时右臂伸直，右掌顺势从头后经体侧下落，成左式，式定后约静立半分钟。（图 12-20）

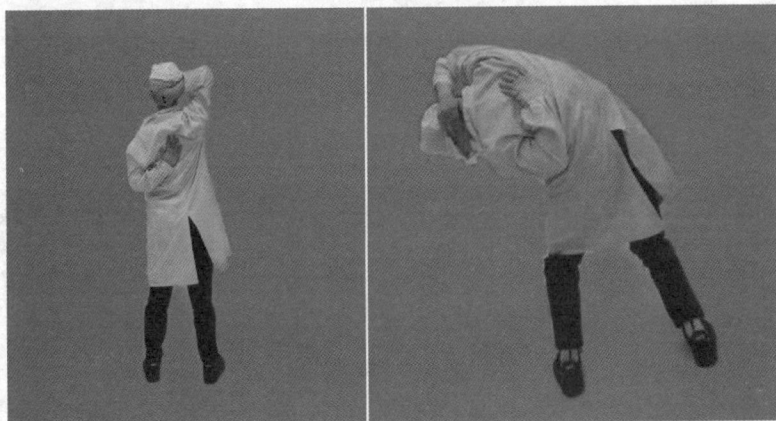

图 12-20　九鬼拔马刀式

8. 三盘落地式

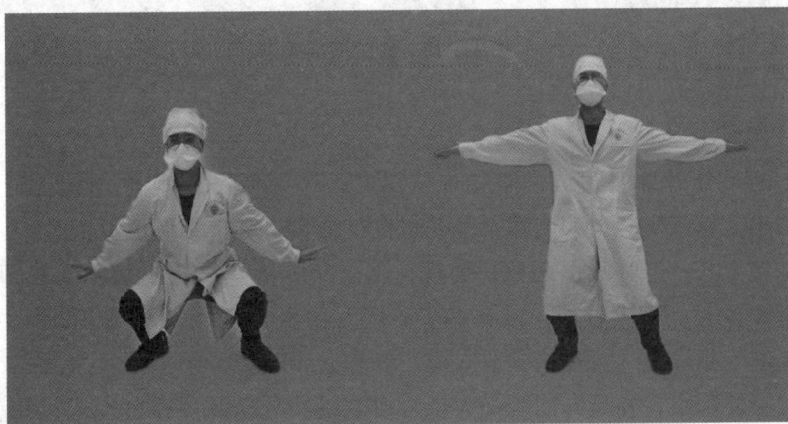

图 12-21　三盘落地式

口诀：上腭坚撑舌，张眸意注牙；足开蹲似踞，手按猛如拿；两掌翻齐起，千斤重有加；瞪目兼闭口，起立足无斜。

接上式；自然呼吸；左足外开成马步，同时左掌下落，右掌从体后往体前上抬，至两掌心朝上于胸前相遇时，继外分，双肘微屈，掌心朝下按力于双膝之前外侧。式定后舌抵上腭，瞪睛，注意牙齿，静蹲0.5~1分钟。然后双腿起立，两掌翻为掌心朝上，向上托抬如有重物；至高与胸平时，再翻为掌心朝下，变马步，再成式。凡三起三落，共蹲桩静立1.5~3分钟。（图12-21）

9. 青龙探爪式

口诀：青龙探爪，左从右出；修士效之，掌气平实；力周肩背，围收过膝；两目平注，息调心谧。

右式：接上式；顺呼吸；两目平视，左足回收于右足内侧，成立正姿势；鼻呼，左掌自胸前变拳，顺势回收于腰际，右掌自胸前变爪，五指微屈，力周肩背，向左侧伸探。

左式：左右手势互换，鼻吸，俯身，腰前屈，右爪从左至右经膝前围回；鼻呼，直身，变握拳停于腰际，同时左拳变爪，从腰际向体右伸探。右、左姿势反复做三遍。（图12-22）

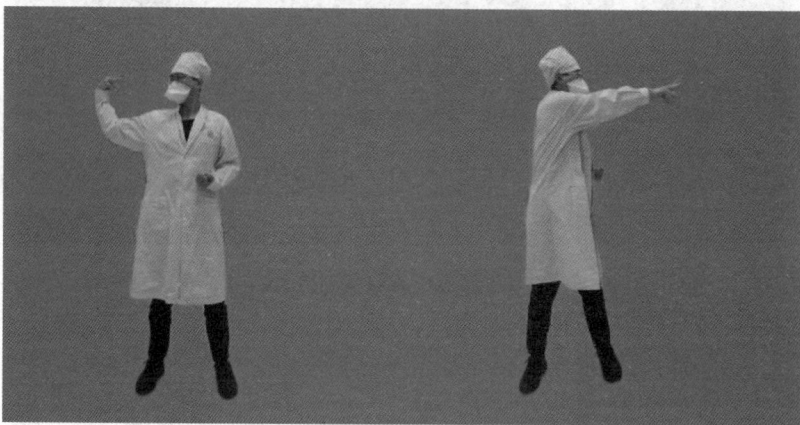

图12-22 青龙探爪式

10. 卧虎扑食式

口诀：两足分蹲身似倾，屈伸左右腿相更；昂头胸作探前势，偃背腰还似砥平；鼻息调元均出入，指尖拄地赖支撑；降龙伏虎神仙事，学得真形也卫生。

右式：接上式；逆呼吸；两目平前视，上式结式为双拳停于腰际。右脚向前迈一大步。左脚跟掀起，脚尖着地，成右弓步；同时俯身、拔脊、塌腰、昂头，两臂于体前垂直，两掌十指撑地，意在指尖。式定后约静立半分钟。

左式：身体起立，左足向前跨一大步，成左弓步，作卧虎扑食左式，凡动作相反，为左右互换，式定后约静立半分钟。（图12-23）

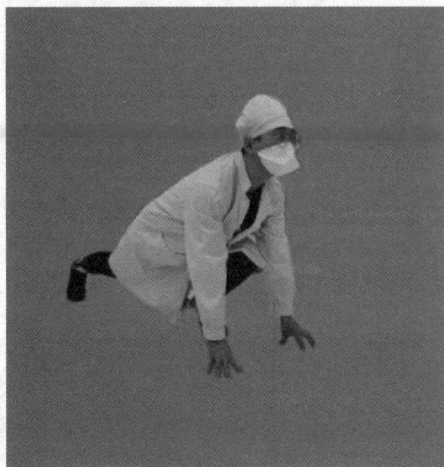

图 12-23 卧虎扑食式

11. 打躬式

口诀：两手齐持脑，垂腰至膝间；头惟探胯下，口更啮牙关；掩耳聪教塞，调元气自闲；舌尖还抵腭，力在肘双弯。

接上式，两脚开立，脚尖内扣。双手仰掌缓缓向左右而上，用力合抱头后部，手指弹敲小脑后片刻。配合呼吸做屈体动作；吸气时，身体挺直，目向前视，头如顶物；呼气时，直膝俯身弯腰，两手用力使头探于膝间作打躬状，勿使脚跟离地。根据体力反复 8~20 次。（图 12-24）

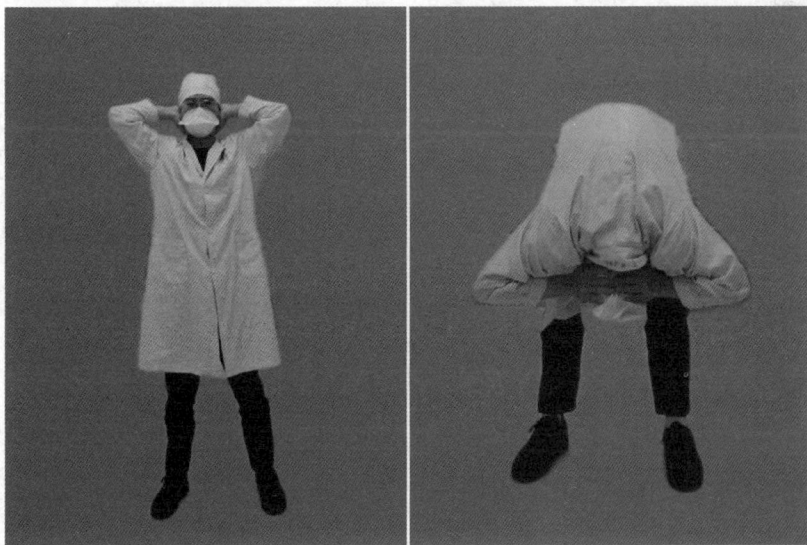

图 12-24 打躬式

12. 掉尾式

口诀：膝直膀伸，推手自地；瞪目昂头，凝神一志；起而顿足，二十一次；左右伸肱，以七为志；更作坐功，盘膝垂眦；口注于心，息调于鼻；定静乃起，厥功维备。

接上式，顺呼吸，挺膝，十趾尖着地，两手下落，微屈，两掌相附，手心拒地；同时瞪目视鼻准，昂头，塌腰垂脊，凝神益志，意存丹田。式定后脚跟落地，再掀起，三次后即伸膀挺肘一次；共脚跟顿地二十一次，伸膀七次；然后起立，成立正姿势。（图 12-25）

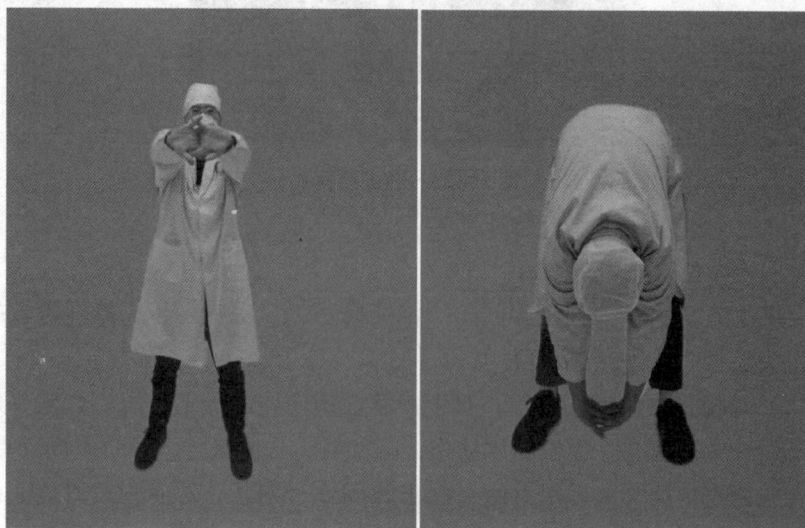

图 12-25　掉尾式

二、呼吸功能康复锻炼

出院后若患者存在气促、喘憋、排痰困难等症状，可采取无需辅助器械的训练，如体位管理、气道廓清技术、呼吸肌训练、呼吸康复操。

居家康复训练视频二维码

（一）体位管理

床上 60°坐位：膝下垫枕，髋膝微屈，背部有依靠，下身体前倾。（图 12-26）

坐位：躯干前倾 20°~45°，坐于桌前或床前，桌上或床上置两床叠好的棉被或 4 个枕头，患者两臂置于棉被或枕头下以固定肩带并放松肩带肌群。

立位：用手杖或扶车支撑，固定胸膛，从而放松。此体位可减少呼吸做功，患者出现呼吸困难时可采用。

体位变换及维持时间应以能耐受且舒适为宜。

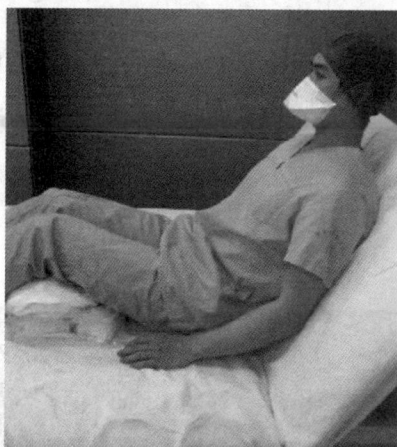

图 12-26　体位管理

（二）气道廓清技术

可采用体位引流、叩拍、呵气等方法帮助排痰。

自我咳嗽训练：上身略前倾，缓慢深呼吸，屏气收缩腹肌，腹壁内收张口，连咳 3 声。咳痰时使用密闭的塑料袋遮挡，若需要进行吸痰操作，可使用较大密闭塑料袋遮挡，防止造成病毒传播。

（三）呼吸肌训练

1. 缩唇呼吸

舒适放松体位，闭嘴经鼻吸气，缩唇（吹口哨样口型）缓慢呼气 4~5 秒，吸呼比 1：2，逐渐达到目标比值 1：5。（图 12-27）

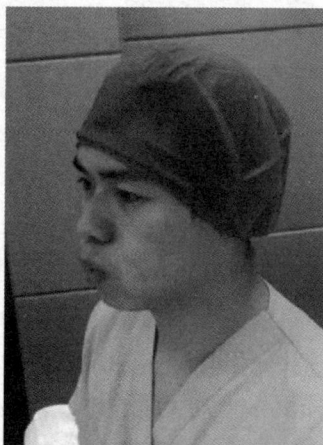

图 12-27　缩唇呼吸

2. 控制性深呼吸

有意识地控制呼吸的频率、深度和部位。进行慢而深的呼吸，在吸气末停顿 1~3 秒再次呼吸。尽量呼吸频率减慢，吸气容量增加，呼气时间延长。

3. 抗阻呼吸训练

卧位时在胸前放沙袋或其他重物，增加吸气时的阻力。利用家中方便的工具，如蜡烛、卫生纸等进行吹气练习。（图 12-28）

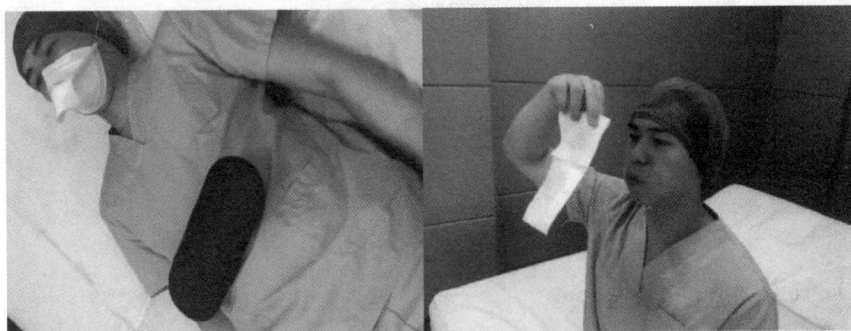

图 12-28 抗阻呼吸训练

（四）呼吸康复操

参考中国康复医学会呼吸康复专业委员会组织专家编写的《新型冠状病毒肺炎呼吸康复指导》的教学视频。这套视频分为轻症、重症两套版本，每套又根据运动量不同，分为站立位、坐位、卧位、上肢运动、下肢运动等，患者可以视自己的身体状况选择适合的版本。

《轻症新型冠状病毒肺炎呼吸康复指导》视频整套有卧位、坐位和立位三种体位，也称之为"三位一体呼吸操"，每个呼吸操大约 8~15 分钟，居家康复患者可以选择站立位进行锻炼。体力好的患者可以整套完成，体力弱的患者只选卧位即可。

三、躯体功能康复锻炼

（一）有氧运动

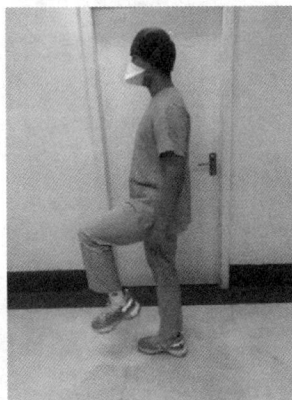

包括持续或间歇的原地踏步（图 12-29）、慢走、快走、慢跑、跳绳、室内外脚踏车等。根据患者心肺运动功能循序渐进地调整运动强度，3~5 次/周。时间以 10~30 分钟/次为主，前 3 分钟为热身阶段，最后 5 分钟为整理阶段。若采用间歇运动形式，计算累计的运动时间。居家进行有氧运动时，有适度的劳累感、适度的喘息、适度的发汗、适度的肌

图 12-29 原地踏步

肉痛是正常现象。如出现胸痛、重度的呼吸困难、强烈的疲劳感、头部眩晕、恶心则应停止运动。

（二）力量训练

运用渐进抗阻法训练法，可使用书本、矿泉水瓶、弹力带、哑铃等辅助。运动频率：每周 3~5 次，每次 15~30 分钟。循序渐进，持续进行。高强度比低强度产生更大的生理获益，故可在身体承受范围内适当高强度，也可用运动时的"呼吸困难程度"作为决定运动强度的替代指标。

1. 上肢力量训练

（1）双臂屈伸：抓住哑铃卷曲手臂至肩部，每侧手臂 6~10 次为一组，做 1~3 组。（图 12-30）

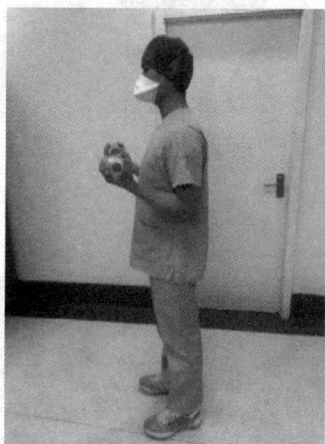

图 12-30 双臂屈伸

（2）压肩：坐位或立位，手握哑铃，上举到整个手臂伸直，6~10 次为一组，做 3 组。（图 12-31）

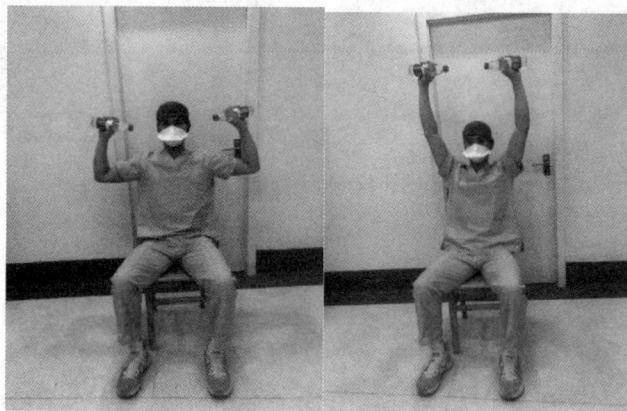

图 12-31 压肩

（3）推墙：站立位，倾斜向墙上靠，然后推离墙，6~10次为一组，做1~3组，保持脚部离墙的距离固定。（图12-32）

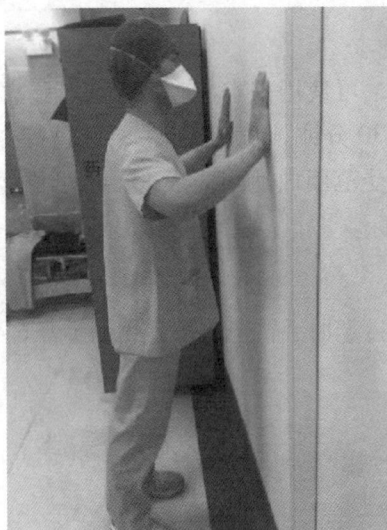

图 12-32　推墙

（4）卧推：卧位，向上推动哑铃至手臂伸展，6~10次为一组，做3组。（图12-33）

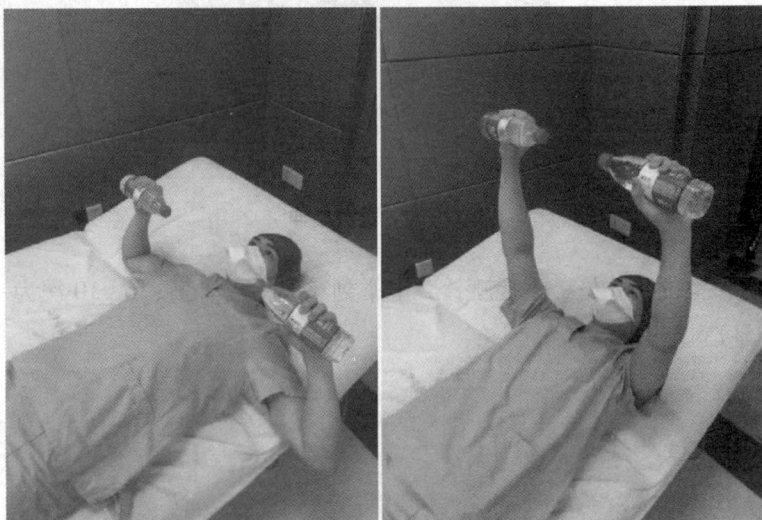

图 12-33　卧推

2. 下肢力量训练

（1）蹬腿训练：坐位，伸直双腿，直至膝盖平直，6~10次为一组，做3组。（图12-34）

（2）弹跳训练：双脚离地弹跳，6~10次为一组，做1~3组，可同时使用哑铃进行手部训练。（图12-35）

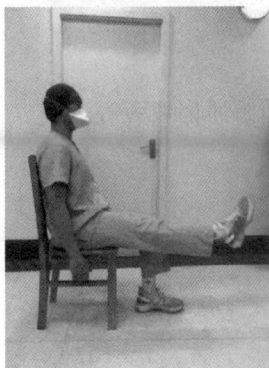

图 12-34 蹬腿训练

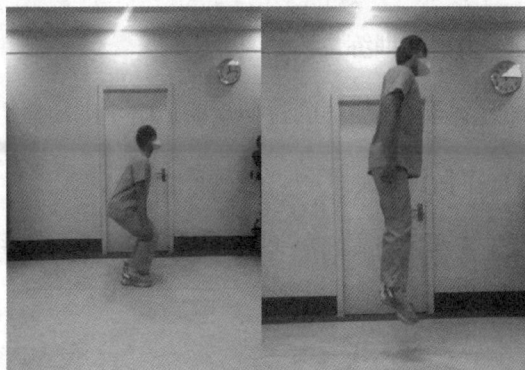

图 12-35 弹跳训练

（3）弓步：大步站立，双腿弯曲，直到大腿与地面平行，6~10 次为一组，做 3 组。（图 12-36）

（4）坐站练习：坐在椅子边缘，由坐至站，再坐下站起，6~10 次为一组，做 3 组，尽量不使用手臂。（图 12-37）

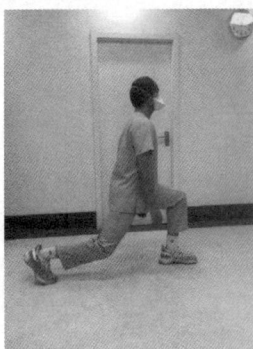

图 12-36 弓步

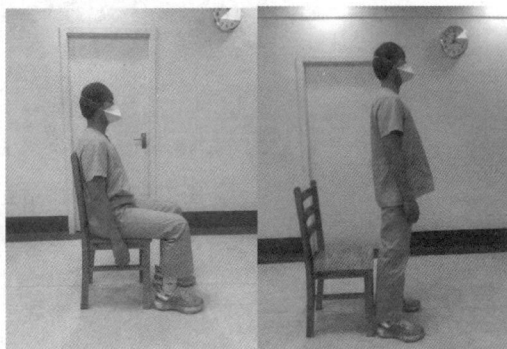

图 12-37 坐站练习

（5）下蹲训练：站立，双脚与肩同宽，下蹲，弯曲膝盖不超过 90°，6~10 次为一组，做 3 组，手部可使用哑铃或家中其他重物训练。（图 12-38）

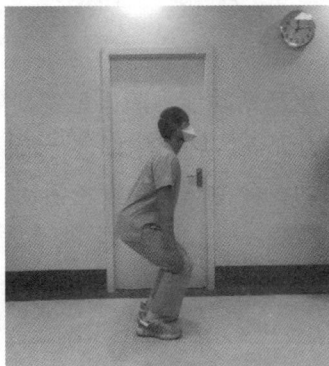

图 12-38 下蹲训练

（三）柔韧性训练

主要为全身主要肌群的拉伸运动，防止运动损伤，缓解肌肉疲劳等。

（四）平衡训练

合并平衡功能障碍的患者，可在家属看护下训练床上跪位、坐姿平衡及单脚站立等。（图12-39）

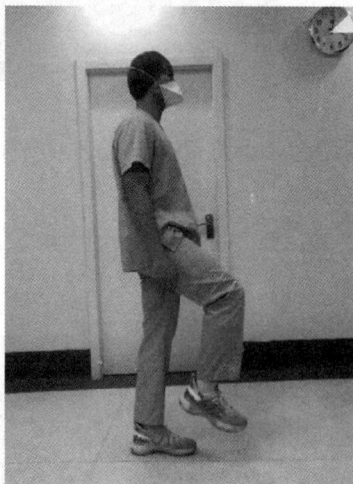

图12-39　单脚站立

四、氧疗

若患者气短、气促、乏力症状明显，短时间不能缓解，可以采用家庭氧疗，如借助家用制氧机或无创呼吸机。增加湿化功能的无创呼吸机耐受性更好，增加患者依从性，可以增大肺泡通气量，改善自主呼吸，降低呼吸功功耗，改善睡眠质量，提高生活质量。

五、ADL 干预

对于出院后2~4周，日常生活活动能力障碍患者，需在家属陪护下进行转移、修饰、如厕、洗澡等日常生活能力训练。后期建议进行较高级别的工具性日常生活能力训练，主要包括购物、外出活动、食物烹调、家务活动、洗衣服、服用药物、通信设备的使用、财务处理能力等内容。

六、心理重建

新冠肺炎患者除了忍受躯体方面的痛苦之外，可能会有不同程度的长期心理压力。

患者出院后应觉察并接纳自己的情绪反应，合理宣泄负面情绪，主动与外界建立连接，激发内在积极情绪。若出现不良心理状态恶化的情况，及时寻找并接受心理专业人员的心理咨询与治疗。

七、饮食调整

1. 每天摄入高蛋白类食物，包括鱼、肉、蛋、奶、豆类和坚果等，在平时的基础上加量，不吃野生动物。

2. 适当摄入维生素，每天吃新鲜蔬菜和水果。

3. 适量多饮水，每天不少于1500mL。

4. 保证充足营养，尽量使食品种类、来源及色彩丰富多样，不偏食、不节食，荤素搭配。

5. 根据食物属性和患者情况进行选择。有怕冷、胃凉等症状的患者，可以选择生姜、葱、芥菜、芫荽等辛温暖胃类食物；有咽干、口干、心烦等症状的患者，可以选择绿茶、豆豉、杨桃等清热养阴类食物；有咳嗽、咯痰等症状的患者，可以选择梨、百合、落花生、杏仁、白果、乌梅、小白菜、橘皮、紫苏等止咳平喘类食物；有食欲不振、腹胀等属于脾气虚弱表现的患者，可以选择山楂、山药、白扁豆、茯苓、葛根、莱菔子、砂仁等健脾消食类食物；有便秘等症状的患者，可以选择蜂蜜、香蕉、火麻仁等润肠通便类食物；有失眠等症状的患者，可以选择酸枣仁、柏子仁等安神助眠类食物。

第三节　禁忌证及注意事项

一、禁忌证

1. 如患者出现以下情况之一，不建议开展上述康复治疗。

（1）静态心率>100次/分。

（2）血压<90/60mmHg 或>140/90mmHg 或血压波动超过基线20mmHg，并伴有明显头晕、头痛等不适症状。

（3）指脉氧/动脉血氧饱和度≤95%。

（4）合并其他不适合运动的疾病。

2. 当患者在治疗过程中出现以下情况，应停止上述康复治疗，重新评估并及时调整治疗方案。

（1）出现明显疲劳，休息后不能缓解。

（2）出现胸闷、胸痛、呼吸困难、剧烈咳嗽、头晕、头痛、视物不清、心悸、大汗、站立不稳等。

（3）当存在肌肉骨骼系统的疼痛症状时，应咨询医生酌情调整运动处方，运动强度应循序渐进，避免出现过度劳累致使病情反复或加重。

二、注意事项

1. 当患者合并肺动脉高压、充血性心力衰竭、深静脉血栓、不稳定的骨折等疾病，则应与专科医生咨询相关注意事项后再开始呼吸康复治疗。

2. 高龄患者常伴有多种基础疾病，体质较差，对康复训练的耐受能力较差，康复治疗前应进行综合评估，康复训练应从小剂量开始，循序渐进，避免出现训练损伤及其他严重并发症。

3. 社区康复适用于轻型、普通型患者，重型、危重型患者可在指定的康复医疗机构、基层医疗卫生机构进行出院后康复。

4. 出院患者应居家隔离 14 天，密切关注是否有症状反复及核酸检测复阳情况，避免形成再次传染。

5. 日常生活应注意防护，避免交叉感染。勤洗手，戴口罩，养成良好的卫生习惯，尽量避免去人群密集的地方等。

参 考 文 献

［1］国家卫生健康委员会办公厅，国家中医药管理局办公室．新型冠状病毒肺炎诊疗方案（试行第七版）［EB/OL］．［2020-03-04］．http：//www.nhc.gov.cn/yzygj/s7653p/2020 03/46c9294a7dfe4cef80dc7f5912eb1989.shtml.

［2］国家卫生健康委办公厅．国家卫生健康委办公厅关于印发新冠肺炎出院患者康复方案（试行）的通知［EB/OL］．［2020-03-04］．http：//www.gov.cn/zhengce/zhengceku/2020-03/05/content_5487160.htm.

［3］国家卫生健康委员会办公厅．国家卫生健康委办公厅关于印发新型冠状病毒感染的肺炎防控方案（第三版）的通知［EB/OL］．［2020-01-28］．http：//www.gov.cn/zhengce/zhengceku/2020-01/29/content_5472893.htm.

［4］王刚．社区康复学［M］．2 版．北京：人民卫生出版社，2018：165-176.

［5］田伟，刘赓，张晓颖，等．新型冠状病毒肺炎中西医结合呼吸康复方案（草案）［J］．中国中医药信息杂志，2020，27（10）：1-7.

［6］中国康复医学会．关于印发 2019 新型冠状病毒肺炎呼吸康复指导意见（第一版）的通知［EB/OL］．［2020-02-03］．http：//www.carm.org.cn/Home/Article/detail/id/2524.html.

［7］刘晓丹，刘莉，陆云飞，等．新型冠状病毒肺炎患者功能恢复的中西医结合康复训练指导建议［J］．上海中医药杂志，2020，54（3）：1-5.

［8］ 国家中医药管理局办公室．关于印发新型冠状病毒肺炎恢复期中医康复指导建议（试行）的通知［EB/OL］．［2020-02-23］．http：//yzs. satcm. gov. cn/zhengcewenjian/2020-02-23/13319. html.

［9］ 李晓东，刘保延，王宜，等．关于《新型冠状病毒肺炎恢复期中医康复指导建议（试行）》的解读［J/OL］．中医杂志，http：//kns. cnki. net/kcms/detail/11. 2166. R. 20200304. 1714. 010. html.

［10］ 郭光昕，曹奔，朱清广，等．中医传统功法在新型冠状病毒肺炎防治中的应用探讨［J］．上海中医药杂志，2020，DOI：10. 16305/j. 1007-1334. 2020. 05. 09.

［11］ 国家卫生健康委员会．新型冠状病毒感染的肺炎防治营养膳食指导［EB/OL］．（2020-02-08）［2020-02-08］．http：//www. nhc. gov. cn/xcs/fkdt/202002/a69fd36d54514c5a9a3f456188cbc428. shtml.

［12］ 中国康复医学会呼吸康复专业委员会．重症上肢新型冠状病毒肺炎呼吸康复指导［EB/OL］．［2020-03-05］．http：//health. gmw. cn/2020-03-05/content_ 33621595. htm.

［13］ 达摩易筋经十二式图解．［DB/OL］．［2018-07-10］．https：//jingyan. baidu. com/article/20095761655216cb0721b4a9. html.

附录 相关评定量表

附录 1 Borg 呼吸困难评估量表

分级	评估呼吸困难严重程度
0 分	一点也不觉得呼吸困难或疲劳
0.5 分	非常非常轻微的呼吸困难或疲劳，几乎难以察觉
1 分	非常轻微的呼吸困难或疲劳
2 分	轻度的呼吸困难或疲劳
3 分	中度的呼吸困难或疲劳
4 分	略严重的呼吸困难或疲劳
5 分	严重的呼吸困难或疲劳
6~8 分	非常严重的呼吸困难或疲劳
9 分	非常非常严重的呼吸困难或疲劳
10 分	极度的呼吸困难或疲劳，达到极限

此量表一般配合 6 分钟步行试验应用，开始 6MWT 前让患者阅读量表并询问患者呼吸困难级别，运动后重新评估呼吸困难级别。

附录 2　6 分钟步行实验记录表

床号		姓名		住院号		日期	
性别		年龄		诊断			
实验前用药	有/无						
实验前用氧	有/无						
时间		实验前			实验后		
心率（次/分）							
血压（mmHg）							
血糖（mmol/L）							
SPO_2（%）							
呼吸困难							
中途停止	有/无						
其他不适	有/无		心绞痛			头晕	
折返次数			非整圈次数			总距离	
分析结果							

　　要求患者在平直走廊里尽可能快地行走，测定 6 分钟的步行距离，最小折返距离 ≥30 米。测量患者对提高氧气需求的生理反应。依 6 分钟步行距离划分为 4 个级别：1 级少于 300m，2 级为 300~374.9m，3 级为 375~449.5m，4 级超过 450m。试验结束后用 Borg 劳累分级（RPE）评价患者疲劳情况及不能走得更远的主要原因。

附录 3　改良医学研究学会呼吸困难量表（mMRC）

分级	评估呼吸困难严重程度
0 级	我仅在费力运动时出现呼吸困难
1 级	我平地快步走或步行爬小坡时出现气短
2 级	我由于气短，平地行走时比同龄人慢或者需要停下来休息
3 级	我在平地行走 100 米左右或者数分钟后需要停下来喘气
4 级	我因严重呼吸困难以至于不能离家，或在穿、脱衣服时出现呼吸困难

　　根据患者出现气短时的活动程度将呼吸困难情况分为 0~4 个等级，4 级表示患者在最轻微的活动时即出现呼吸困难。

附录4　2分钟踏步测试

实验设施	秒表、卷尺或一根 76cm 长的绳子、标记条、计数器
练习测试	测试当天，为每位受试者设定踏步膝关节应达到的最低高度，这一高度应该在膝盖至髂前上棘连线的中点。可以用卷尺测量，或是用一根绳子从膝盖拉至髂前上棘然后等分折叠，将标记条贴在绳子折叠点，在大腿上的对应点
实验方法	1. 可以让受试者站在墙边、门口或高背椅边，将大腿上的标记点转移至墙上或椅上对应的点。如果受试者足够高，也可把书叠放在小桌上作为标记； 2. 发信号开始测试的同时开始计时； 3. 用计数器记录在 2 分钟内膝盖达到指定高度的次数； 4. 当受试者不能达到指定高度时，要求其减慢速度或休息，直至能再次达到合适的高度，但在此期间继续计时打分。以 2 分钟内完成的达到要求的步数计分（如右膝关节达到指定高度的次数）

安全提示：

1. 有平衡障碍的受试者应该站在墙边、扶手或椅子之间，用于失去平衡时的支撑，同时需要仔细观察；

2. 监测测试者是否出现用力过度的信号；

3. 测试完成后要求受试者慢走几分钟作为放松；

4. 如果受试者在测试中有跺脚的动作，应鼓励他们放下时轻一些，以免损伤膝关节。

附录5 3分钟台阶测试

实验设施	台阶（男性用高度30cm；女性用高度25cm）
实验方法	1. 踏跳节奏为每分钟踏30次（上下），共3分钟，你可以让同伴用节拍器或声音提示你以帮助你保持适当的节奏。因此，你需要2秒钟上、下各踏一次（也就是说，把节拍器设置为每分钟60拍，每响一下踏一次）。在测试时你应左右腿轮换做，每次上下台阶后上体和双腿必须伸直，不能屈膝； 2. 测试后，你应立即坐下，同伴帮助你记录并测量运动后1分钟至1分30秒、2分钟至2分30秒、3分钟至3分30秒3个恢复期的心率； 3. 根据评定指数评价心肺功能适应情况，评定指数=登台阶运动持续时间（s）×100/2×（恢复期3次心率之和）

3分钟台阶测试的评定指数

适应能力等级	男	女
1分（差）	45.0~48.5	44.6~48.5
2分（较差）	48.6~53.5	48.6~53.2
3分（一般）	53.6~62.4	53.3~62.4
4分（较强）	62.5~70.8	62.5~70.2
5分（强）	>70.9	>70.3

注：1分或2分——心肺功能适应水平低于平均水平，属于差或较差；

4分——心肺功能适应水平就高于同性别、同年龄段人的平均水平，属于较强；

5分——心肺功能适应水平位于同年龄组前15%的人，属于强者。

附录6 30秒椅子站立实验

实验设施	一把标准坐高43cm的直背式椅子、秒表
实验方法	1. 让受试者坐在标准高43cm的直背式椅子上，椅子靠墙放，背部保持直立，脚平踩在地面上，手臂和手腕交叉并把在胸前； 2. 让受试者重复站立1~2次以熟悉实验方式； 3. 发信号开始实验的同时开始计时； 4. 受试者成一个完全的站立姿势然后坐下，触摸椅子座位，然后在30秒内尽可能多的重复上述动作； 5. 计数受试者的站立次数，对于每个计数的站立，受试者必须完成全部动作； 6. 在确保受试者保持良好动作时给予鼓励

附录 7　30 秒手臂屈曲实验

实验设施	标准的 43cm 高的直背式椅子一把、5 磅重的用于女性的手哑铃和 8 磅重的用于男性的手哑铃各一个、秒表
实验方法	1. 让受试者坐在椅子上，受试者背要挺直，脚应平放在地面上。手哑铃应由优势手握在握手位，肘应完全伸直，手臂应垂直于地面，掌心朝向身体内侧； 2. 测试者蹲于受试者优势手一侧，一只手放在受试者肱三头肌后面稳定其上臂防止肘向后移动，并用一根手指放在肘臂内防止手臂向前移动，同时可接触到前臂以确保完全的屈曲动作完成； a. 开始位置：检查者将手放在肘前和肘后以防止手臂变动； b. 受试者手臂向里屈曲完成收臂动作，终末位掌心朝上； 3. 让受试者完成 1~2 次练习以熟悉这项实验； 4. 实际试用以评估受试者动作； 5. 发出信号同时开始计时； 6. 受试者通过肘旋后及回到起始位置完成屈曲动作； 7. 受试者在 30 秒内尽可能多的完成屈曲动作； 8. 在确保受试者保持良好动作时给予鼓励

安全提示：有学者用举高最重物体实验来评估力量，但这受到争议，这些实验存在老人受伤的风险。

附录8　坐椅前伸实验

实验设施	标准的43cm高的直背式椅子一把、一把足够长的尺子（约45.7cm）
实验方法	1. 让受试者坐在椅子上，向前向下弯曲身体； 2. 给受试者示范标准的体位与动作； 3. 让受试者弯曲左腿并将左脚平放在地面上，右腿完全伸直以使膝盖伸直，脚后跟着地，踝关节弯曲成90°； 4. 让受试者两手臂伸直，优势手在上，手指向前向下伸直，沿着尺子向下滑动双手，尽可能抬头，挺胸； 5. 让受试者必须通过指尖向前伸，并努力通过脚尖； 6. 提醒受试者在实验过程中要保持呼吸顺畅，缓慢地移动手指，不要突然一下达到最大伸展； 7. 在实验过程中，膝盖一定要伸直，如果膝盖弯曲了，应让受试者重新实验； 8. 手指前伸达到最大至少要保持2秒以上才算一次前伸有意义； 9. 受试者需进行两次预实验之后再进行两次正式的实验； 10. 换左腿再重复上述实验； 11. 记录下中指到脚尖的距离：如果前伸不能通过脚尖，得到的距离是一个负数；如果能够通过脚尖，得到的距离是一个正数，两次测量取最好的成绩

附录9　抓背实验

实验设施	标尺一把
实验方法	1. 在受试者开始实验前给受试者做示范； 2. 受试者站立，后背挺直； 3. 让受试者将右手绕过右肩放在背部，掌面朝向背部。再让受试者将左手放在下背部，掌面背离背部； 4. 让受试者双手应该尽可能的沿着脊柱向两个方向伸展，并试图使双手的手指能够接触或者超过彼此； 5. 这个动作必须保持2秒以上才算一次有意义的伸展； 6. 受试者需进行两次预实验之后再进行两次正式的实验； 7. 换左侧并交换手的位置重复上述实验； 8. 用标尺记录下中指指尖之间的距离，如果双手的手指不能接触记做负数，当手指超过了彼此记作正数；两次测试取最好的成绩

附录 10　改良转体实验

实验设施	米尺、胶带或者其他类型的标记物
实验方法	1. 在实验开始前给受试者示范标准的位置和形式； 2. 开始实验时，让受试者站立，肩膀垂直于墙面，受试者应该垂直于用胶带做的直线站立，脚尖刚刚触到直线，在受试者肩膀高度水平的放置一把标尺，受试者的脚尖应该与米尺的30cm尺位在一条重力线上； 3. 让受试者向后旋转身体，并尽可能沿着标尺向前伸展； 4. 通过测量受试者中指关节沿着尺子所能伸到的距离来评估其表现，这个距离是相对于米尺30cm位置的相对距离；例如，受试者中指关节到达的位置是58.4cm，那么这次伸展就是58.4cm减去30cm，等于28.4cm； 5. 受试者应该进行三次实验，取最好的结果

附录 11 单腿直立平衡实验

单腿直立平衡实验起源于 1965 年，目前已经成为临床常用测试平衡能力的方法。这种方法既是测试姿势稳定性的一种实验方法，又是临床上预防跌倒的一种训练方法。这个实验分为睁眼和闭眼两种方式，其中闭眼法明显难于睁眼法。

实验设施	秒表，一面带有参考表示的墙，以供受试者做视觉上的参考
实验方法	1. 让受试者在距离墙面或其他可以用作视线参考的参考物三步（1m）的位置站立，双脚并拢，双臂自然下垂于身体两侧； 2. 在开始实验前应给受试者做示范； 3. 让受试者一只腿屈膝，使脚抬离地面 15~20cm，双腿略分开，不能相碰，并保持双手自然下垂于身体两侧； 4. 当受试者完成这个单腿站立动作后立即用秒表开始计时； 5. 受试者应该在尽可能长的时间内单腿站立，眼睛注视参考标示，并保持站立的下肢与地面垂直，双臂下垂于身体两例，抬起的脚保持在一个位置；在收集数据前允许受试者进行两次预实验； 6. 当受试者双臂偏离身体两侧，或站立的下肢偏离原来的位置，或抬起的下肢接触到地面时应立即停止实验； 7. 如果受试者单腿直立的时间超过 60 秒，可以认为其平衡功能较好，则让受试者在闭眼的情况下重复实验

附录12　功能性前伸实验

　　功能性前伸实验用于评估老年人群的平衡能力，它已经被证实是一种非常有效的方法。这个实验做起来很简单，当受试者保持一个稳定的能够支撑身体的姿势时手臂尽量前伸所能达到的距离作为测量值。这种方法的测量结果与经典的压力传感器测量出来的结果高度相关（$r = 0.83$），而且可以敏感地检测出与年龄有关的平衡能力的变化。

实验设施	1. 一个100cm的标尺； 2. 用胶带将标尺粘在墙上； 3. 一个助手
实验方法	1. 让受试者脱去鞋子和袜子，放松站立，右肩垂直于墙面； 2. 实验开始前给受试者示范标准的动作； 3. 在受试者右肩峰的水平位将标尺平行于地面粘在墙面上； 4. 其中一个测试者应该站在受试者前面易于读到刻度的位置，另一个测试者站在后面以观察受试者的脚后跟是否离开地面，以及受试者指关节沿着标尺向前移动的情况； 5. 让受试者将右上肢水平前伸（与肩关节的角度接近90°），右手握拳，使中指关节朝前，以便测量原始值）； 6. 让受试者在保持平衡的前提身体尽可能的前倾； 7. 对于完成这项实验没有特别的要求，当受试者的双脚抬离地面时立即停止实验； 8. 在正式开始实验前让受试者进行两次预实验，以便熟悉实验环节，在正式实验时再评估受试者的平衡能力； 9. 功能性前伸实验的结果是所能达到的最大距离减去原始测量值； 10. 需进行两次实验，取最好的成绩

附录 13 2.4m 起身行走实验

2.4m 起身行走实验，也称起身行走实验，对于肌力和肌肉适应性的测试是文献记载中一种最常见且可靠的实验方法。

实验设施	1. 一把标准座椅，靠背直立，座椅面距离地面43cm； 2. 一个圆锥形状标志物； 3. 一块秒表
实验方法	1. 把椅子靠在墙上，在距离椅子座位前缘2.4m的位置放置一个标示点； 2. 让受试者坐在椅子上，双手放在大腿上，后背靠在椅子的靠背上，一脚稍前，躯干略微前倾； 3. 给受试者示范，要求始终保证至少一只脚是踩在地面上的（即必须是走，而不是跑）； 4. 在按下秒表的同时发出开始信号； 5. 起始信号一发出，受试者立即从椅子上起身（可以借助手臂的力量），绕标示点行走，再回到椅子上，坐回到原来的位置； 6. 让受试者进行一次预实验，再进行两次正式实验，取两次实验的最优成绩作为实验结果

附录 14　Barthel 指数评定表

项目	评分标准	月　　日
1. 大便	0＝失禁或昏迷 5＝偶尔失禁每周＜1 次 10＝能控制	
2. 小便	0＝失禁或昏迷或需由他人导尿 5＝偶尔失禁每 24 小时＜1 次，每周＞1 次 10＝能控制	
3. 修饰	0＝需帮助 5＝独立洗脸、梳头、刷牙、剃须	
4. 用厕	0＝依赖别人 5＝需部分帮助 10＝自理	
5. 吃饭	0＝依赖别人 5＝需部分帮助夹饭、盛饭、切面包 10＝全面自理	
6. 转移 床←→椅	0＝完全依赖别人，不能坐 5＝需大量帮助 2 人，能坐 10＝需少量帮助 1 人或指导 15＝自理	
7. 活动步行 在病房及其周围，不包括走远路	0＝不能动 5＝在轮椅上独立行动 10＝需 1 人帮助步行体力或语言指导 15＝独立步行可用辅助器	
8. 穿衣	0＝依赖 5＝需一半帮助 10＝自理系/开纽扣、关/开拉锁和穿鞋	
9. 上楼梯上下一段楼梯，用手杖也算独立	0＝不能 5＝需帮助体力或语言指导 10＝自理	
10. 洗澡	0＝依赖 5＝自理	

ADL 能力缺陷程度： 0~20 分为极严重功能缺陷； 25~45 分为严重功能缺陷； 50~70 分为中度功能缺陷； 75~90 分为轻度功能缺陷； 100 分自理	ADL 自理程度： 0~35 分为基本完全辅助； 35~80 分为轮椅生活部分辅助； 80 分为轮椅自理水平； 80~100 分为 ADL 大部分自理； 100 分为 ADL 完全自理

附录15 抑郁自评量表（SDS）

填表注意事项：请仔细阅读每一条，把题目的意思看明白，然后按照自己最近一周以来的实际情况，在适当的方格里画一个√。

	偶尔 A	有时 B	经常 C	持续 D
1. 我觉得闷闷不乐，情绪低沉				
2. 我觉得一天之中早晨最好				
3. 我一阵阵地哭出来或是想哭				
4. 我晚上睡眠不好				
5. 我的胃口跟以前一样				
6. 我跟异性交往时像以前一样开心				
7. 我发现自己体重下降				
8. 我有便秘的烦恼				
9. 我的心跳比平时快				
10. 我无缘无故感到疲劳				
11. 我的头脑像往常一样清楚				
12. 我觉得经常做的事情并没有困难				
13. 我感到不安，心情难以平静				
14. 我对未来抱有希望				
15. 我比以前更容易生气激动				
16. 我觉得决定什么事很容易				
17. 我觉得自己是个有用的人，有人需要我				
18. 我的生活过得很有意思				
19. 假如我死了别人会过得更好				
20. 平常感兴趣的事情我照样感兴趣				

评分方法：SDS采用4级评分，主要评定症状出现的频度，其标准为：偶尔为少于每周一次，有时为一周1~2次，经常为一周3~4次，持续为几乎每天出现。

计分：正向计分题A、B、C、D按1、2、3、4分计；反向计分题按4、3、2、1计分。

反向计分题号：2、5、6、11、12、14、16、17、18、20。

总分乘以1.25取整数，即得标准分。

按照中国常模，SDS标准分的分界值为53分，其中53~62分为轻度抑郁，63~72分为中度抑郁，72分以上为重度抑郁，低于53分属正常群体。

附录 16　焦虑自评量表（SAS）

填表注意事项：下面有 20 条文字，请仔细阅读每一条，把意思弄明白，然后根据您最近一周的实际感觉，在 1~4 中圈出最适合自己的情况的数字。目前主要的情绪和躯体症状的自评请根据自觉症状的程度选择。

评定项目	很少有	有时有	大部分时间有	绝大多数时间有
1. 我觉得比平常容易紧张或着急	1	2	3	4
2. 我无缘无故地感到害怕	1	2	3	4
3. 我容易心里烦乱或觉得惊恐	1	2	3	4
4. 我觉得我可能将要发疯	1	2	3	4
＊5. 我觉得一切都很好，也不会发生什么不幸	4	3	2	1
6. 我手脚发抖打颤	1	2	3	4
7. 我因头痛、颈痛和背痛而苦恼	1	2	3	4
8. 我感觉容易衰弱和疲乏	1	2	3	4
＊9. 我觉得心平气和，并且容易安静坐着	4	3	2	1
10. 我觉得心跳得很快	1	2	3	4
11. 我因为一阵阵头晕而苦恼	1	2	3	4
12. 我有晕倒发作，或觉得要晕倒似的	1	2	3	4
＊13. 我呼气吸气都感到很容易	4	3	2	1
14. 我手脚麻木和刺痛	1	2	3	4
15. 我因为胃痛和消化不良而苦恼	1	2	3	4
16. 我常常要小便	1	2	3	4
＊17. 我的手脚常常是干燥温暖的	4	3	2	1
18. 我脸红发热	1	2	3	4
＊19. 我容易入睡并且一夜睡得很好	4	3	2	1
20. 我做恶梦	1	2	3	4

评分方法：SAS 采用 4 级评分，主要评定症状出现的频度，其标准为："1"表示没有或很少时间有；"2"表示有时有；"3"表示大部分时间有；"4"表示绝大部分或全部时间都有。20 个条目中有 15 项是用负性词陈述的，按上述 1~4 顺序评分。其余 5 项（第 5，9，13，17，19）注＊号者，是用正性词陈述的，按 4~1 顺序反向计分。

分析指标：SAS 的主要统计指标为总分。将 20 个项目的各个得分相加，即得粗分；用粗分乘以 1.25 以后取整数部分，就得到标准分，或者可以查表作相同的转换。

结果解释：按照中国常模结果，SAS 标准分的分界值为 50 分，其中 50~59 分为轻度焦虑，60~69 分为中度焦虑，70 分以上为重度焦虑。

附录 17　汉密尔顿抑郁量表（HAMD-17）

条目	评分标准	评分
1. 抑郁情绪	0＝无症状； 1＝只有在问到时才叙述； 2＝在谈话中自发地表达； 3＝不用语言也可以从表情、姿势、声音或欲哭中流露出这种情绪； 4＝患者的言语和非言语表达（表情、动作）几乎完全表现为这种情绪	
2. 有罪感	0＝无症状； 1＝责备自己，感到自己已连累他人； 2＝认为自己犯了罪，或反复思考以往的过失或错误； 3＝认为目前的疾病是对自己错误的惩罚，或有罪恶妄想； 4＝罪恶妄想伴有指责或威胁性幻觉	
3. 自杀	0＝无症状； 1＝觉得活着没有意义； 2＝希望自己已经死去，或常想到与死有关的事； 3＝消极观念（自杀念头）； 4＝有严重自杀行为	
4. 入睡困难	0＝无症状； 1＝主诉有入睡困难，即上床后半小时仍不能入睡； 2＝主诉每晚均有入睡困难	
5. 睡眠不深	0＝无症状； 1＝睡眠浅，多噩梦； 2＝半夜（晚 12 点以前）曾醒来（不包括上厕所）	
6. 早醒	0＝无症状； 1＝有早醒，比平时早醒 1 小时，但能重新入睡； 2＝早醒后无法重新入睡	
7. 工作和兴趣	0＝无症状； 1＝提问时才叙述； 2＝自发地直接或间接表达对活动、工作或学习失去兴趣，如感到无精打采、犹豫不决、不能坚持或需强迫才能工作或活动； 3＝活动时间减少或效率降低，住院患者每天参加病室劳动或娱乐不满 3 小时； 4＝因目前的疾病而停止工作，住院者不参加任何活动或者没有他人帮助便不能完成病室日常事务	
8. 迟滞（指思维和言语缓慢，注意力难以集中，主动性减退）	0＝无症状； 1＝精神检查中发现轻度迟滞； 2＝精神检查中发现明显迟缓； 3＝精神检查进行困难； 4＝完全不能回答问题（木僵）	

条目	评分标准	评分
9. 激越	0=无症状； 1=检查时表现得有些心神不定； 2=明显的心神不定或小动作多； 3=不能静坐，检查中曾起立； 4=搓手、咬手指、扯头发、咬嘴唇	
10. 精神性焦虑	0=无症状； 1=问及时叙述； 2=自发地表达； 3=表情和言语流露出明显焦虑； 4=明显惊恐	
11. 躯体性焦虑（指焦虑的生理症状，包括口干、腹胀、腹泻、打嗝、腹绞痛、心悸、头痛、过度换气和叹息，以及尿频和出汗等）	0=无症状； 1=轻度； 2=中度，有肯定的上述症状； 3=重度，上述症状严重，影响生活，需加处理； 4=严重影响生活和活动	
12. 胃肠道症状	0=无症状； 1=食欲减退，但不需要他人鼓励便自行进食； 2=进食需他人催促或请求和需要应用泻药或助消化药	
13. 全身症状	0=无症状； 1=四肢、背部或颈部沉重感，背痛、头痛、肌肉疼痛，全身乏力或疲倦； 2=症状明显	
14. 性症状（指性欲减退，月经紊乱等）	0=无症状； 1=轻度； 2=重度； 3=不能肯定，或该项对被评者不适合（不计入总分）	
15. 疑病	0=无症状； 1=对身体过分关注； 2=反复考虑健康问题； 3=有疑病妄想； 4=伴幻觉的疑病妄想	
16. 体重减轻	0=体重记录表明，1星期内减轻不到 0.5kg； 1=体重记录表明 1 星期内减轻 0.5kg 以上； 2=体重记录表明 1 星期内减轻 1kg 以上	
17. 自知力	0=知道自己有病，表现为抑郁； 1=知道自己有病，但归咎于伙食太差、环境问题、工作过忙、病毒感染、需要休息等； 2=完全否认有病	

评分标准：总分超过 24 分，可能为重度抑郁症；18~24 分，可能有中度抑郁症；8~17 分，可能有轻度抑郁症；如小于 8 分，正常。

附录18 汉密尔顿焦虑量表（HAMA）

项目	内容	选出最适合患者情况的分数					得分
（1）焦虑心境	担心、担忧，感到有最坏的事情将要发生，容易激惹	0	1	2	3	4	
（2）紧张	紧张感、易疲劳、不能放松、情绪反应、易哭、颤抖、感到不安	0	1	2	3	4	
（3）害怕	害怕黑暗、陌生人、独处、动物、乘车或旅行及人多的场合	0	1	2	3	4	
（4）失眠	难以入睡、易醒、睡得不深、多梦、梦魇、夜惊、醒后感到疲倦	0	1	2	3	4	
（5）认知功能	或称记忆、注意障碍。注意力不能集中，记忆力差	0	1	2	3	4	
（6）抑郁心境	丧失兴趣、对以往爱好的事务缺乏快感、抑郁、早醒、昼重夜轻	0	1	2	3	4	
（7）躯体性焦虑肌肉系统症状	肌肉酸痛、活动不灵活、肌肉抽动、肢体抽动、牙齿打战、声音发抖	0	1	2	3	4	
（8）躯体性焦虑感觉系统症状	视物模糊、发冷发热、软弱无力感、浑身刺痛	0	1	2	3	4	
（9）心血管系统症状	心动过速、心悸、胸痛、血管跳动感、昏倒感、心搏脱漏	0	1	2	3	4	
（10）呼吸系统症状	胸闷、窒息感、叹息、呼吸困难	0	1	2	3	4	
（11）胃肠道症状	吞咽困难、嗳气、消化不良（进食后腹痛、胃部烧灼痛、腹胀、恶心、胃部饱胀感）、肠动感、肠鸣、腹泻、体重减轻、便秘	0	1	2	3	4	
（12）生殖泌尿系统症状	尿意频繁、尿急、停经、性冷淡、过早射精、早泄、阳痿	0	1	2	3	4	
（13）自主神经系统症状	口干、潮红、苍白、易出汗、易起"鸡皮疙瘩"、紧张性头痛、毛发竖起	0	1	2	3	4	
（14）会谈时行为表现	①一般表现：紧张、不能松弛、忐忑不安、咬手指、紧握拳、摸弄手帕、面肌抽动、不停顿足、手发抖、皱眉、表情僵硬、肌张力高、叹息样呼吸、面色苍白；②生理表现：吞咽、打嗝、安静时心率快、呼吸快（20次/分以上）、腱反射亢进、震颤、瞳孔扩大、眼睑跳动、易出汗、眼球突出	0	1	2	3	4	
总分							

注：0—无症状；1—轻微；2—中等；3—较重；4—严重

总分超过29分，可能为严重焦虑；超过21分，肯定有明显焦虑；超过14分，肯定有焦虑；超过7分，没有焦虑症状。其中，躯体性焦虑：7~13项；精神性焦虑：1~6项和14项。

附录 19　广泛性焦虑量表（GAD-7）

序号	项目	完全没有（0）	有几天（1）	一半以上时间（2）	几乎每天（3）
	在最近两周里，你有多少时间受到以下问题的困扰				
1	感觉紧张、焦虑或急切				
2	不能停止或控制担忧				
3	对各种各样的事情担忧过多				
4	很难放松下来				
5	由于不安而无法静坐				
6	变得容易烦恼或急躁				
7	感到害怕，似乎将有可怕的事情发生				
	总分				

评分规则：每个条目 0~3 分，总分是 7 个条目分值相加，总分值范围 0~21 分

0~4 分　　　　没有 GAD　　　　5~9 分　　　　轻度 GAD

10~14 分　　　中度 GAD　　　　15~21 分　　　重度 GAD

附录20 社会再适应评定量表（成年人）

序号	生活事件	生活变化单位
1	配偶死亡	100
2	离婚	73
3	分居	65
4	监禁	63
5	亲密的家庭成员死亡	63
6	自己受伤或生病	53
7	结婚	50
8	被解雇	47
9	与配偶重修旧好	45
10	退休	45
11	家庭成员健康状况改变	44
12	怀孕	40
13	性生活障碍	39
14	家庭增加新成员	39
15	职务重新调整	39
16	收支状况的改变	38
17	亲密朋友死亡	37
18	改行	36
19	与配偶争吵次数改变	35
20	大额抵押贷款	32
21	丧失抵押品赎回权或借出的贵重财物不能收回	30
22	工作职责变化	29
23	子女离开家庭	29
24	姻亲间纠纷	29
25	突出的个人成就	28
26	配偶开始或停止工作	26
27	学业的开始或结束	26
28	生活条件的改变	25
29	个人习惯的修正	24
30	和上司相处不好	23
31	工作时间或工作条件的改变	20
32	搬家	20
33	转校	20
34	消遣娱乐方式的改变	19

序号	生活事件	生活变化单位
35	教堂活动的改变	19
36	社交活动的改变	18
37	小额抵押贷款或者借出	17
38	睡眠习惯的改变	16
39	家庭团聚次数的改变	15
40	饮食习惯的改变	15
41	度假	13
42	过圣诞节	12
43	轻微犯法	11

评分标准：

0～149 分＝没有重大问题；

150～199 分＝轻微的健康风险（1/3 的可能性患病）；

200～299 分＝中度的健康风险（1/2 的可能性患病）；

300 分以上＝严重的健康风险（80％的可能性患病）。

附录 21 社会再适应评定量表（未成年人）

序号	生活事件	生活变化单位
1	父亲或者母亲去世	100
2	意外怀孕或者流产	100
3	结婚	95
4	父母离异	90
5	产生看得见的畸形	80
6	成为孩子的父亲	70
7	父亲或者母亲被判入狱 1 年以上	70
8	父母分居	69
9	有兄弟姐妹去世	68
10	被同龄人接纳程度的变化	67
11	有姐妹意外怀孕	64
12	发现自己是养子（女）	63
13	父亲或者母亲与继母（父）结婚	63
14	亲密朋友死亡	63
15	有看得见的先天性畸形	62
16	得过需要住院治疗的重病	58
17	在学校考试不及格	56
18	未参加过课外活动	55
19	父亲或者母亲住院	55
20	父亲或者母亲被判入狱 30 天以上	53
21	与男朋友（女朋友）断交	53
22	开始谈恋爱	51
23	辍学	50
24	开始吸毒或者饮酒	50
25	弟弟或者妹妹出生	50
26	与父母争吵的次数增加	47
27	父亲或者母亲失业	46
28	出色的个人成就	46
29	父母收支状况变化	45
30	进入大学学习	43
31	高中阶段学习	42
32	有兄弟姐妹住院	41
33	父亲或者母亲不在家的时间增加	38
34	有兄弟姐妹离开家庭	37

序号	生活事件	生活变化单位
35	家庭增加了父母以外的成年人	34
36	成为教会的全权会员	31
37	父母间争吵减少	27
38	与父母的争吵减少	26
39	母亲或者父亲开始工作	26

评分标准：

0~149 分 = 没有重大问题；

150~199 分 = 轻微的健康风险（1/3 的可能性患病）；

200~299 分 = 中度的健康风险（1/2 的可能性患病）；

300 分以上 = 严重的健康风险（80% 的可能性患病）。

附录22　心理健康自评问卷（SRQ）

（1）所有20个条目的评分都为"0"或"1"；

（2）"1"表示在过去一个月存在症状；

（3）"0"表示症状不存在；

（4）最高总分为20，界值为7或8；

（5）阳性表明被试有情感痛苦，需要精神卫生帮助。

问卷内容	是	否
1. 您是否经常头痛？	1	0
2. 您是否食欲差？	1	0
3. 您是否睡眠差？	1	0
4. 您是否易受惊吓？	1	0
5. 您是否手抖？	1	0
6. 您是否感觉不安、紧张或担忧？	1	0
7. 您是否消化不良？	1	0
8. 您是否思维不清晰？	1	0
9. 您是否感觉不快？	1	0
10. 您是否比原来哭得多？	1	0
11. 您是否发现很难从日常活动中得到乐趣？	1	0
12. 您是否发现自己很难做决定？	1	0
13. 日常工作是否令您感到痛苦？	1	0
14. 您在生活中是否不能起到应起的作用？	1	0
15. 您是否丧失了对事物的兴趣？	1	0
16. 您是否感到自己是个无价值的人？	1	0
17. 您头脑中是否出现过结束自己生命的想法？	1	0
18. 您是否什么时候都感到累？	1	0
19. 您是否感到胃部不适？	1	0
20. 您是否容易疲劳？	1	0

附录 23　匹兹堡睡眠质量指数（PSQI）

下面一些问题是关于您最近 1 个月的睡眠情况，请选择回填写最符合您近 1 个月实际情况的答案。请回答下列问题：

1. 近 1 个月，晚上上床睡觉通常（　　）点钟		
2. 近 1 个月，从上床到入睡通常需要（　　）分钟		
3. 近 1 个月，通常早上（　　）点起床		
4. 近 1 个月，每夜通常实际睡眠（　　）小时（不等于卧床时间）		
5. 近 1 个月，因下列情况影响睡眠而烦恼	a. 入睡困难（30 分钟内不能入睡） （1）无　　（2）<1 次/周　　（3）1~2 次/周　　（4）≥3 次/周	
	b. 夜间易醒或早醒 （1）无　　（2）<1 次/周　　（3）1~2 次/周　　（4）≥3 次/周	
	c. 夜间去厕所 （1）无　　（2）<1 次/周　　（3）1~2 次/周　　（4）≥3 次/周	
	d. 呼吸不畅 （1）无　　（2）<1 次/周　　（3）1~2 次/周　　（4）≥3 次/周	
	e. 咳嗽或鼾声高 （1）无　　（2）<1 次/周　　（3）1~2 次/周　　（4）≥3 次/周	
	f. 感觉冷 （1）无　　（2）<1 次/周　　（3）1~2 次/周　　（4）≥3 次/周	
	g. 感觉热 （1）无　　（2）<1 次/周　　（3）1~2 次/周　　（4）≥3 次/周	
	h. 做噩梦 （1）无　　（2）<1 次/周　　（3）1~2 次/周　　（4）≥3 次/周	
	i. 疼痛不适 （1）无　　（2）<1 次/周　　（3）1~2 次/周　　（4）≥3 次/周	
	j. 其他影响睡眠的事情 （1）无　　（2）<1 次/周　　（3）1~2 次/周　　（4）≥3 次/周	
	如有请说明：	
6. 近 1 个月，总的来说，您认为自己的睡眠质量 （1）很好　　（2）较好　　（3）较差　　（4）很差		
7. 近 1 个月，您用药物催眠的情况 （1）无　　（2）<1 次/周　　（3）1~2 次/周　　（4）≥3 次/周		
8. 近 1 个月，您常感到困倦吗 （1）无　　（（2）<1 次/周　　（3）1~2 次/周　　（4）≥3 次/周		
9. 近 1 个月，您做事情的精力不足吗 （1）没有　　（2）偶尔有　　（3）有时有　　（4）经常有		

睡眠质量得分（　　），入睡时间得分（　　），睡眠时间得分（　），睡眠效率得分（　　），睡眠障碍得分（　　），催眠药物得分（　　），日间功能障碍得分（　　）PSQI 总分（　　）。

检查者：

附：PSQI 用于评定被试最近 1 个月的睡眠质量，由 19 个自评和 5 个他评条目构成，其中第 1 个自评条目和 5 个他评条目不参与计分，在此仅介绍参与计分的 18 个评条目（详见附问卷）。18 个条目组成 7 个成分，每个成分按 0~3 等级计分，累积各成分得分为 PSQI 总分，总分范围为 0~21，得分越高，表示睡眠质量越差。被试者完成试卷需要 5~10 分钟。各成分含义及计分方法如下：

A. 睡眠质量：根据条目 6 的应答计分较好计 1 分，较差计 2 分，很差计 3 分。

B. 入睡时间

B.1　条目 2 的计分为 ≤15 分计 0 分，16~30 分计 1 分，31~60 计 2 分，≥60 分计 3 分。

B.2　条目 5a 的计分为无计 0 分，<1 周/次计 1 分，1~2 周/次计 2 分，≥3 周/次计 3 分。

B.3　累加条目 2 和 5a 的计分，若累加分为 0 计 0 分，1~2 计 1 分，3~4 计 2 分，5~6 计 3 分。

C. 睡眠时间：根据条目 4 的应答计分，>7 小时计 0 分，6~7 计 1 分，5~6 计 2 分，<5 小时计 3 分。

D. 睡眠效率

D.1　床上时间＝条目 3（起床时间）－条目 1（上床时间）

D.2　睡眠效率＝条目 4（睡眠时间）/床上时间×100%

D.3　成分 D 计分位，睡眠效率>85% 计 0 分，75%~84% 计 1 分，65%~74% 计 2 分，<65% 计 3 分。

E. 睡眠障碍：根据条目 5b 至 5j 的计分为无计 0 分，<1 周/次计 1 分，1~2 周/次计 2 分，≥3 周/次计 3 分。累加条目 5b 至 5j 的计分，若累加分为 0 则成分 E 计 0 分，1~9 计 1 分，10~18 计 2 分，19~27 计 3 分。

F. 催眠药物：根据条目 7 的应答计分，无计 0 分，<1 周/次计 1 分，1~2 周/次计 2 分，≥3 周/次计 3 分。

G. 日间功能障碍

G.1　根据条目 7 的应答计分，无计 0 分，<1 周/次计 1 分，1~2 周/次计 2 分，≥3 周/次计 3 分。

G.2　根据条目 7 的应答计分，没有计 0 分，偶尔有计 1 分，有时有计 2 分，经常有计 3 分。

G.3　累加条目 8 和 9 的得分，若累加分为 0 则成分 G 计 0 分，1~2 计 1 分，3~4

计 2 分，5~6 计 3 分。

PSQI 总分 = 成分 A+成分 B+成分 C+成分 D+成分 E+成分 F+成分 G

评价等级：

0~5 分	睡眠质量很好
6~10 分	睡眠质量还行
11~15 分	睡眠质量一般
16~21 分	睡眠质量很差

附录 24　相关针灸穴位表

头面部

太阳	在头部，眉梢与目外眦之间，向后约一横指的凹陷中
大椎	首先正坐低头（当低头的时候两个椎骨才能分开，突出的棘突才能摸得到，颈部最高的点（第七颈椎）下方凹陷处就是大椎穴，就是两个椎骨之间，上面的是颈椎，下面的是胸椎。若突起不太明显，让患者活动颈部，不动的骨节为第一胸椎，约与肩平齐
风府	在颈后区，枕外隆突凸直下，两侧斜方肌之间的凹陷中
风池	在颈后区，枕骨之下，胸锁乳突肌上端与斜方肌上端的凹陷中

背部

定喘	位于项背部，第七颈椎棘突下缘中点旁开 0.5 寸处
风门	在脊柱区，第 2 胸椎棘突下，后正中线旁开 1.5 寸
肺俞	在背部，第 3 胸椎棘突下，旁开 1.5 寸
脾俞	在背部，第 11 胸椎棘突下，脊中（督脉）左右旁开 1.5 寸。取穴时，采用俯卧位取穴
肾俞	在腰部，第 2 腰椎棘突下旁开 1.5 寸。坐位或站位，双手叉腰找到身体两侧髂骨最高点，两点连线与腰椎交汇处即为第 4 腰椎棘突，往上数两个即为第 2 腰椎棘突，取其下旁开 1.5 寸

腹部

气海	仰卧位，前正中线上，脐下四横指处是关元，在关元与肚脐连线的中点处是气海，按压有明显的酸胀感
关元	位于下腹部，前正中线上，当脐中下 3 寸

上肢部

曲池	屈肘时，在肘部的横纹末梢。按压的时候酸痛
尺泽	位于肘横纹中，肱二头肌腱桡侧凹陷处
太渊	位于腕前区，桡骨茎突与舟状骨之间，拇长展肌腱尺侧凹陷中
合谷	将一手自然张开，另一手伸出大拇指，将拇指横纹放在张开手的虎口位置，大拇指下按，指端下方即是合谷穴，按压会有明显酸胀感
少商	在手指，拇指末节桡侧，指甲根旁 0.1 寸
商阳	在手指，食指末节桡侧，距指甲根角旁 0.1 寸

下肢部

足三里	在小腿前外侧,外侧膝眼下 3 寸(食、中、环、小指四指相并,以中指中节近端横纹为标准,四指横度为 3 寸),距胫骨前缘—横指(中指)
丰隆	在小腿前外侧,外踝尖上 8 寸,条口外,距胫骨前缘二横指
阴陵泉	位于人体的小腿内侧,膝下胫骨内侧凹陷中,与足三里穴相对(或当胫骨内侧髁后下方凹陷处)
太溪	位于小腿内侧,足内踝与跟腱之间的凹陷处
三阴交	位于小腿内侧,内踝尖上 3 寸,胫骨后缘。取穴时以食、中、环、小指四指指横纹为准,内踝尖往上取 3 寸,胫骨后缘处
涌泉	涌泉穴位于第 2、3 趾趾缝纹头端与足跟连线的前 1/3 处,当用力弯曲脚趾时,足底前部出现的凹陷处就是涌泉穴

耳穴

肺	位于耳甲腔心的周围
胸	位于对耳轮体前部的中 2/5 处
气管	位于耳甲腔,心区与外耳门之间
肾	对耳轮上、下脚分叉处下方
交感	对耳轮下角与耳轮内侧交界处
神门	在三角窝后 1/3 的上部
脾	耳甲腔的后上方,耳甲 13 区
胃	耳轮脚消失处,即耳甲 4 区
内分泌	位于屏间切迹内,耳甲腔的前下部,即耳甲 18 区